【画像再構成シリーズ】

SPECT
画像再構成の基礎

［著者］

橋本 雄幸・横井 孝司・篠原 広行

医療科学社

『SPECT画像再構成の基礎』に収載のプログラムは
「医療科学社のホームページ」からダウンロードすることができます。

http://www.iryokagaku.co.jp/

本書に収載のプログラムは
ハードウエア：Windows XPをOSとするパーソナルコンピュータ（DOS/Vマシン）
ソフトウエア：Microsoft Visual Studio.NET 2003 日本語版, Cygwin
のシステム環境で動作することを確認しています。

使用に際しては以下の点をご留意ください。

・プログラムは無断で営利目的に使用することはできません。
・プログラムのコピーを他に流布することもできません。
・プログラムを使用することによって生じた損害等に関して，著者および医療科学社は
　一切の責任を負いません。
・プログラムの使い方に関して，著者および医療科学社はお答えすることはできません。

ソフトウエア名，OS名は，各メーカーの商標または登録商標です。

『SPECT画像再構成の基礎』本書のプログラムで作成した画像などを掲載します．　　　（1）
（口絵の図番号は本文の図の番号です．図番号のない図は参考に載せています．）

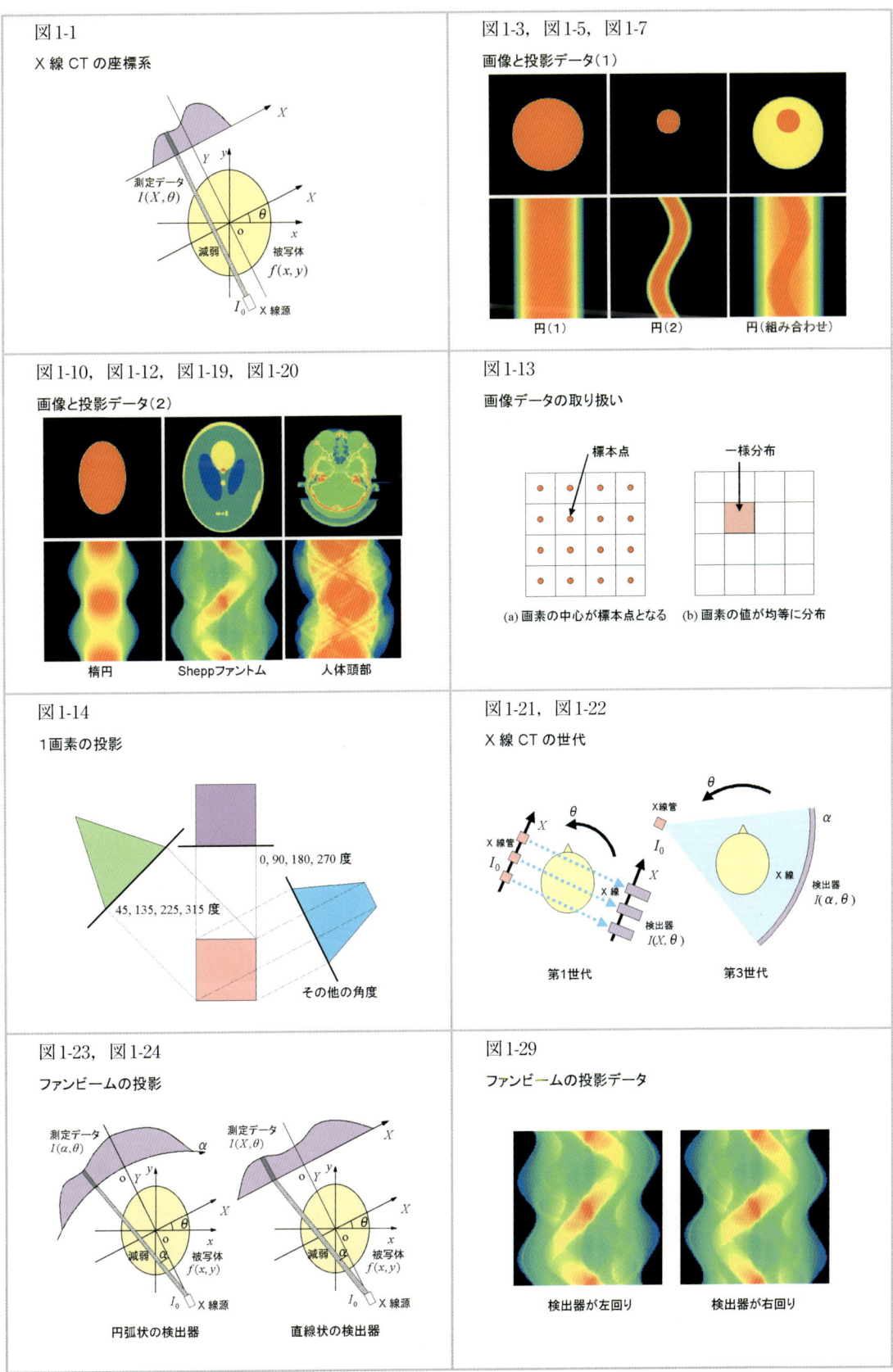

『SPECT画像再構成の基礎』本書のプログラムで作成した画像などを掲載します． (2)

(口絵の図番号は本文の図の番号です．図番号のない図は参考に載せています．)

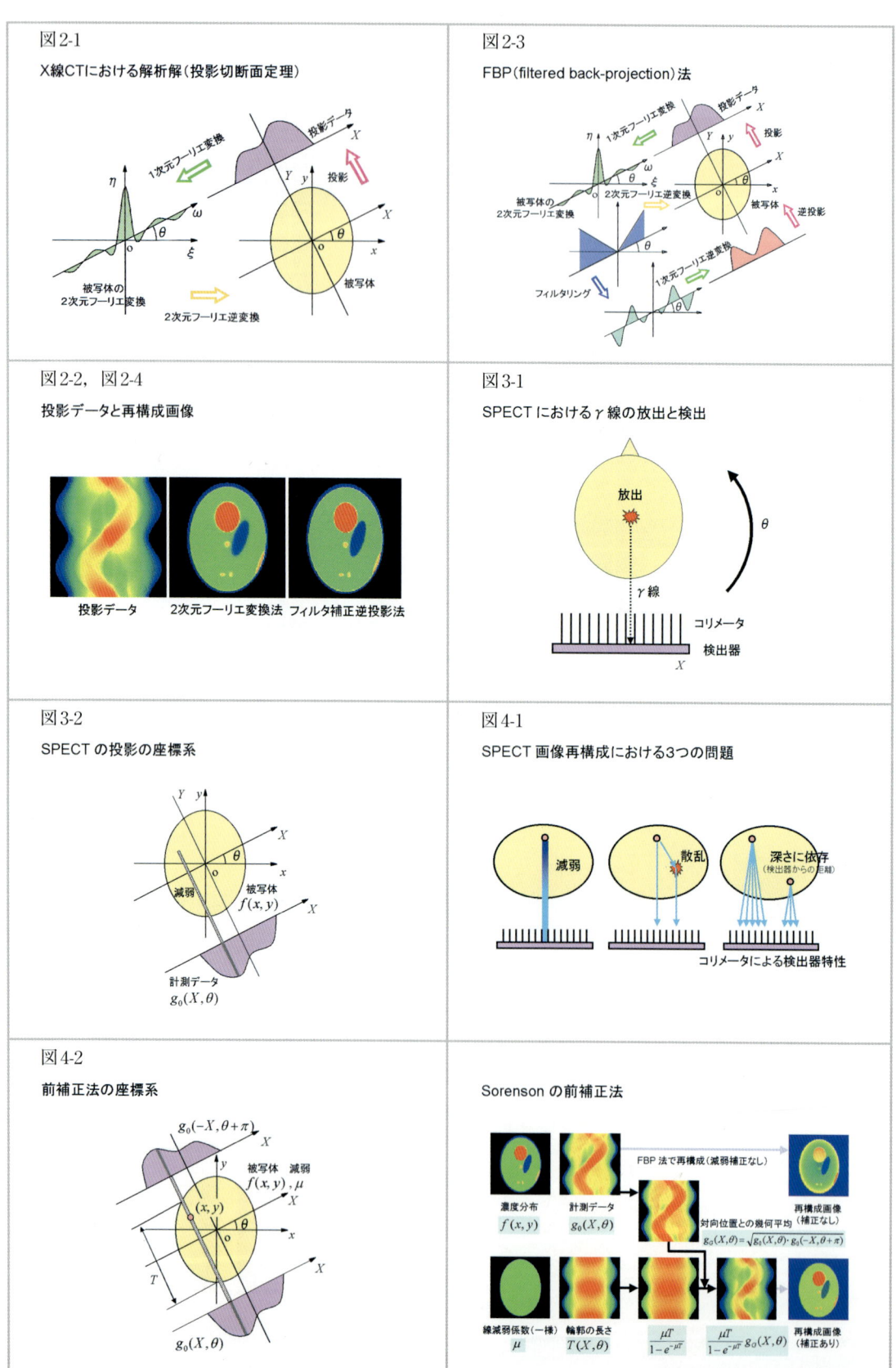

『SPECT画像再構成の基礎』本書のプログラムで作成した画像などを掲載します. (3)
(口絵の図番号は本文の図の番号です. 図番号のない図は参考に載せています.)

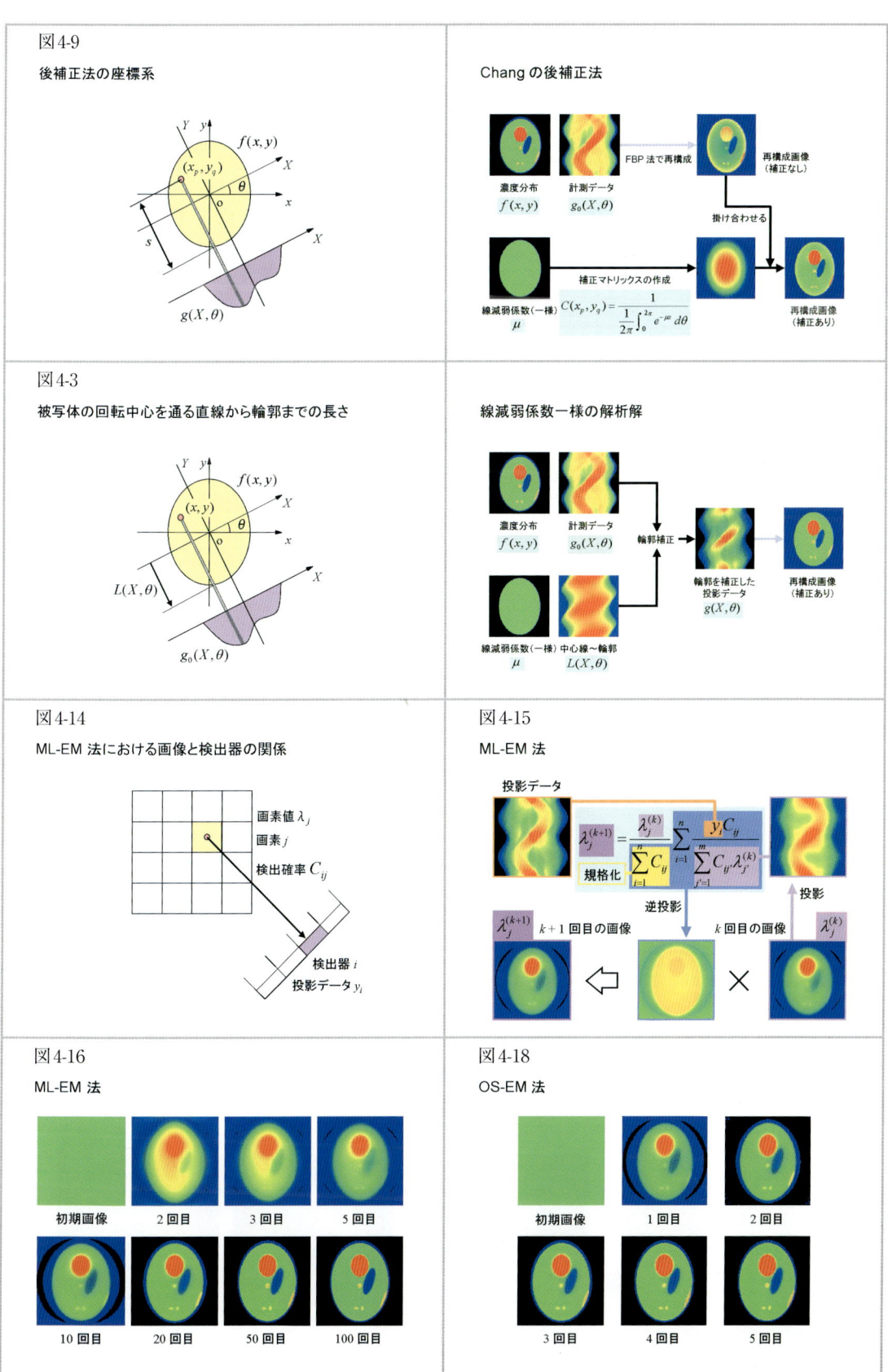

『SPECT画像再構成の基礎』本書のプログラムで作成した画像などを掲載します． (4)
（口絵の図番号は本文の図の番号です．図番号のない図は参考に載せています．）

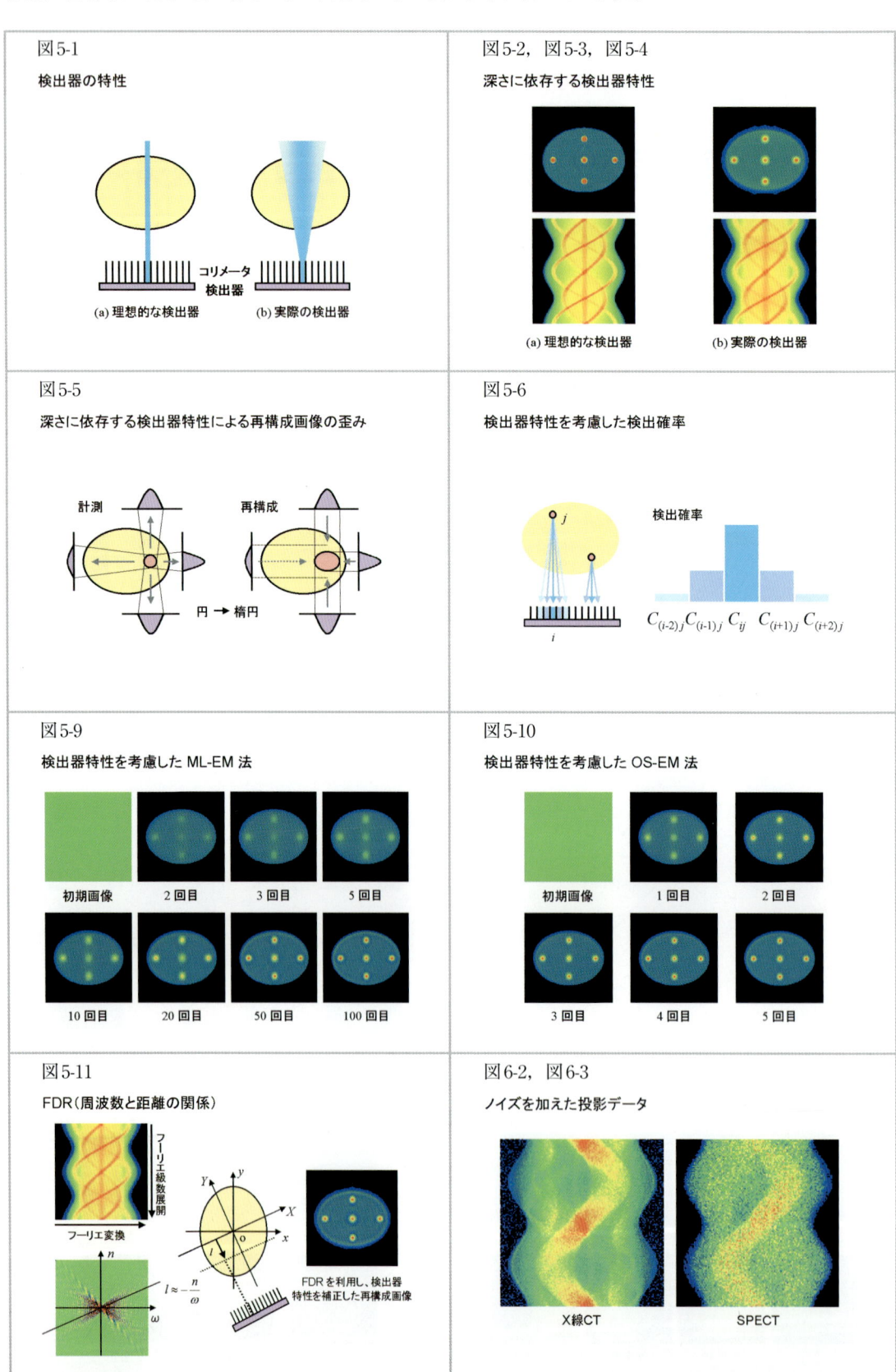

はじめに

　本書は，体内に静注された放射性医薬品から発生する放射線を体外計測し，コンピュータによって人体内部の放射能濃度を画像化する核医学装置の画像再構成について述べている．核医学装置には，最近メディアでも紹介される機会が増えた陽電子放射型断層撮影（PET）や単光子放射型断層撮影（SPECT）などがある．PETは陽電子を放出する放射性同位元素を用い，陽電子と電子の結合の際に生じる2つのγ線を計測し，そのデータから原画像を再構成する技術である．一方，SPECTは放射性同位元素から放出される1つのγ線を検出して画像再構成する技術である．本書は後者のSPECTを扱っている．実際にコンピュータを用い画像再構成を行うには，C言語などによるプログラミングが必要である．

　本書は画像再構成に関心がある学部学生，大学院生，技術者の方々に役立つよう，X線CTとSPECTの基礎から投影データの作成，画像再構成について，プログラミングを解説している．本書は以下のように全体で6章から成り立っている．

　第1章の「X線CTの投影データ」は，画像再構成の計算機シミュレーションに必要な原画像（数値ファントム）の作成，原画像の積分変換に相当する体外計測データの作成について述べている．

　第2章の「X線CTの画像再構成」は，X線CTの投影データから原画像を復元する画像再構成について述べている．

　第3章の「SPECTの投影データ」は，SPECTの投影データの作成について述べている．

　第4章の「SPECTの画像再構成」は，SPECTの画像再構成について述べている．

　第5章の「深さに依存する検出器特性の補正」は，SPECTのコリメータによる幾何学的分解能の劣化を補正する方法について述べている．

　第6章の「ノイズ」は，X線CTとSPECTにおけるノイズの取り扱いについて述べている．

　本書を読まれて磁気共鳴イメージング（MRI）の信号計測や画像再構成に関心をもたれた方は，姉妹書の『MRI画像再構成の基礎』を参考にしていただければ幸いである．また，C言語の基礎の部分や画像処理の部分を詳しく勉強したい方は，姉妹書の『C言語による画像再構成の基礎』を参考にしていただければ幸いである．

　本書のプログラムの開発は，株式会社第一ラジオアイソトープ研究所による東京都立保健科学大学受託研究「統計的画像再構成法の定量性に関する研究（平成13年10月～16年9月）」の助成を受けて行いました．X線CTの投影データからSPECT画像再構成に至る一連のプログラム開発の機会を与えていただいた，株式会社第一ラジオアイソトープ研究所にお礼申し上げます．

　最後に，出版に際し，医療科学社出版部長　関谷健一氏には大変お世話になりましたことをお礼申し上げます．

2006年11月

橋本　雄幸
横井　孝司
篠原　広行

＜SPECT画像再構成の基礎　目次＞

第1章　X線CTの投影データ …………………………………… 3

- 第1節　X線CTの投影データ ……………………………………………… 3
- 第2節　円の投影データ作成 ……………………………………………… 4
- 第3節　楕円の投影データ作成 …………………………………………… 7
- 第4節　画像からの投影データ作成 ……………………………………… 10
- 第5節　ファンビームの投影データ ……………………………………… 12
- 第6節　ファンビームの投影データ作成 ………………………………… 15
- 第7節　ファンパラ変換 …………………………………………………… 16
- プログラム ………………………………………………………………… 19

第2章　X線CTの画像再構成 ………………………………… 53

- 第1節　2次元フーリエ変換法 …………………………………………… 53
- 第2節　フィルタ補正逆投影法 …………………………………………… 54
- 第3節　重畳積分法 ………………………………………………………… 57
- プログラム ………………………………………………………………… 58

第3章　SPECTの投影データ ………………………………… 77

- 第1節　放射型CT …………………………………………………………… 77
- 第2節　SPECTの投影データ ……………………………………………… 77
- 第3節　楕円の投影データ作成 …………………………………………… 79
- 第4節　画像からの投影データ作成 ……………………………………… 80
- 第5節　ファンビームの投影データ作成 ………………………………… 84
- プログラム ………………………………………………………………… 85

第4章　SPECTの画像再構成 ……………………………… **113**

- 第1節　再構成問題 …………………………………………… 113
- 第2節　前補正法 ……………………………………………… 114
- 第3節　後補正法 ……………………………………………… 116
- 第4節　一様減弱における解析解 …………………………… 118
- 第5節　逐次近似法 …………………………………………… 122
- 第6節　繰り返しのChangの方法 …………………………… 122
- 第7節　ML-EM法 …………………………………………… 123
- 第8節　OS-EM法 …………………………………………… 125
- プログラム …………………………………………………… 127

第5章　深さに依存する検出器特性の補正 ……………… **175**

- 第1節　深さに依存する検出器特性 ………………………… 175
- 第2節　検出器特性を考慮した楕円の投影データ作成 …… 176
- 第3節　検出器特性を考慮した画像からの投影データ作成 … 178
- 第4節　ML-EM法とOS-EM法への組み込み ……………… 179
- 第5節　FDRの利用 …………………………………………… 180
- プログラム …………………………………………………… 183

第6章　ノイズ ……………………………………………… **215**

- 第1節　統計ノイズ …………………………………………… 215
- 第2節　X線CT投影データへの統計ノイズの加算 ………… 216
- 第3節　SPECT投影データへの統計ノイズの加算 ………… 217
- プログラム …………………………………………………… 218

和文索引・226
欧文索引・227
参考文献・228

【画像再構成シリーズ】

SPECT 画像再構成の基礎

第1章　X線CTの投影データ
第2章　X線CTの画像再構成
第3章　SPECTの投影データ
第4章　SPECTの画像再構成
第5章　深さに依存する検出器特性の補正
第6章　ノイズ

〈第1章〉
X線CTの投影データ

　X線CTに代表される透過型CTは，被写体の外部から放射線を照射し，それをスキャンして被写体内で減弱を受けた放射線を検出し，そして被写体の体軸まわりのデータを測定して，その被写体の放射線に対する減弱率の分布を画像にするものである．このように，透過型CTは被写体の線減弱係数分布を画像にするもので，主に形態的特徴を観測するのに用いられる．医用の分野では，よく知られているX線CTがあり，また産業応用では，その放射線源に対する制約が医用に比べて緩いため，γ線CTや中性子線CTなどさまざまなCTが開発されている．その画像再構成の原理はほとんど同じである．ここでは最も代表的なX線CTの画像再構成法について述べる．まず，その投影データがどのようにRadon変換と結びついているかを述べ，次の章でその逆問題である画像再構成法の数学的に厳密な解法を述べる．

〔第1節〕　X線CTの投影データ

　X線CTでの測定データは，X線管球から放射され，被写体を透過して減弱を受けたX線を検出器で測定し，その強度として与えられる．まず，図1-1のような座標系を定義する．被写体に対して固定した直交座標系を x-O-y とし，この座標 (x, y) において被写体の線減弱係数の分布を $f(x, y)$ とする．次にこの座標系 x-O-y に対して，原点を中心に角度 θ だけ回転した新たな直交座標系を X-O-Y と定義する．両座標系間の関係は，

$$\begin{cases} x = X\cos\theta - Y\sin\theta \\ y = X\sin\theta + Y\cos\theta \end{cases} \tag{1-1}$$

となる．
　ここで，Y 軸に平行に強度 I_0 のX線ビームを照射すると，被写体を透過した後のX線強度 $I(X, \theta)$ は，

$$I(X, \theta) = I_0 \exp[-\int_{-\infty}^{\infty} f(x, y) dY] \tag{1-2}$$

となる（測定データ）．これから，X線強度の減弱率の対数変換 $g(X, \theta)$ は，

$$\begin{aligned} g(X, \theta) &= \ln[\frac{I_0}{I(X, \theta)}] \\ &= \int_{-\infty}^{\infty} f(x, y) dY \end{aligned} \tag{1-3}$$

により表される．これをX線CTにおける投影データと呼び，またこの $f(x, y)$ より $g(X, \theta)$ を求め

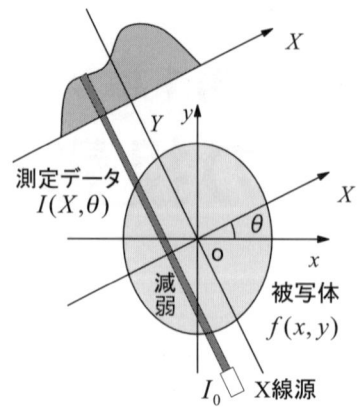

図1-1 X線CTの座標系

る変換をRadon変換と呼ぶ．

このようにして得られる投影データを，被写体をめぐる全角度$0 \leq \theta < 2\pi$に対して与え，これより被写体の線減弱係数の分布$f(x, y)$を求めること，いわゆるRadon変換の逆問題がX線CTの画像再構成の問題となる．ここで現実のデータにおいては，X線ビームを逆にたどる場合もまったく同じ減弱を与えるので，この対称性より

$$g(X, \theta) = g(-X, \theta + \pi) \tag{1-4}$$

が成り立つ．したがって投影角度の範囲は，この場合$0 \leq \theta < \pi$と与えられたのと同等で，データの冗長性を増す効果を持つのみである．よって，一般には180°の角度範囲でデータは測定されれば十分である．

〔第2節〕 円の投影データ作成

数値シミュレーションで用いる投影データの作成には，幾何学的な図形から作成する方法と，画像データからの方法との2種類がある．数値ファントムは，幾何学的なデータから作成することが多いので，まずは幾何学的な図形のなかでも最も単純な円をとり上げて，投影データの作成の仕方を解説する．

一般に円の方程式は，

$$(x - x_0)^2 + (y - y_0)^2 = r^2 \tag{1-5}$$

と書き表すことができる．ここで，(x_0, y_0)は円の中心の座標で，rは半径である．この円の内部に一様な濃度Dがあると考えると，その投影は濃度がある部分の線積分となる．投影データを求めるには，線積分が円を横切る長さLを求め，濃度Dを掛け合わせればよい．その長さLは，投影の角度θ回転した座標系X-O-YにおいてYについての円の方程式を算出することにより求めることができる．座標の回転の関係は，

$$\begin{cases} X = x\cos\theta + y\sin\theta \\ Y = -x\sin\theta + y\cos\theta \end{cases} \tag{1-6}$$

と表され,その逆は,

$$\begin{pmatrix} x = X\cos\theta - Y\sin\theta \\ y = X\sin\theta + Y\cos\theta \end{pmatrix} \tag{1-7}$$

と表される.この関係式を円の方程式に代入すると,

$$(X\cos\theta - Y\sin\theta - x_0)^2 + (X\sin\theta + Y\cos\theta - y_0)^2 = r^2 \tag{1-8}$$

となる.ここで,円の中心の座標 (x_0, y_0) を

$$\begin{pmatrix} x_0 = X_0\cos\theta - Y_0\sin\theta \\ y_0 = X_0\sin\theta + Y_0\cos\theta \end{pmatrix} \tag{1-9}$$

とおくと,(1-8) 式は,

$$(X - X_0)^2 + (Y - Y_0)^2 = r^2 \tag{1-10}$$

と書き換えることができる.これを Y について解くと,

$$Y = Y_0 \pm \sqrt{r^2 - (X - X_0)^2} \tag{1-11}$$

となり,Y軸に沿った円の縁から縁までの長さLは,Yにおける2つの解の差となるので,

$$L = 2 \cdot \sqrt{r^2 - (X - X_0)^2} \tag{1-12}$$

と表すことができる.ただし,この長さは平方根の中が正の場合のみ計算ができる.投影データはこれに円の内部の濃度Dを掛け合わせたものとなる.よって,円の投影データ$p(X, \theta)$は,

$$p(X, \theta) = 2D \cdot \sqrt{r^2 - (X - x_0\cos\theta - y_0\sin\theta)^2} \tag{1-13}$$

と表すことができる.

　これを関数としてC言語で作成したプログラムをプログラム1-1に示す.もとの画像のx方向の幅とy方向の高さを±1.0に規格化して,円のデータである中心の座標と半径を用いている.投影データは360°で作成するようにしている.

　プログラム1-1を用いて,**図1-2**に示すような中心の座標 (0, 0),半径0.6で濃度が1.0の円の投影データを作成するプログラムをプログラム1-2に示す.投影データの動径方向の数を128,角度方向の数を128とし,画像を20cmの正方形と仮定して,ピクセル実長(実際の長さ)を20cm/128pixel = 0.15625cm/pixelとしている.そのプログラムで作成した投影データを**図1-3**に示す.また,**図1-4**に示すような中心の座標 (0.0, 0.2),半径0.2で濃度が0.5の円の投影データを作成するプログラムをプログラム1-3に,投影データを**図1-5**に示す.

　図1-6に示すような円を組み合わせた画像の投影データは,それぞれの円の投影データを足し合わせたものと等しくなるので,1つずつ投影データを作成し,後で足し合わせることにより作成できる.そのプログラムをプログラム1-4に,投影データを**図1-7**に示す.また,円の数値ファントムにくぼみを作りたいときは,マイナスの濃度を持つ円を組み合わせることにより作成することができる.小円の濃度を-0.5として組み合わせた場合のプログラムと投影データを,それぞれプログラム1-5と**図1-8**に示す.

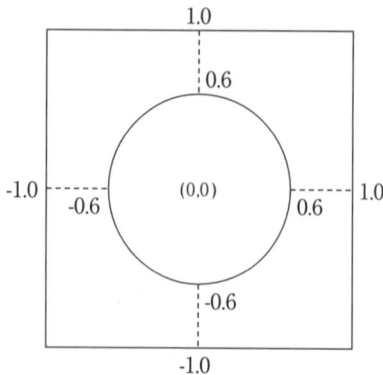

図1-2 中心の座標（0, 0），半径0.6で濃度が1.0の円の形状

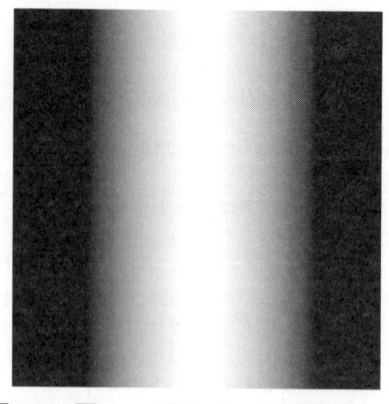

図1-3 図1-2で示した円の投影データ

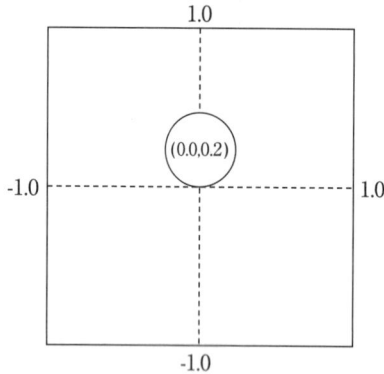

図1-4 中心の座標（0.0, 0.2），半径0.2で濃度が0.5の円の形状

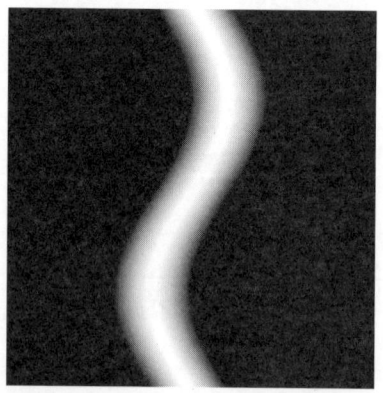

図1-5 図1-4で示した円の投影データ

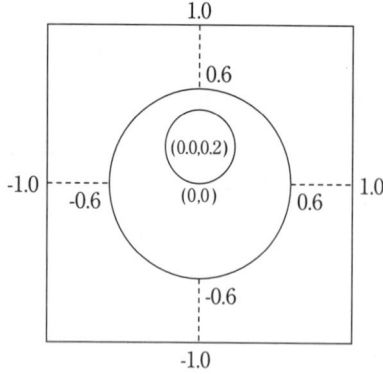

図1-6 図1-2と図1-4の円を組み合わせた形状

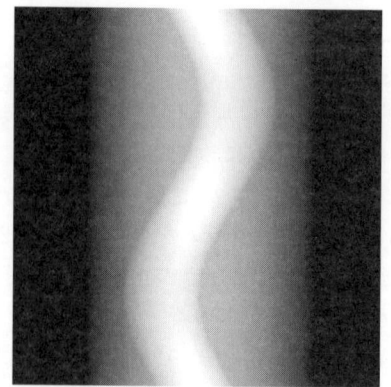

図1-7 図1-6で示した円の投影データ

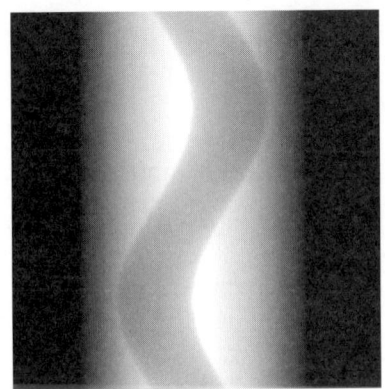

図1-8 図1-6で示した円で，小円の濃度を
－0.5としたときの投影データ

〔第3節〕 楕円の投影データ作成

次にSheppファントムなどで用いられている楕円の投影データの作成方法を説明する．楕円の方程式は，

$$\frac{(x-x_0)^2}{a^2}+\frac{(y-y_0)^2}{b^2}=1 \tag{1-14}$$

である．ここで，(x_0, y_0) は楕円の中心の座標で，a と b はそれぞれ楕円の短軸と長軸の長さである．楕円自体が角度 ϕ 回転していると考えると，楕円の方程式は，

$$\frac{(x'-x_1)^2}{a^2}+\frac{(y'-y_1)^2}{b^2}=1$$

$$\begin{pmatrix} x'=x\cos\phi+y\sin\phi \\ y'=-x\sin\phi+y\cos\phi \end{pmatrix}, \quad \begin{pmatrix} x_1=x_0\cos\phi+y_0\sin\phi \\ y_1=-x_0\sin\phi+y_0\cos\phi \end{pmatrix} \tag{1-15}$$

となる．投影を計算するには，x-O-y 座標系から角度 θ 傾いた X-O-Y 座標系の Y 座標を求める必要がある．x'-O-y' 座標系は X-O-Y 座標系から $\theta-\phi$ 傾いているので，その関係は，

$$\begin{pmatrix} x'=X\cos(\theta-\phi)-Y\sin(\theta-\phi) \\ y'=X\sin(\theta-\phi)+Y\cos(\theta-\phi) \end{pmatrix} \tag{1-16}$$

となる．これを（1-15）式に代入すると，

$$\frac{[X\cos(\theta-\phi)-Y\sin(\theta-\phi)-x_1]^2}{a^2}+\frac{[X\sin(\theta-\phi)+Y\cos(\theta-\phi)-y_1]^2}{b^2}=1 \tag{1-17}$$

となり，これを展開すると，

$$\alpha Y^2 + 2\beta Y + \gamma = 0$$

$$\alpha = a^2 \cos^2(\theta - \phi) + b^2 \sin^2(\theta - \phi)$$

$$\beta = (a^2 - b^2)\cos(\theta - \phi)\sin(\theta - \phi)X + b^2 \sin(\theta - \phi)x_1 - a^2 \cos(\theta - \phi)y_1$$

$$\gamma = b^2[X\cos(\theta - \phi) - x_1]^2 + a^2[X\sin(\theta - \phi) - y_1]^2 - a^2 b^2 \tag{1-18}$$

となる．ここから解の公式でYについて解くことができる．Yは，

$$Y = \frac{-\beta \pm \sqrt{\beta^2 - \alpha \cdot \gamma}}{\alpha} \tag{1-19}$$

となり，Y軸に沿った楕円の縁から縁までの長さLは，

$$L = \frac{2 \cdot \sqrt{\beta^2 - \alpha \cdot \gamma}}{\alpha} \tag{1-20}$$

と表すことができる．ただし，この楕円の場合も平方根のなかが正の場合のみ計算ができる．投影データは長さLに濃度Dを掛け合わせて，

$$p(X, \theta) = \frac{2D \cdot \sqrt{\beta^2 - \alpha \cdot \gamma}}{\alpha} \tag{1-21}$$

と表すことができる．

　これを関数としてC言語で作成したプログラムをプログラム1-6に示す．円のときと同様に，もとの画像のx方向の幅とy方向の高さを±1.0に規格化して楕円のデータを用いている．投影データは360°で作成するようにしている．

　プログラム1-6を用いて，図1-9に示すような中心の座標（0, 0），短軸（x方向）0.4，長軸（y方向）0.6，傾き$\phi = 0.0$で濃度が1.0の楕円の投影データを作成するプログラムとその投影データをそれぞれプログラム1-7と図1-10に示す．図1-11に示すSheppファントムのように，楕円を組み合わせた画像の投影データは，それぞれの楕円の投影データを足し合わせたものと等しくなるので，1つずつ投影データを作成し，後で足し合わせることにより投影データを作成できる．X線CT用のSheppファントムの楕円のデータを表1-1に示す．X線CT用のSheppファントムでは濃度の差が小さいので，投影データには楕円の足し合わせの様子が見えてこない．そこで，濃度の差を大きくして投影データを作成するプログラムをプログラム1-8に示す．このプログラムでは実際のSheppファントムとは濃度の値を変えている．このプログラムで作成したSheppファントムの投影データを図1-12に示す．また，楕円の投影データの作成に汎用性を持たせたプログラムをプログラム1-9に示す．このファイルでは，投影で足し合わせがわかるように濃度を多少変更している．このプログラムでは，実行時に楕円のパラメータを入力したファイル名，作成したプロジェクション（投影）のファイル名，プロジェクションの動径方向の数と角度方向の数とピクセル実長を入力できるようになっている．Sheppファントムをもとに作成したパラメータ用のファイルをファイル1-10に示す．楕円のパラメータファイルを変えれば，さまざまな楕円の投影データを作成することができる．

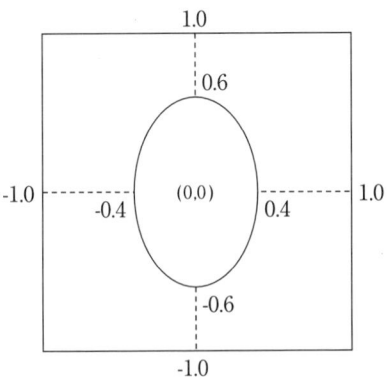

図1-9 中心の座標（0，0），短軸（x方向）0.4，長軸（y方向）0.6，傾き$\phi=0.0$で濃度が1.0の楕円の形状

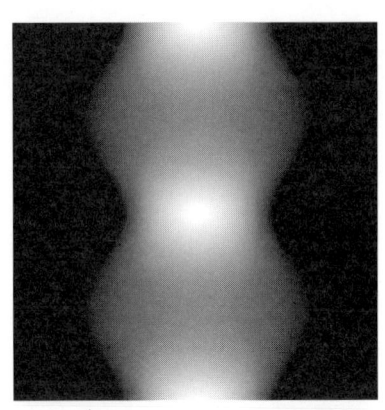

図1-10 図1-9で示した円の投影データ

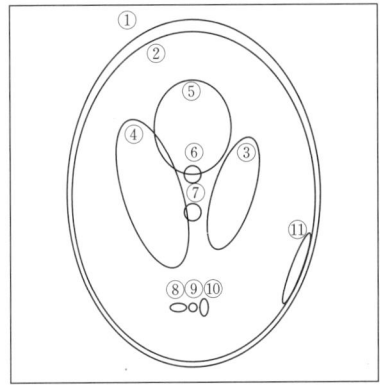

図1-11 X線CT用のSheppファントムの形状

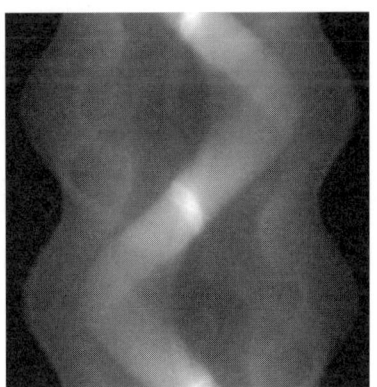

図1-12 図1-11で示したSheppファントムから作成した投影データ

表1-1 X線CT用のSheppファントムの楕円データ

	中心の座標	短軸の長さ	長軸の長さ	回転角度（°）	楕円の値
①	(0.0, 0.0)	0.69	0.92	0.0	2.0
②	(0.0, −0.0184)	0.6624	0.874	0.0	1.02
③	(0.22, 0.0)	0.11	0.31	−18.0	1.0
④	(−0.22, 0.0)	0.16	0.41	18.0	1.0
⑤	(0.0, 0.35)	0.21	0.25	0.0	1.03
⑥	(0.0, 0.1)	0.046	0.046	0.0	1.03
⑦	(0.0, −0.1)	0.046	0.046	0.0	1.03
⑧	(−0.08, −0.605)	0.046	0.023	0.0	1.03
⑨	(0.0, −0.605)	0.023	0.023	0.0	1.03
⑩	(0.06, −0.605)	0.023	0.046	0.0	1.03
⑪	(0.56, −0.4)	0.03	0.02	−21.0	1.05

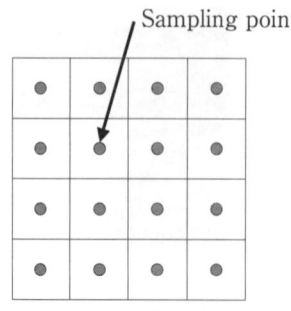
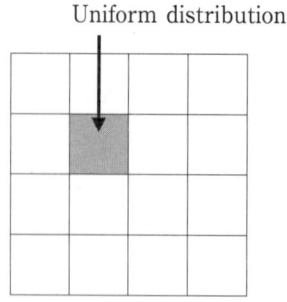

a 画像データはサンプリングされていて，格子の中央に値が並んでいる．

b その点を含む格子の四角形のなかに均等に分布している．

図1-13 画像データの取り扱い

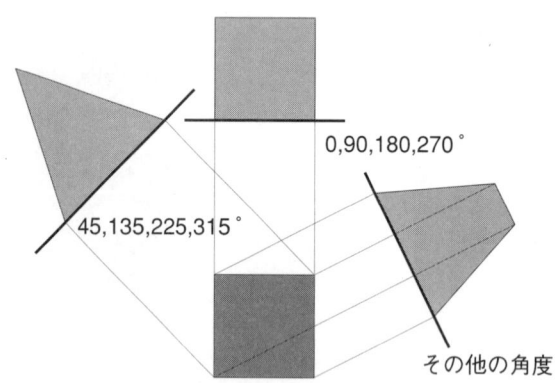

図1-14 1画素の投影
四角形を積分し投影にすると角度によって四角形，台形，三角形となる．

〔第4節〕 画像からの投影データ作成

画像から投影データを作成する方法は，再構成における繰り返しの方法にも用いられる．画像データはサンプリングされていて，**図1-13a**のように格子の中央に値が並んでいると考えられる．その値が**図1-13b**のようにその点を含む格子の四角形のなかに均等に分布していると考える．画像からの投影は，ひとつの画素をその四角形と見なし，一様濃度の四角形をある方向に積分することでつくられる．

四角形を積分し投影にすると**図1-14**に示すように角度によって四角形，台形，三角形となる．360°の内で0°，90°，180°，270°で四角形となり，45°，135°，225°，315°で三角形となる．その他は台形となるので，一般的な形は台形になると考えればよい．画素の大きさを1単位とし，画素と台形の中心を原点にして台形の下底の端と上底の端の座標を求める．回転の角度をθとしたとき**図1-15**の場合では，下底の端は，

$$\pm \frac{\cos\theta + \sin\theta}{2} \tag{1-22}$$

となり，上底の端は，

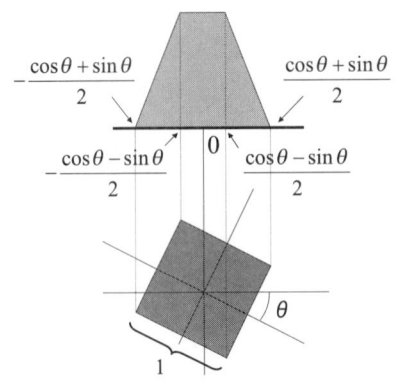

図1-15 画素が角度θ回転したときの画素とその投影データのとの関係

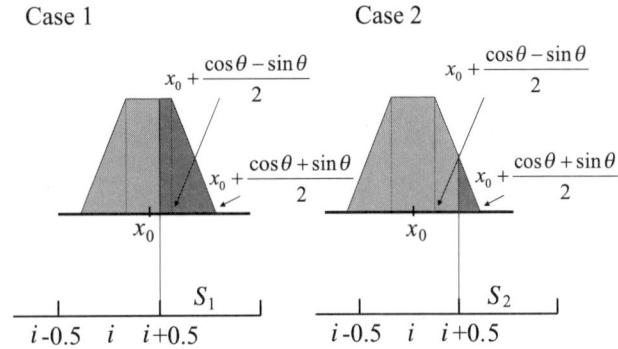

図1-16 中心の検出器から1つ右側の検出器に含まれる投影の量

$$\pm \frac{\cos\theta - \sin\theta}{2} \tag{1-23}$$

となる．θが45°より大きくなった場合は，上底の端は

$$\pm \frac{\sin\theta - \cos\theta}{2} \tag{1-24}$$

となる．角度が0°，90°，180°，270°のとき，上底と下底の端は一致し，形は四角形となる．また，角度が45°，135°，225°，315°のとき，上底の端は0となり，形は三角形となる．計測は検出器で行われるが，検出器の幅を画素の幅と等しく1単位の大きさとすると，1画素の検出は画素の中心が含まれる検出器とその両隣の2つの検出器に収まる．1画素の面積は1なので，投影の和も1となり，それが3つの検出器にどう分配されるかを考えればよい．

図1-16に示すように，中心の検出器から1つ右側の検出器に注目する．画素の中心が検出器上ではx_0になると仮定するとCase 1では，

$$x_0 + \frac{\cos\theta - \sin\theta}{2} - (i + 0.5) > 0 \tag{1-25}$$

という条件のもと，右側の検出器で検出される投影S_1は，台形の高さが$1/\cos\theta$となるので，

$$S_1 = \{x_0 + \frac{\cos\theta - \sin\theta}{2} - (i+0.5)\} \cdot \frac{1}{\cos\theta} + \frac{\sin\theta}{2\cos\theta} \tag{1-26}$$

となる．またCase 2では，

$$x_0 + \frac{\cos\theta + \sin\theta}{2} - (i + 0.5) > 0 \tag{1-27}$$

という条件のもと，右側の検出器で検出される投影S_2は，

$$S_2 = \left\{x_0 + \frac{\cos\theta + \sin\theta}{2} - (i+0.5)\right\}^2 \cdot \frac{1}{2\cos\theta\sin\theta} \tag{1-28}$$

となる．(1-25) 式と (1-26) 式は，角度によって $\cos\theta$ と $\sin\theta$ が入れ替わる．この関係は，$\cos\theta$ と $\sin\theta$ の絶対値をとり，大きい方を a，小さい方を b とすると，(1-25) 式は，

$$x_0 + \frac{a-b}{2} - (i+0.5) > 0 \tag{1-29}$$

となり，(1-26) 式は，

$$S_1 = \{x_0 + \frac{a-b}{2} - (i+0.5)\} \cdot \frac{1}{a} + \frac{b}{2a} \tag{1-30}$$

となる．この式は，どの角度でも対応できる．Case 1 と Case 2 以外は，右側の検出器に投影は入らない．同様に，左側の検出器も計算することができる．左側の検出器では Case 1 は，

$$(i-0.5) - (x_0 - \frac{a-b}{2}) > 0 \tag{1-31}$$

の条件のもと，

$$S_1 = \{(i-0.5) - (x_0 + \frac{a-b}{2})\} \cdot \frac{1}{a} + \frac{b}{2a} \tag{1-32}$$

となり，Case 2 は，

$$(i-0.5) - (x_0 - \frac{a+b}{2}) > 0 \tag{1-33}$$

の条件のもと，

$$S_2 = \left\{(i-0.5) - (x_0 - \frac{a+b}{2})\right\}^2 \cdot \frac{1}{2ab} \tag{1-34}$$

となる．Case 1 と Case 2 以外は 0 になる．中央の検出器は，右と左の検出器の投影の和を 1 から引くことにより，求めることができる．これをプログラムにしたものをプログラム 1-11 に示す．このプログラムでは，画像の各画素が検出器のすべての角度においてどの位置にどの割合で投影されるかを計算している．そのプログラムを用いて，画像から投影を作成するプログラムをプログラム 1-12 に示す．このプログラムを用いて，図1-17 に示す Shepp ファントムの画像から作成した投影データのサイノグラムを図1-18 に示す．また，図1-19 に示すような実際の X 線 CT の画像があれば，このプログラムを用いて図1-20 に示す投影データを作成することができる．

〔第5節〕　ファンビームの投影データ

前節までは，図1-21 に示すようなパラレル（平行）ビームからの投影データを扱ってきた．これは，X 線 CT の第1世代に見られるスキャン方式で，ある角度において，被写体を覆うように対向する X 線

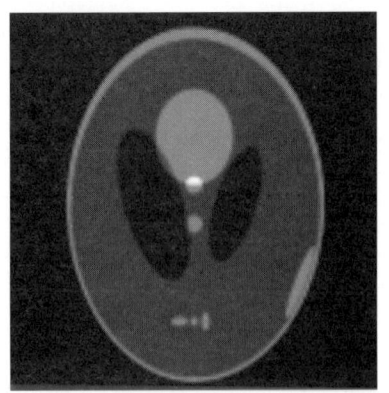

図1-17 X線CT用のSheppファントムの画像

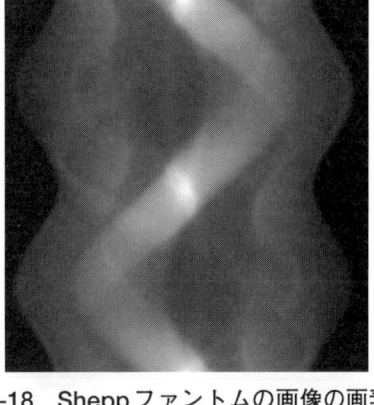

図1-18 Sheppファントムの画像の画素を投影して作成した投影データ

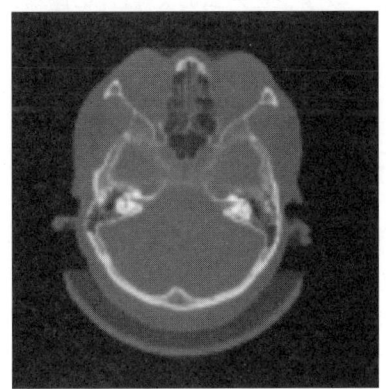

図1-19 人体頭部の断面データ

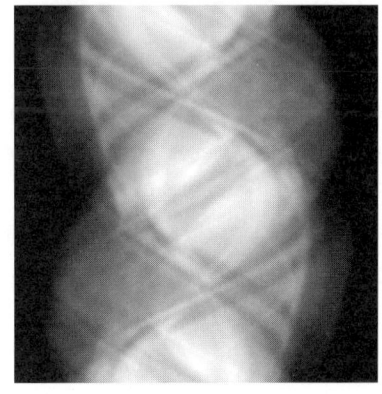

図1-20 図1-19に示した人体頭部の画像から作成した投影データ

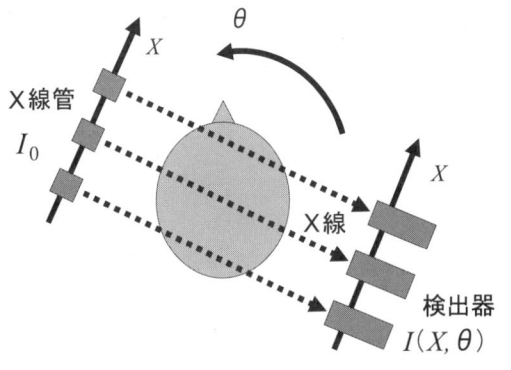

図1-21 第1世代のX線CTの模式図
角度を変えながらスキャンしている．

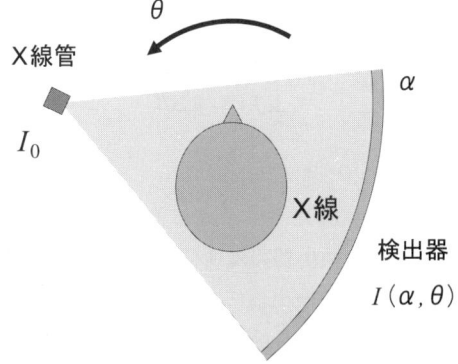

図1-22 第3世代のX線CTの模式図
ファンビームが被写体を覆えば，回転のみで投影がとれる．

管と検出器を直線状にスキャンして，さらに角度を変えてデータをとっていく．この場合，すべてのデータを取得する時間がかかるので，実際には第3世代と呼ばれるファン（扇形）ビームのスキャン方式がとられている．ファンビームのスキャン方式は，図1-22に示すようにX線管からファン状に放出

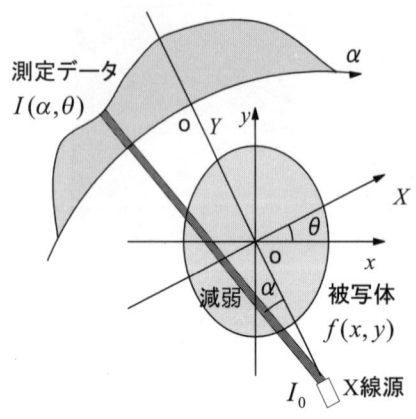

図1-23 検出器が円弧状に並べられた
ファンビームのX線CTの座標系

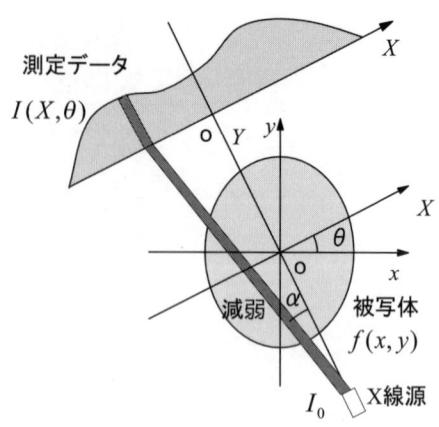

図1-24 検出器が直線状に並べられた
ファンビームのX線CTの座標系

されたX線を対向位置に並べられた複数の検出器で一度に受ける方式である．この場合，X線管と検出器列を同時に回すだけですべてのデータを取得できるので，高速のスキャンが可能となる．

まず，**図1-23**のような座標系を定義する．被写体に対して固定した直交座標系をx-O-yとし，この座標(x, y)において被写体の線減弱係数の分布を$f(x, y)$とする．次にこの座標系x-O-yに対して，原点を中心に角度θだけ回転した新たな直交座標系をX-O-Yと定義する．Y軸を円弧状の検出器の原点とし，そこからのずれを角度αで表す．すると，測定データはαとθの関数になるので，$I(\alpha, \theta)$となり，

$$I(\alpha, \theta) = I_0 \exp[-\int_l f(x, y) dl] \tag{1-35}$$

と表すことができる．lは角度αにおけるX線源からの直線である．投影データは対数変換により，

$$g(\alpha, \theta) = \ln\left[\frac{I_0}{I(\alpha, \theta)}\right]$$
$$= \int_l f(x, y) dl \tag{1-36}$$

と表すことができる．

また，**図1-24**に示すように検出器が直線状に並んでいる場合もある．この場合，X線源から検出器までの距離が検出器の場所によって異なるので，検出器に入るX線源のもとになる強度も異なる．Y軸上の原点にある検出器に入るもとの強度をI_0とすると，他の検出器には$\cos\alpha$がかかった強度となる．よって，測定データは

$$I(X, \theta) = I_0 \cos\alpha \cdot \exp[-\int_l f(x, y) dl] \tag{1-37}$$

となる．ここで，lは角度αにおけるX線源からの直線であり，X線源から原点にある検出器までの距離をLとすると，αは

$$\tan\alpha = \frac{X}{L} \tag{1-38}$$

と表される．投影データは，対数変換により

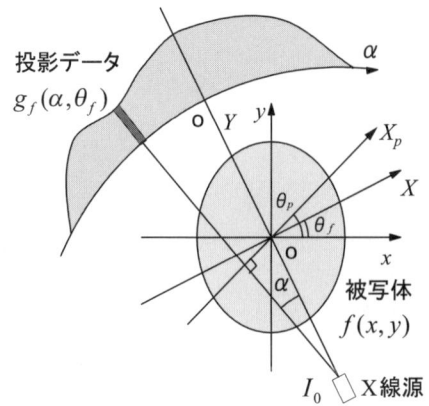

図1-25 検出器が円弧状に並べられたファンビームの投影とパラレルビームの投影の対応

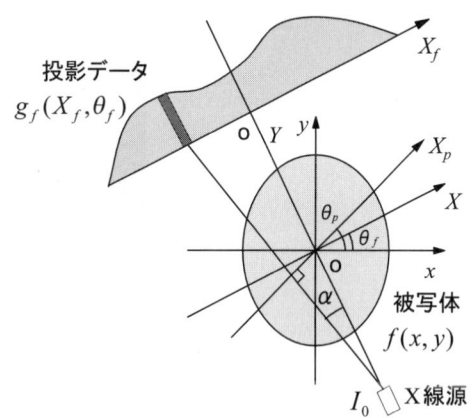

図1-26 検出器が直線状に並べられたファンビームの投影とパラレルビームの投影の対応

$$g(X,\theta) = \ln\left[\frac{I_0 \cos\alpha}{I(X,\theta)}\right]$$
$$= \int_l f(x,y)\,dl \tag{1-39}$$

と表すことができる.

〔第6節〕 ファンビームの投影データ作成

ファンビームの投影データを作成する場合は,ファンビームのX線源から検出器までの1つのラインをパラレルビームのラインに換算することによって,パラレルビームと同じように作成することができる.

図1-25に示すように,検出器が扇状に並んでいる場合のファンビームの投影データを $g_f(\alpha, \theta_f)$,パラレルビームの投影データを $g_p(X_p, \theta_p)$ とし,X線源からファンビームの回転中心(被写体空間の座標軸の原点)までの距離を L_0 とすると,

$$\begin{pmatrix} X_p = L_0 \sin\alpha \\ \theta_p = \theta_f + \alpha \end{pmatrix} \tag{1-40}$$

と表すことができるので,

$$g_f(\alpha, \theta_f) = g_p(L_0 \sin\alpha, \theta_f + \alpha) \tag{1-41}$$

となる.楕円のデータからこのファンビームの投影データを作成するプログラムをプログラム1-13に示す.パラレルビームの投影を作成するプログラムに,ファンビームからパラレルビームに換算する(1-41)式に相当するコードを数行含めてある.

また,図1-26に示すように,検出器が直線状に並んでいる場合のファンビームの投影データを $g_f(X_f, \theta_f)$,パラレルビームの投影データを $g_p(X_p, \theta_p)$ とし,X線源からファンビームの回転中心(被写体空間の座標軸の原点)までの距離を L_0,X線源から検出器までの距離を L_d とすると,

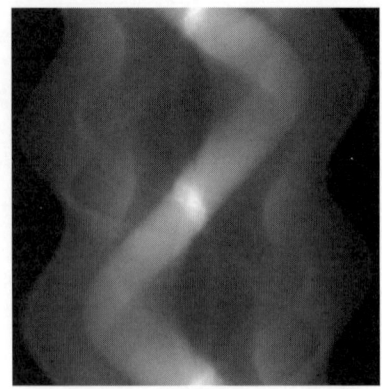

図1-27　X線CT用のSheppファントムの
ファンビームでの投影データ

$$\begin{pmatrix} X_p = L_0 \dfrac{X_f}{\sqrt{X_f{}^2 + L_d{}^2}} \\ \theta_p = \theta_f + \tan^{-1} \dfrac{X_f}{L_d} \end{pmatrix} \quad (1\text{-}42)$$

と表すことができるので,

$$g_f(X_f, \theta_f) = g_p(L_0 \dfrac{X_f}{\sqrt{X_f{}^2 + L_d{}^2}}, \theta_f + \tan^{-1} \dfrac{X_f}{L_d}) \quad (1\text{-}43)$$

となる．楕円のデータからこのファンビームの投影データを作成するプログラムをプログラム1-14に示す．

　これらのプログラムを使って，楕円のデータを入力し，投影データを作成するプログラムをプログラム1-15とプログラム1-16に示す．プログラム1-15は，プログラム1-13を用いて扇形に並んだ検出器のファンビーム投影データを作成し，プログラム1-16は，プログラム1-14を用いて直線状に並んだ検出器のファンビーム投影データを作成する．プログラム1-15を使って作成したSheppファントムのファンビーム投影データを図1-27に示す．ファンビームの投影ではその輪郭を見るとわかるが，パラレルビームでは左右対称だったのがファンビームでは非対称になっている．

〔第7節〕　ファンパラ変換

　ファンビームの投影からパラレルビームの投影に変換することを，ファンパラ変換と呼ぶ．ファンビームとパラレルビームの関係は，検出器の左まわりと右まわりで異なる．ファンビームの8本の投影データをパラレルビームのサイノグラム上に変換した様子を図1-28に示す．検出器の回転方向によって変換されたデータ位置の傾きが異なっている．前節で示したファンビームを作成するプログラムでは，検出器は左まわりに回転することを仮定している．右まわりに回転する場合は，(1-40)式の角度方向が,

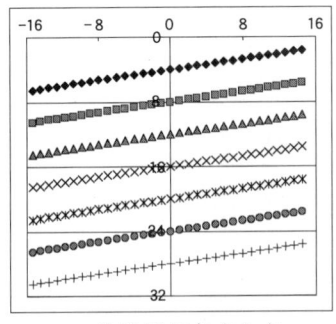 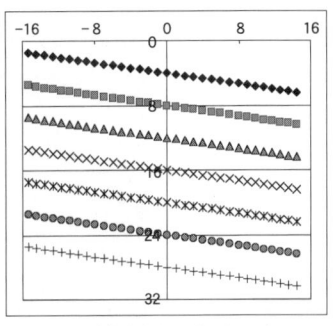

　　　a　検出器が左まわり　　　　　b　検出器が右まわり
図1-28　ファンビームの8本の投影データを
パラレルビームのサイノグラム上に変換した様子

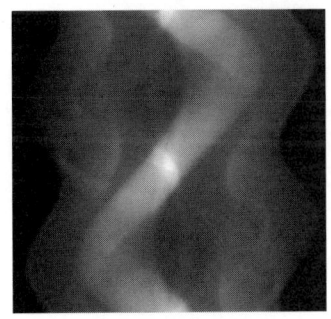 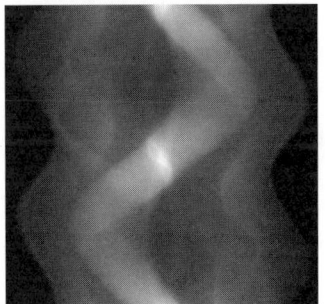

　　　a　検出器が左まわり　　　　　b　検出器が右まわり
図1-29　検出器が左回りと右回りのSheppファントムの
ファンビーム投影データ

$$2\pi - \theta_p = (2\pi - \theta_f) + \alpha$$
$$\theta_p = \theta_f - \alpha \tag{1-44}$$

となる．また，(1-42)式の角度方向は同様に

$$2\pi - \theta_p = (2\pi - \theta_f) + \tan^{-1}\frac{X_f}{L_d}$$
$$\theta_p = \theta_f - \tan^{-1}\frac{X_f}{L_d} \tag{1-45}$$

となる．Sheppファントムのファンビーム投影データで検出器が左まわりと右まわりで作成した投影データを図1-29に示す．

　実際の変換は，パラレルビームの投影データを作成するので，パラレルビームの位置がファンビームのどの位置になるかを計算して，その位置のデータをファンビームの近接データから補間することによって求める．よって，(1-40)式および(1-42)式を逆に解く必要がある．検出器が扇状に並んでいる場合は，

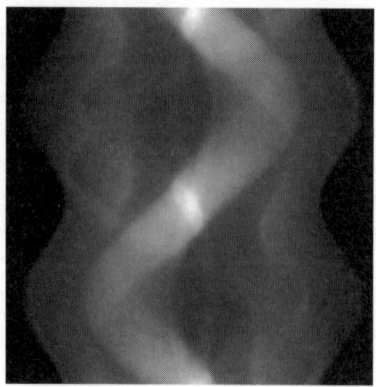

図1-30 Sheppファントムのファンビーム投影データ
をパラレルビームに変換した投影データ

$$\begin{pmatrix} \alpha = \sin^{-1}\dfrac{X_p}{L_0} \\ \theta_f = \theta_p - \sin^{-1}\dfrac{X_p}{L_0} \end{pmatrix} \qquad (1\text{-}46)$$

となり，投影データの変換は

$$g_p(X_p,\theta_p) = g_f(\sin^{-1}\dfrac{X_p}{L_0},\theta_p - \sin^{-1}\dfrac{X_p}{L_0}) \qquad (1\text{-}47)$$

となる．また，検出器が直線状に並んでいる場合は，

$$\begin{pmatrix} X_f = \dfrac{L_d X_p}{\sqrt{L_0^{\,2} - X_p^{\,2}}} \\ \theta_f = \theta_p - \tan^{-1}\dfrac{X_p}{\sqrt{L_0^{\,2} - X_p^{\,2}}} \end{pmatrix} \qquad (1\text{-}48)$$

となり，投影データの変換は

$$g_p(X_p,\theta_p) = g_f(\dfrac{L_d X_p}{\sqrt{L_0^{\,2} - X_p^{\,2}}},\theta_p - \tan^{-1}\dfrac{X_p}{\sqrt{L_0^{\,2} - X_p^{\,2}}}) \qquad (1\text{-}49)$$

となる．

　ファンビームの投影データをパラレルビームの投影データに変換するプログラムをプログラム1-17と1-18に示す．プログラム1-17は検出器が扇状に並んでいる場合のファンビーム投影データからの変換プログラムで，プログラム1-18は検出器が直線状に並んでいる場合のファンビーム投影データからの変換プログラムである．これらのプログラムを用いて実際に投影データを入力してファンパラ変換するプログラムを，プログラム1-19と1-20に示す．プログラム1-19を用いて図1-27に示したファンビーム投影データをパラレルビームの投影データに変換した結果を図1-30に示す．

[P1-01mkcircleprj.c]

```
 1: /*  mkcircleprj.c  (Program 1-1)  */
 2:
 3: #include <math.h>
 4: #define  PI  3.14159265358979
 5:
 6: void make_circle_projection(float *prj, int px, int pa, double pl, double x0, double y0,
        double r, double d)
 7: // float    *prj;  作成される投影データ
 8: // int      px;    投影データの動径方向の数
 9: // int      pa;    投影データの角度方向の数（180度）
10: // double   pl;    投影データの動径方向のピクセル実長（cm/pixel）
11: // double   x0;    円の中心のx座標（領域の両端を±1.0に規格化してある）
12: // double   y0;    円の中心のy座標（同上）
13: // double   r;     円の半径（同上）
14: // double   d;     円の濃度
15: {
16:     int    i, j;
17:     double x, sq, theta, co, si;
18:
19:     x0 *= px/2; // ピクセル値に変換（±1.0 ⇒ ±px/2）
20:     y0 *= px/2; // ピクセル値に変換
21:     r  *= px/2; // ピクセル値に変換
22:     for(i = 0 ; i < pa ; i++) {
23:         theta = 2*PI*i/pa;
24:         co = cos(theta);
25:         si = sin(theta);
26:         for(j = 0 ; j < px ; j++) {
27:             x = j-px/2;
28:             sq = r*r-(x-x0*co-y0*si)*(x-x0*co-y0*si);
29:             if(sq > 0.0) {
30:                 prj[i*px+j] += (float)(2*d*pl*sqrt(sq));
31:             }
32:         }
33:     }
34: }
```

プログラム【1-1】 円の投影を作成する関数（1）

プログラム【1-2】 円の投影を作成するプログラム① (1)

[P1-02circle1.c]

```
 1: /* circle1.c  (Program 1-2) */
 2:
 3: /* --- プログラムの説明 ---
 4:     1つの円の投影データを作成するプログラム.
 5:
 6:   入力：
 7:     1. 投影データのファイル名
 8:
 9:   出力：
10:     円の投影データのファイル
11:
12:   必要なファイル：
13:     mkcircleprj.c         (P1-01:円の投影を作成する関数のファイル)
14:
15: */
16:
17: #include <stdio.h>
18: #include <stdlib.h>
19:
20: void make_circle_projection(float *, int, int, double, double, double, double, double);
21:
22: main()
23: {
24:     char  fi[50];
25:     int   i;
26:     FILE  *fp;
27:     float *prj;
28:
29:     prj = (float *)malloc(128*128*sizeof(float));
30:
31:     for(i = 0 ; i < 128*128 ; i++)
32:         prj[i] = 0;
33:     make_circle_projection(prj, 128, 128, 0.15625, 0.0, 0.0, 0.6, 1.0);
34:
35:     printf("Input projection file name : ");
36:     scanf("%s", fi);
37:     if((fp = fopen(fi, "wb")) == NULL) {
38:         fprintf( stderr, "Error : file open [%s].\n", fi);
39:         exit(1);
40:     }
41:     fwrite(prj, sizeof(float), 128*128, fp);
42:     fclose(fp);
43:
44:     free(prj);
45: }
```

[P1-03circle2.c]

```c
 1: /* circle2.c  (Program 1-3)  */
 2:
 3: /* --- プログラムの説明 ---
 4:    1つの円の投影データを作成するプログラム.
 5:
 6: 入力：
 7:   1. 投影データのファイル名
 8:
 9: 出力：
10:   円の投影データのファイル
11:
12: 必要なファイル：
13:   mkcircleprj.c       (P1-01:円の投影を作成する関数のファイル)
14:
15: */
16:
17: #include <stdio.h>
18: #include <stdlib.h>
19:
20: void make_circle_projection(float *, int, int, double, double, double, double, double);
21:
22: main()
23: {
24:     char  fi[50];
25:     int   i;
26:     FILE  *fp;
27:     float *prj;
28:
29:     prj = (float *)malloc(128*128*sizeof(float));
30:
31:     for(i = 0 ; i < 128*128 ; i++)
32:         prj[i] = 0;
33:     make_circle_projection(prj, 128, 128, 0.15625, 0.0, 0.2, 0.2, 0.5);
34:
35:     printf("Input projection file name : ");
36:     scanf("%s", fi);
37:     if((fp = fopen(fi, "wb")) == NULL) {
38:         fprintf( stderr, "Error : file open [%s].\n", fi);
39:         exit(1);
40:     }
41:     fwrite(prj, sizeof(float), 128*128, fp);
42:     fclose(fp);
43:
44:     free(prj);
45: }
```

プログラム【1-3】 円の投影を作成するプログラム② (1)

プログラム【1-4】 円の投影を作成するプログラム③ (1)

[P1-04circle3.c]

```
 1: /* circle3.c  (Program 1-4)  */
 2:
 3: /* --- プログラムの説明 ---
 4:    2つの円の投影データを作成するプログラム.
 5:
 6: 入力:
 7:    1. 投影データのファイル名
 8:
 9: 出力:
10:    円の投影データのファイル
11:
12: 必要なファイル:
13:    mkcircleprj.c        (P1-01:円の投影を作成する関数のファイル)
14:
15: */
16:
17: #include <stdio.h>
18: #include <stdlib.h>
19:
20: void make_circle_projection(float *, int, int, double, double, double, double, double);
21:
22: main()
23: {
24:     char   fi[50];
25:     int    i;
26:     FILE   *fp;
27:     float  *prj;
28:
29:     prj = (float *)malloc(128*128*sizeof(float));
30:
31:     for(i = 0 ; i < 128*128 ; i++)
32:         prj[i] = 0;
33:     make_circle_projection(prj, 128, 128, 0.15625, 0.0, 0.0, 0.6, 1.0);
34:     make_circle_projection(prj, 128, 128, 0.15625, 0.0, 0.2, 0.2, 0.5);
35:
36:     printf("Input projection file name : ");
37:     scanf("%s", fi);
38:     if((fp = fopen(fi, "wb")) == NULL) {
39:         fprintf( stderr, "Error : file open [%s].\n", fi);
40:         exit(1);
41:     }
42:     fwrite(prj, sizeof(float), 128*128, fp);
43:     fclose(fp);
44:
45:     free(prj);
46: }
```

[P1-05circle4.c]

```c
1: /* circle4.c  (Program 1-5) */
2:
3: /* --- プログラムの説明 ---
4:    2つの円の投影データを作成するプログラム.
5:
6:    入力:
7:      1. 投影データのファイル名
8:
9:    出力:
10:     円の投影データのファイル
11:
12:   必要なファイル:
13:     mkcircleprj.c        (P1-01:円の投影を作成する関数のファイル)
14:
15: */
16:
17: #include <stdio.h>
18: #include <stdlib.h>
19:
20: void make_circle_projection(float *, int, int, double, double, double, double, double);
21:
22: main()
23: {
24:     char   fi[50];
25:     int    i;
26:     FILE   *fp;
27:     float  *prj;
28:
29:     prj = (float *)malloc(128*128*sizeof(float));
30:
31:     for(i = 0 ; i < 128*128 ; i++)
32:        prj[i] = 0;
33:     make_circle_projection(prj, 128, 128, 0.15625, 0.0, 0.0, 0.6, 1.0);
34:     make_circle_projection(prj, 128, 128, 0.15625, 0.0, 0.2, 0.2, -0.5);
35:
36:     printf("Input projection file name : ");
37:     scanf("%s", fi);
38:     if((fp = fopen(fi, "wb")) == NULL) {
39:        fprintf( stderr, "Error : file open [%s].\n", fi);
40:        exit(1);
41:     }
42:     fwrite(prj, sizeof(float), 128*128, fp);
43:     fclose(fp);
44:
45:     free(prj);
46: }
```

プログラム【1-5】 円の投影を作成するプログラム④ (1)

24 —— SPECT画像再構成の基礎

[P1-06mkellipseprj.c]

プログラム【1-6】 楕円の投影を作成する関数（1）

```c
 1: /*  mkellipseprj.c  (Program 1-6)  */
 2:
 3: #include <math.h>
 4: #define  PI  3.14159265358979
 5:
 6: void make_ellipse_projection(float *prj, int px, int pa, double pl, double x0, double y0,
        double a, double b, double phi, double d)
 7: // float   *prj;   作成される投影データ
 8: // int     px;     投影データの動径方向の数
 9: // int     pa;     投影データの角度方向の数（360度）
10: // double  pl;     投影データの動径方向のピクセル実長（cm/pixel）
11: // double  x0;     楕円の中心のx座標（領域の両端を±1.0に規格化してある）
12: // double  y0;     楕円の中心のy座標（同上）
13: // double  a;      楕円のx軸方向の径（同上）
14: // double  b;      楕円のy軸方向の径（同上）
15: // double  phi;    楕円の傾き（度）
16: // double  d;      楕円の濃度
17: {
18:     int    i, j;
19:     double x1, y1, ph, a2, b2, theta, tp, co, si, x, alpha, beta, ganma, sq;
20:
21:     x0 *= px/2; // ピクセル値に変換（±1.0 ⇒ ±px/2）
22:     y0 *= px/2; // ピクセル値に変換
23:     a  *= px/2; // ピクセル値に変換
24:     b  *= px/2; // ピクセル値に変換
25:     ph = PI*phi/180; // 度からラジアンへ変換
26:     x1 =  x0*cos(ph)+y0*sin(ph);
27:     y1 = -x0*sin(ph)+y0*cos(ph);
28:     a2 = a*a;
29:     b2 = b*b;
30:     for(i = 0 ; i < pa ; i++) {
31:         theta = 2*PI*i/pa;
32:         tp = theta-ph;
33:         co = cos(tp);
34:         si = sin(tp);
35:         alpha = a2*co*co+b2*si*si;
36:         for(j = 0 ; j < px ; j++) {
37:             x = j-px/2;
38:             beta  = (a2-b2)*co*si*x+b2*si*x1-a2*co*y1;
39:             ganma = b2*(x*co-x1)*(x*co-x1)+a2*(x*si-y1)*(x*si-y1)-a2*b2;
40:             sq = beta*beta-alpha*ganma;
41:             if(sq > 0.0){
42:                 prj[i*px+j] += (float)(2*d*pl*sqrt(sq)/alpha);
43:             }
44:         }
45:     }
46: }
```

[P1-07ellipse1.c]

```
 1: /*  ellipse1.c  (Program 1-7)  */
 2:
 3: /* --- プログラムの説明 ---
 4:    1つの楕円の投影データを作成するプログラム.
 5:
 6: 入力:
 7:    1. 投影データのファイル名
 8:
 9: 出力:
10:    楕円の投影データのファイル
11:
12: 必要なファイル:
13:    mkellipseprj.c        (P1-06:楕円の投影を作成する関数のファイル)
14:
15: */
16:
17: #include <stdio.h>
18: #include <stdlib.h>
19:
20: void make_ellipse_projection(float *, int, int, double, double, double, double, double, double, double);
21:
22: main()
23: {
24:    char  fi[50];
25:    int   i;
26:    FILE  *fp;
27:    float *prj;
28:
29:    prj = (float *)malloc(128*128*sizeof(float));
30:
31:    for(i = 0 ; i < 128*128 ; i++)
32:       prj[i] = 0;
33:    make_ellipse_projection(prj, 128, 128, 0.15625, 0.0, 0.0, 0.4, 0.6, 0.0, 1.0);
34:
35:    printf("Input projection file name : ");
36:    scanf("%s", fi);
37:    if((fp = fopen(fi, "wb")) == NULL) {
38:       fprintf( stderr, "Error : file open [%s].\n", fi);
39:       exit(1);
40:    }
41:    fwrite(prj, sizeof(float), 128*128, fp);
42:    fclose(fp);
43:
44:    free(prj);
45: }
```

プログラム【1-7】 楕円の投影を作成するプログラム① (1)

[P1-08ellipse2.c]

```c
 1: /* ellipse2.c  (Program 1-8) */
 2: 
 3: /* --- プログラムの説明 ---
 4:    Sheppファントムの投影データを作成するプログラム.
 5: 
 6: 入力:
 7:    1. 投影データのファイル名
 8: 
 9: 出力:
10:    Sheppファントムの投影データのファイル
11: 
12: 必要なファイル:
13:    mkellipseprj.c        (P1-06:楕円の投影を作成する関数のファイル)
14: 
15: */
16: 
17: #include <stdio.h>
18: #include <stdlib.h>
19: 
20: void make_ellipse_projection(float *, int, int, double, double, double, double, double,
    double, double);
21: 
22: main()
23: {
24:    char  fi[50];
25:    int   i;
26:    FILE  *fp;
27:    float *prj;
28: 
29:    prj = (float *)malloc(128*128*sizeof(float));
30: 
31:    for(i = 0 ; i < 128*128 ; i++)
32:       prj[i] = 0;
33:    make_ellipse_projection(prj, 128, 128, 0.15625,  0.0,    0.0,    0.69, 0.92, 0.0, 2.0);
34:    make_ellipse_projection(prj, 128, 128, 0.15625,  0.0,   -0.0184, 0.6624,0.874, 0.0,-1.0);
35:    make_ellipse_projection(prj, 128, 128, 0.15625,  0.22,   0.0,    0.11, 0.31,-18.0,-0.7);
36:    make_ellipse_projection(prj, 128, 128, 0.15625, -0.22,   0.0,    0.16, 0.41, 18.0,-0.7);
37:    make_ellipse_projection(prj, 128, 128, 0.15625,  0.0,    0.35,   0.21, 0.25, 0.0, 1.0);
38:    make_ellipse_projection(prj, 128, 128, 0.15625,  0.0,    0.1,    0.046,0.046, 0.0, 1.0);
39:    make_ellipse_projection(prj, 128, 128, 0.15625,  0.0,   -0.1,    0.046,0.046, 0.0, 1.0);
40:    make_ellipse_projection(prj, 128, 128, 0.15625, -0.08,  -0.605,  0.046,0.023, 0.0, 1.0);
41:    make_ellipse_projection(prj, 128, 128, 0.15625,  0.0,   -0.605,  0.023,0.023, 0.0, 1.0);
42:    make_ellipse_projection(prj, 128, 128, 0.15625,  0.06,  -0.605,  0.023,0.046, 0.0, 1.0);
43:    make_ellipse_projection(prj, 128, 128, 0.15625,  0.56,  -0.4,    0.03, 0.2, -21.0, 1.0);
44: 
45:    printf("Input projection file name : ");
46:    scanf("%s", fi);
47:    if((fp = fopen(fi, "wb")) == NULL) {
48:       fprintf( stderr, "Error : file open [%s].\n", fi);
49:       exit(1);
50:    }
51:    fwrite(prj, sizeof(float), 128*128, fp);
52:    fclose(fp);
53: 
54:    free(prj);
55: }
```

プログラム【1-8】 楕円の投影を作成するプログラム② (1)

[P1-09mkprj_xct.c]

```
 1: /*  mkprj_xct.c  (Program 1-9) */
 2:
 3: /* --- プログラムの説明 ---
 4:    楕円データファイルから投影データを作成するプログラム.
 5:
 6: 入力:
 7:   1. 楕円データのファイル名
 8:   2. 出力される投影データのファイル名
 9:   3. 投影データの動径方向の数（検出器の数）
10:   4. 投影データの角度方向の数（投影数）
11:   5. 動径方向のピクセル実長（cm/pixel）
12:
13: 出力:
14:    楕円データから作成した投影データのファイル
15:
16: 必要なファイル:
17:    mkellipseprj.c         (P1-06:楕円の投影を作成する関数のファイル)
18:
19: */
20:
21: #include <stdio.h>
22: #include <stdlib.h>
23: #include <string.h>
24: #include <math.h>
25:
26: #define  PI  3.14159265358979
27: #define  PN  6      /* number of parameters + 1 */
28:
29: typedef struct phan_data {    /* Phantom data */
30:     double   x0;       /*  X Coordinate */
31:     double   y0;       /*  Y Coordinate */
32:     double   a;        /*  Minor Axis */
33:     double   b;        /*  Major Axis */
34:     double   ph;       /*  Rotation angle */
35:     double   d;        /*  Density */
36:     struct   phan_data  *next; /*  next self pointer */
37: } PH_DATA;
38:
39: typedef struct {
40:     char     f1[50]; /* input parameter file name */
41:     char     f2[50]; /* output projection file name */
42:     float    *prj;   /* projection data matrix */
43:     int      px;     /* number of bins */
44:     int      pa;     /* number of projections */
45:     double   pl;     /* pixel length */
46:     PH_DATA  *pd;    /* pointer of Phantom data */
47: } Param;
48:
49: char *menu[PN] = {
50:     "Make Projection data for X-CT",
51:     "Input   parameter   file name <.pmt>  ",
52:     "Output projection file name <float> ",
53:     "Number of bins                        ",
54:     "Number of projections                 ",
55:     "Pixel length (cm)                     ",
56:    };
57:
58: void read_phantom_data(char *, PH_DATA *);
59: void write_data(char *, float *, int);
60: void make_ellipse_projection(float *, int, int, double, double, double, double, double,
    double, double);
61:
62: void usage(int argc, char **argv)
63: {
64:     int   i;
65:
66:     fprintf( stderr,"\nUSAGE:\n");
67:     fprintf( stderr,"\nNAME\n");
68:     fprintf( stderr,"\n  %s - %s\n", argv[0], menu[0]);
69:     fprintf( stderr,"\nSYNOPSIS\n");
70:     fprintf( stderr,"\n  %s [-h] parameters...\n", argv[0]);
71:     fprintf( stderr,"\nPARAMETERS\n");
72:     for(i = 1 ; i < PN ; i++)
73:         fprintf( stderr,"\n %3d. %s\n", i, menu[i]);
74:     fprintf( stderr,"\n");
```

プログラム【1-9】 パラメータファイルから投影を作成するプログラム（1）

[P1-09mkprj_xct.c]

```
 75:        fprintf( stderr,"\nFLAGS\n");
 76:        fprintf( stderr,"\n  -h  Print Usage (this comment).\n");
 77:        fprintf( stderr,"\n");
 78:        exit(1);
 79: }
 80:
 81: void getparameter(int argc, char **argv, Param *pm)
 82: {
 83:     int    i;
 84:     char   dat[256];
 85:
 86:     /* default parameter value */
 87:     sprintf( pm->f1, "P1-10shepp_xct.pmt");
 88:     sprintf( pm->f2, "n0.prj");
 89:     pm->px = 128;
 90:     pm->pa = 128;
 91:     pm->pl = 0.15625;
 92:
 93:     i = 0;
 94:     if( argc == 1+i ) {
 95:        fprintf( stdout, "\n%s\n\n", menu[i++] );
 96:        fprintf( stdout, " %s [%s] :", menu[i++], pm->f1 );
 97:        if(*gets(dat) != '\0')   strcpy(pm->f1, dat);
 98:        fprintf( stdout, " %s [%s] :", menu[i++], pm->f2 );
 99:        if(*gets(dat) != '\0')   strcpy(pm->f2, dat);
100:        fprintf( stdout, " %s [%d] :", menu[i++], pm->px );
101:        if(*gets(dat) != '\0')   pm->px = atoi(dat);
102:        fprintf( stdout, " %s [%d] :", menu[i++], pm->pa );
103:        if(*gets(dat) != '\0')   pm->pa = atoi(dat);
104:        fprintf( stdout, " %s [%f] :", menu[i++], pm->pl );
105:        if(*gets(dat) != '\0')   pm->pl = atof(dat);
106:     }
107:     else if ( argc == PN+i ) {
108:        fprintf( stderr, "\n%s [%s]\n", argv[i++], menu[0] );
109:        if((argc--) > 1) strcpy( pm->f1, argv[i++] );
110:        if((argc--) > 1) strcpy( pm->f2, argv[i++] );
111:        if((argc--) > 1) pm->px = atoi( argv[i++] );
112:        if((argc--) > 1) pm->pa = atoi( argv[i++] );
113:        if((argc--) > 1) pm->pl = atof( argv[i++] );
114:     }
115:     else {
116:        usage(argc, argv);
117:     }
118:
119: }
120:
121: main(int argc, char *argv[] )
122: {
123:     int       i;
124:     Param     *pm;
125:     PH_DATA   *now;
126:
127:     pm = (Param *)malloc(sizeof(Param));
128:     getparameter(argc, argv, pm);
129:
130:     pm->prj = (float *)malloc((unsigned long)pm->px*pm->pa*sizeof(float));
131:
132:     printf(" *** Read Phantom data    ***\n");
133:     pm->pd = (PH_DATA *)malloc(sizeof(PH_DATA));
134:     pm->pd->next = NULL;
135:     read_phantom_data(pm->f1, pm->pd);
136:
137:     printf(" *** Making Projection ***\n");
138:     for(i = 0 ; i < pm->px*pm->pa ; i++)
139:         pm->prj[i] = 0;
140:     for(now = pm->pd ; now != NULL ; now = now->next)
141:         make_ellipse_projection(pm->prj, pm->px, pm->pa, pm->pl, now->x0, now->y0, now->a,
                now->b, now->ph, now->d);
142:
143:     printf(" *** Write Image data     ***\n");
144:     write_data(pm->f2, pm->prj, pm->px*pm->pa);
145:
146:     free(pm->prj);
147:     free(pm);
148: }
```

プログラム【1-9】 パラメータファイルから投影を作成するプログラム（2）

[P1-09mkprj_xct.c]

```
149:
150: void read_phantom_data(char *fi, PH_DATA *now)
151: {
152:     int     i, k, flag;
153:     char    dat[256];
154:     double  w[6];
155:     FILE    *fp;
156:
157:     /* open Phantom parameter file */
158:     if((fp = fopen(fi, "r")) == NULL) {
159:         fprintf( stderr, "Error: file open [%s].\n", fi);
160:         exit(1);
161:     }
162:
163:     /* Input Phatom parameters */
164:     flag = 0;
165:     while(fgets(dat,100,fp) != NULL) {
166:         if(*dat=='#'){
167:             printf("         ");
168:             printf(dat);
169:             continue;
170:         }
171:         for(i=0;i<6;i++) w[i]=0;
172:         k = 0;
173:         for(i=0;i<6;i++){
174:             while((dat[k]==' ')||(dat[k]=='\t')) k++;
175:             w[i]=atof(dat+k);
176:             while((dat[k]!=' ')&&(dat[k]!='\t')) k++;
177:         }
178:         if(flag) {
179:             now->next = (PH_DATA *)malloc(sizeof(PH_DATA));
180:             now = now->next;
181:             now->next = NULL;
182:         }
183:         now->x0 = w[0];
184:         now->y0 = w[1];
185:         now->a  = w[2];
186:         now->b  = w[3];
187:         now->ph = w[4];
188:         now->d  = w[5];
189:         flag++;
190:         printf("* %2d *", flag);
191:         printf("%8.4f,", now->x0);
192:         printf("%8.4f,", now->y0);
193:         printf("%8.4f,", now->a);
194:         printf("%8.4f,", now->b);
195:         printf("%8.4f,", now->ph);
196:         printf("%8.4f\n", now->d);
197:     }
198:     printf("\n");
199:     fclose(fp);
200: }
201:
202: void write_data(char *fi, float *img, int size)
203: {
204:     FILE    *fp;
205:
206:     /* open file and write data */
207:     if((fp = fopen(fi, "wb")) == NULL) {
208:         fprintf( stderr," Error : file open [%s].\n", fi);
209:         exit(1);
210:     }
211:     fwrite(img, sizeof(float), size, fp);
212:     fclose(fp);
213: }
```

[P1-10shepp_xct.pmt]

プログラム【1-10】楕円のパラメータファイル（1）

```
 1: #
 2: #   shepp phantom parameter for X-CT   (File 1-10)
 3: #
 4: #     《Phantom Data》 （楕円のパラメータ）
 5: #       xo -> X Coordinate      （楕円の中心のx座標）
 6: #       yo -> Y Coordinate      （楕円の中心のy座標）
 7: #       a  -> Minor Axis        （楕円の短軸の長さ；x方向）
 8: #       b  -> Major Axis        （楕円の長軸の長さ；y方向）
 9: #       th -> Rotating angle    （楕円の回転角度）
10: #       de -> Density           （楕円内部の濃度）
11: #
12: #    xo      yo      a       b       th      de
13: #
14:    0.0     0.0     0.69    0.92    0.0     0.3
15:    0.0    -0.0184  0.6624  0.874   0.0    -0.15
16:    0.22    0.0     0.11    0.31   -18.0   -0.105
17:   -0.22    0.0     0.16    0.41    18.0   -0.105
18:    0.0     0.35    0.21    0.25    0.0     0.15
19:    0.0     0.1     0.046   0.046   0.0     0.15
20:    0.0    -0.1     0.046   0.046   0.0     0.15
21:   -0.08   -0.605   0.046   0.023   0.0     0.15
22:    0.0    -0.605   0.023   0.023   0.0     0.15
23:    0.06   -0.605   0.023   0.046   0.0     0.15
24:    0.56   -0.4     0.03    0.2    -21.0    0.15
```

[P1-11mkcij_xct.c]

プログラム【1-11】画素の投影（1）

```c
 1: /*  mkcij_xct.c  (Program 1-11)   */
 2:
 3: #include <math.h>
 4: #define  NI  3
 5: #define  PI  3.14159265358979
 6:
 7: typedef struct {
 8:     int     x;
 9:     double  c[NI];
10: } CIJ;
11:
12: void make_cij_xct(CIJ *c, int nx, int ny, int px, int pa)
13: // １画素が投影データに投影される値を求める関数
14: // CIJ    *c;     １画素の投影
15: // int    nx;     画像のx方向の数
16: // int    ny;     画像のy方向の数
17: // int    px;     投影の動径方向の数
18: // int    pa;     投影の角度方向の数
19: {
20:     int    i, j, k, ix, ij;
21:     double x, y, xx, th, a, b, x05, d, si, co;
22:
23:     for(i = 0 ; i < nx*ny*pa ; i++) {
24:         c[i].x = 0;
25:         c[i].c[0] = 0;
26:         c[i].c[1] = 0;
27:         c[i].c[2] = 0;
28:     }
29:
30:     for(ij = 0, k = 0 ; k < pa ; k++) {
31:         th = 2*PI*k/pa;
32:         si = sin(th);
33:         co = cos(th);
34:         if(fabs(si) > fabs(co)) {
35:             a = fabs(si);
36:             b = fabs(co);
37:         }
38:         else {
39:             a = fabs(co);
40:             b = fabs(si);
41:         }
42:         for(i = 0 ; i < ny ; i++) {
43:             y = ny/2-i;
44:             for(j = 0 ; j < nx ; j++, ij++) {
45:                 x = j-nx/2;
46:                 xx = x*co+y*si;
47:                 ix = (int)(floor(xx+.5));
48:                 if(ix+nx/2 < 1 || ix+nx/2 > nx-2) continue;
49:                 x05 = ix-.5;
50:                 if((d = x05-(xx-(a-b)/2)) > 0.)
51:                     c[ij].c[0] = b/(2*a)+d/a;
52:                 else if((d = x05-(xx-(a+b)/2)) > 0.)
53:                     c[ij].c[0] = d*d/(2*a*b);
54:                 x05 = ix+.5;
55:                 if((d = xx+(a-b)/2-x05) > 0.)
56:                     c[ij].c[2] = b/(2*a)+d/a;
57:                 else if ((d = xx+(a+b)/2-x05) > 0.)
58:                     c[ij].c[2] = d*d/(2*a*b);
59:                 c[ij].c[1] = (1.-c[ij].c[0]-c[ij].c[2]);
60:                 c[ij].x = ix+px/2-1;
61:             }
62:         }
63:     }
64: }
```

[P1-12mkprj_xct_img.c]

```c
1:  /*   mkprj_xct_img.c   (Program 1-12)   */
2:
3:  /* --- プログラムの説明 ---
4:      画像ファイルから投影データを作成するプログラム.
5:
6:  入力:
7:    1. 画像のファイル名
8:    2. 画像の幅 (pixel)
9:    3. 画像の高さ (pixel)
10:   4. 画像のピクセル実長 (cm/pixel)
11:   5. 出力される投影データのファイル名
12:   6. 投影データの動径方向の数 (検出器の数)
13:   7. 投影データの角度方向の数 (投影数)
14:
15: 出力:
16:     画像ファイルから作成した投影データのファイル
17:
18: 必要なファイル:
19:     mkcij_xct.c       (P1-11:1画素が投影データに投影される値を求める関数のファイル)
20:
21: */
22:
23: #include <stdio.h>
24: #include <stdlib.h>
25: #include <string.h>
26: #include <math.h>
27:
28: #define   NI   3
29: #define   PI   3.14159265358979
30: #define   PN   8       /* number of parameters + 1 */
31:
32: typedef struct {
33:     int     x;
34:     double  c[NI];
35: } CIJ;
36:
37: typedef struct {
38:     char    f1[50]; /* input image file name */
39:     float   *img;   /* image data */
40:     int     nx;     /* width  of image */
41:     int     ny;     /* height of image */
42:     double  pl;     /* pixel length of image */
43:     char    f2[50]; /* output projection file name */
44:     float   *prj;   /* projection data */
45:     int     px;     /* number of bins */
46:     int     pa;     /* number of projections */
47: } Param;
48:
49: char *menu[PN] = {
50:     "Make Projection data for X-CT from an image",
51:     "Input  image     file name <float> ",
52:     "    Input   image  width             ",
53:     "    Input   image  height            ",
54:     "    Input image pixel length         ",
55:     "Output projection file name <float> ",
56:     "    Number of bins                   ",
57:     "    Number of projections            ",
58:     };
59:
60: void forward_projection(float *, int, int, float *, int, int, double, CIJ *);
61: void make_cij_xct(CIJ *, int, int, int, int);
62: void read_data(char *, float *, int);
63: void write_data(char *, float *, int);
64:
65: void usage(int argc, char **argv)
66: {
67:     int   i;
68:
69:     fprintf( stderr,"\nUSAGE:\n");
70:     fprintf( stderr,"\nNAME\n");
71:     fprintf( stderr,"\n   %s - %s\n", argv[0], menu[0]);
72:     fprintf( stderr,"\nSYNOPSIS\n");
73:     fprintf( stderr,"\n   %s [-h] parameters...\n", argv[0]);
74:     fprintf( stderr,"\nPARAMETERS\n");
75:     for(i = 1 ; i < PN ; i++)
```

[P1-12mkprj_xct_img.c]

```
 76:         fprintf( stderr,"\n %3d. %s\n", i, menu[i]);
 77:     fprintf( stderr,"\n");
 78:     fprintf( stderr,"\nFLAGS\n");
 79:     fprintf( stderr,"\n -h Print Usage (this comment).\n");
 80:     fprintf( stderr,"\n");
 81:     exit(1);
 82: }
 83:
 84: void getparameter(int argc, char **argv, Param *pm)
 85: {
 86:     int  i;
 87:     char dat[256];
 88:
 89:     /* default parameter value */
 90:     sprintf( pm->f1, "n0.img");
 91:     pm->nx = 128;
 92:     pm->ny = 128;
 93:     pm->pl = 0.15625;
 94:     sprintf( pm->f2, "n1.prj");
 95:     pm->px = 128;
 96:     pm->pa = 128;
 97:
 98:     i = 0;
 99:     if( argc == 1+i ) {
100:         fprintf( stdout, "\n%s\n\n", menu[i++] );
101:         fprintf( stdout, " %s [%s] :", menu[i++], pm->f1 );
102:         if(*gets(dat) != '\0')  strcpy(pm->f1, dat);
103:         fprintf( stdout, " %s [%d] :", menu[i++], pm->nx );
104:         if(*gets(dat) != '\0')  pm->nx = atoi(dat);
105:         fprintf( stdout, " %s [%d] :", menu[i++], pm->ny );
106:         if(*gets(dat) != '\0')  pm->ny = atoi(dat);
107:         fprintf( stdout, " %s [%f] :", menu[i++], pm->pl );
108:         if(*gets(dat) != '\0')  pm->pl = atof(dat);
109:         fprintf( stdout, " %s [%s] :", menu[i++], pm->f2 );
110:         if(*gets(dat) != '\0')  strcpy(pm->f2, dat);
111:         fprintf( stdout, " %s [%d] :", menu[i++], pm->px );
112:         if(*gets(dat) != '\0')  pm->px = atoi(dat);
113:         fprintf( stdout, " %s [%d] :", menu[i++], pm->pa );
114:         if(*gets(dat) != '\0')  pm->pa = atoi(dat);
115:     }
116:     else if ( argc == PN+i ) {
117:         fprintf( stderr, "\n%s [%s]\n", argv[i++], menu[0] );
118:         if((argc--) > 1) strcpy( pm->f1, argv[i++] );
119:         if((argc--) > 1) pm->nx = atoi( argv[i++] );
120:         if((argc--) > 1) pm->ny = atoi( argv[i++] );
121:         if((argc--) > 1) pm->pl = atof( argv[i++] );
122:         if((argc--) > 1) strcpy( pm->f2, argv[i++] );
123:         if((argc--) > 1) pm->px = atoi( argv[i++] );
124:         if((argc--) > 1) pm->pa = atoi( argv[i++] );
125:     }
126:     else {
127:         usage(argc, argv);
128:     }
129:
130: }
131:
132: main(int argc, char *argv[] )
133: {
134:     Param  *pm;
135:     CIJ    *c;
136:
137:     pm = (Param *)malloc(sizeof(Param));
138:     getparameter(argc, argv, pm);
139:
140:     pm->img = (float *)malloc((unsigned long)pm->nx*pm->ny*sizeof(float));
141:     pm->prj = (float *)malloc((unsigned long)pm->px*pm->pa*sizeof(float));
142:     c = (CIJ *)malloc(pm->nx*pm->ny*pm->pa*sizeof(CIJ));
143:
144:     printf(" *** Read Image data    ***\n");
145:     read_data(pm->f1, pm->img, pm->nx*pm->ny);
146:
147:     printf(" *** Making Projection ***\n");
148:     make_cij_xct(c, pm->nx, pm->ny, pm->px, pm->pa);
149:     forward_projection(pm->prj, pm->px, pm->pa, pm->img, pm->nx, pm->ny, pm->pl, c);
150:
```

[P1-12mkprj_xct_img.c]

```
151:    printf(" *** Write Image data    ***¥n");
152:    write_data(pm->f2, pm->prj, pm->px*pm->pa);
153:
154:    free(c);
155:    free(pm->img);
156:    free(pm->prj);
157:    free(pm);
158: }
159:
160: void forward_projection(float *prj, int px, int pa, float *img, int nx, int ny, double lxy, CIJ *c)
161: {
162:    int    i, j, k;
163:    float  *p;
164:    CIJ    *cc;
165:
166:    for(i = 0 ; i < px*pa ; i++)
167:        prj[i] = 0;
168:    for(p = prj, cc = c, i = 0 ; i < pa ; i++, p+=px, cc+=nx*ny) {
169:        for(j = 0 ; j < nx*ny ; j++) {
170:            for(k = 0 ; k < NI ; k++) {
171:                p[cc[j].x+k] += (float)(cc[j].c[k]*img[j]*lxy);
172:            }
173:        }
174:    }
175: }
176:
177: void read_data(char *fi, float *img, int size)
178: {
179:    FILE   *fp;
180:
181:    /* open file and write data */
182:    if((fp = fopen(fi, "rb")) == NULL) {
183:        fprintf( stderr," Error : file open [%s].¥n", fi);
184:        exit(1);
185:    }
186:    fread(img, sizeof(float), size, fp);
187:    fclose(fp);
188: }
189:
190: void write_data(char *fi, float *img, int size)
191: {
192:    FILE   *fp;
193:
194:    /* open file and write data */
195:    if((fp = fopen(fi, "wb")) == NULL) {
196:        fprintf( stderr," Error : file open [%s].¥n", fi);
197:        exit(1);
198:    }
199:    fwrite(img, sizeof(float), size, fp);
200:    fclose(fp);
201: }
```

プログラム【1-12】 画像から投影を作成するプログラム（3）

[P1-13mkfan1prj.c]

プログラム【1-13】扇形検出器のファンビームの投影（1）

```
 1: /*  mkfan1prj.c  (Program 1-13) */
 2:
 3: #include <math.h>
 4: #define PI  3.14159265358979
 5:
 6: void make_fan1_projection(float *prj, int px, int pa, double pl, double L0, double w, int rd, double x0, double y0, double a, double b, double phi, double d)
 7: // 扇形に検出器が並べられたファンビームの投影データを楕円データから作成する
 8: // float    *prj;   作成される投影データ
 9: // int      px;     投影データの動径方向の数
10: // int      pa;     投影データの角度方向の数（360度）
11: // double   pl;     投影データの動径方向の角度長（度）
12: // double   L0;     X線源から回転中心までの距離（cm）
13: // double   w;      画像領域の幅（cm）
14: // int      rd;     回転方向（1:左回り[counter clockwise]、-1:右回り[clockwise]）
15: // double   x0;     楕円の中心のx座標（領域の両端を±1.0に規格化してある）
16: // double   y0;     楕円の中心のy座標（同上）
17: // double   a;      楕円のx軸方向の径（同上）
18: // double   b;      楕円のy軸方向の径（同上）
19: // double   phi;    楕円の傾き（度）
20: // double   d;      楕円の濃度
21: {
22:     int     i, j;
23:     double  x1, y1, ph, a2, b2, theta, tp, co, si, xf, alpha, beta, ganma, sq;
24:     double  xp, al;
25:
26:     x0 *= w/2; // cmに変換（±1.0 ⇒ ±w/2）
27:     y0 *= w/2; // cmに変換
28:     a  *= w/2; // cmに変換
29:     b  *= w/2; // cmに変換
30:     ph = PI*phi/180;  // 度からラジアンへ変換
31:     x1 =  x0*cos(ph)+y0*sin(ph);
32:     y1 = -x0*sin(ph)+y0*cos(ph);
33:     a2 = a*a;
34:     b2 = b*b;
35:     for(i = 0 ; i < pa ; i++) {
36:         theta = 2*PI*i/pa;
37:         for(j = 0 ; j < px ; j++) {
38:             xf = (j-px/2)*pl;      // 角度に変換
39:             al = xf*PI/180;        // ファンビームの検出器の位置（角度α）
40:             xp = L0*sin(al);       // パラレルビームの動径位置に換算
41:             tp = theta+rd*al-ph;   // 角度をパラレルビームに換算
42:             co = cos(tp);
43:             si = sin(tp);
44:             alpha = a2*co*co+b2*si*si;
45:             beta  = (a2-b2)*co*si*xp+b2*si*x1-a2*co*y1;
46:             ganma = b2*(xp*co-x1)*(xp*co-x1)+a2*(xp*si-y1)*(xp*si-y1)-a2*b2;
47:             sq = beta*beta-alpha*ganma;
48:             if(sq > 0.0){
49:                 prj[i*px+j] += (float)(2*d*pl*sqrt(sq)/alpha);
50:             }
51:         }
52:     }
53: }
```

[P1-14mkfan2prj.c]

プログラム【1-14】 直線状検出器のファンビームの投影（1）

```c
 1: /* mkfan2prj.c  (Program 1-14)  */
 2:
 3: #include <math.h>
 4: #define  PI  3.14159265358979
 5:
 6: void make_fan2_projection(float *prj, int px, int pa, double pl, double L0, double Ld,
 7:         double w, int rd, double x0, double y0, double a, double b, double phi, double d)
 7: // 直線状に検出器が並べられたファンビームの投影データを楕円データから作成する
 8: // float    *prj;   作成される投影データ
 9: // int      px;     投影データの動径方向の数
10: // int      pa;     投影データの角度方向の数（360度）
11: // double   pl;     投影データの動径方向のピクセル実長（cm/pixel）
12: // double   L0;     X線源から回転中心までの距離　（cm）
13: // double   Ld;     X線源から検出器までの距離　　（cm）
14: // double   w;      画像領域の幅（cm）
15: // int      rd;     回転方向（1:左回り[counter clockwise], -1:右回り[clockwise]）
16: // double   x0;     楕円の中心のx座標（領域の両端を±1.0に規格化してある）
17: // double   y0;     楕円の中心のy座標（同上）
18: // double   a;      楕円のx軸方向の径（同上）
19: // double   b;      楕円のy軸方向の径（同上）
20: // double   phi;    楕円の傾き（度）
21: // double   d;      楕円の濃度
22: {
23:     int    i, j;
24:     double x1, y1, ph, a2, b2, theta, tp, co, si, xf, alpha, beta, ganma, sq;
25:     double xp, al;
26:
27:     x0 *= w/2; // cmに変換（±1.0 ⇒ ±w/2）
28:     y0 *= w/2; // cmに変換
29:     a  *= w/2; // cmに変換
30:     b  *= w/2; // cmに変換
31:     ph = PI*phi/180; // 度からラジアンへ変換
32:     x1 =  x0*cos(ph)+y0*sin(ph);
33:     y1 = -x0*sin(ph)+y0*cos(ph);
34:     a2 = a*a;
35:     b2 = b*b;
36:     for(i = 0 ; i < pa ; i++) {
37:         theta = 2*PI*i/pa;
38:         for(j = 0 ; j < px ; j++) {
39:             xf = (j-px/2)*pl;                // cmに変換
40:             al = atan2(xf, Ld);              // ファンビームの検出器の位置（角度）
41:             xp = L0*xf/sqrt(xf*xf+Ld*Ld);    // パラレルビームの動径位置に換算
42:             tp = theta+rd*al-ph;             // 角度をパラレルビームに換算
43:             co = cos(tp);
44:             si = sin(tp);
45:             alpha = a2*co*co+b2*si*si;
46:             beta  = (a2-b2)*co*si*xp+b2*si*x1-a2*co*y1;
47:             ganma = b2*(xp*co-x1)*(xp*co-x1)+a2*(xp*si-y1)*(xp*si-y1)-a2*b2;
48:             sq = beta*beta-alpha*ganma;
49:             if(sq > 0.0){
50:                 prj[i*px+j] += (float)(2*d*pl*sqrt(sq)/alpha);
51:             }
52:         }
53:     }
54: }
```

[P1-15mkprj_xct_fan1.c]

```c
  1: /*  mkprj_xct_fan1.c  (Program 1-15)  */
  2:
  3: /* --- プログラムの説明 ---
  4:     楕円データから扇形に検出器が配置されたファンビーム投影データを作成するプログラム.
  5:
  6:   入力:
  7:     1. 楕円データのファイル名
  8:     2. 出力される投影データのファイル名
  9:     3. 投影データの動径方向の数（検出器の数）
 10:     4. 投影データの角度方向の数（投影数）
 11:     5. １角度の大きさ（度）
 12:     6. 線源から回転中心までの長さ（cm）
 13:     7. 画像領域の幅の長さ（cm）
 14:     8. 投影の回転方向（1: 左回り, -1: 右回り）
 15:
 16:   出力:
 17:     楕円データから作成したファンビーム投影データのファイル
 18:
 19:   必要なファイル:
 20:     mkfan1prj.c  (P1-13:扇形に検出器が並べられたファンビームの投影データを楕円データから作
 21:     成する関数のファイル）
 22: */
 23:
 24: #include <stdio.h>
 25: #include <stdlib.h>
 26: #include <string.h>
 27:
 28: #define  PI  3.14159265358979
 29: #define  PN  9       /* number of parameters + 1 */
 30:
 31: typedef struct phan_data {    /* Phantom data */
 32:     double  x0;      /* X Coordinate */
 33:     double  y0;      /* Y Coordinate */
 34:     double  a;       /* Minor Axis */
 35:     double  b;       /* Major Axis */
 36:     double  ph;      /* Rotation angle */
 37:     double  d;       /* Density */
 38:     struct phan_data *next; /*  next self pointer */
 39: } PH_DATA;
 40:
 41: typedef struct {
 42:     char    f1[50]; /* input parameter file name */
 43:     char    f2[50]; /* output projection file name */
 44:     float   *prj;   /* projection data */
 45:     int     px;     /* number of bins */
 46:     int     pa;     /* number of projections */
 47:     double  pl;     /* pixel length */
 48:     double  so;     /* source origin length */
 49:     double  aw;     /* image area width (cm) */
 50:     int     rd;     /* rotate direction (1: counter clockwise, -1: clockwise) */
 51:     PH_DATA *pd;    /* pointer of Phantom data */
 52: } Param;
 53:
 54: char *menu[PN] = {
 55:     "Make Fan-beam Projection data for X-CT",
 56:     "Input  parameter  file name <.pmt> ",
 57:     "Output projection file name <float> ",
 58:     "Number of bins                      ",
 59:     "Number of projections               ",
 60:     "Angle length (degree)               ",
 61:     "Source origin length (cm)           ",
 62:     "Image area width (cm)               ",
 63:     "Rotate direction (1: counter clockwise, -1: clockwise) ",
 64:     };
 65:
 66: void read_phantom_data(char *, PH_DATA *);
 67: void write_data(char *, float *, int);
 68: void make_fan1_projection(float *, int, int, double, double, double, int, double, double,
      double, double, double, double);
 69:
 70: void usage(int argc, char **argv)
 71: {
 72:     int   i;
 73:
```

[P1-15mkprj_xct_fan1.c]

プログラム【1-15】扇形検出器のファンビーム投影作成プログラム（2）

```
 74:        fprintf( stderr,"\nUSAGE:\n");
 75:        fprintf( stderr,"\nNAME\n");
 76:        fprintf( stderr,"\n  %s - %s\n", argv[0], menu[0]);
 77:        fprintf( stderr,"\nSYNOPSIS\n");
 78:        fprintf( stderr,"\n  %s [-h] parameters...\n", argv[0]);
 79:        fprintf( stderr,"\nPARAMETERS\n");
 80:        for(i = 1 ; i < PN ; i++)
 81:           fprintf( stderr,"\n %3d. %s\n", i, menu[i]);
 82:        fprintf( stderr,"\n");
 83:        fprintf( stderr,"\nFLAGS\n");
 84:        fprintf( stderr,"\n  -h  Print Usage (this comment).\n");
 85:        fprintf( stderr,"\n");
 86:        exit(1);
 87: }
 88:
 89: void getparameter(int argc, char **argv, Param *pm)
 90: {
 91:     int   i;
 92:     char  dat[256];
 93:
 94:     /* default parameter value */
 95:     sprintf( pm->f1, "P1-10shepp_xct.pmt");
 96:     sprintf( pm->f2, "n0_fan1.prj");
 97:     pm->px = 128;
 98:     pm->pa = 128;
 99:     pm->pl = 0.4476;
100:     pm->so = 20.0;
101:     pm->aw = 20.0;
102:     pm->rd = 1;
103:
104:     i = 0;
105:     if( argc == 1+i ) {
106:        fprintf( stdout, "\n%s\n\n", menu[i++] );
107:        fprintf( stdout, " %s [%s] :", menu[i++], pm->f1 );
108:        if(*gets(dat) != '\0')  strcpy(pm->f1, dat);
109:        fprintf( stdout, " %s [%s] :", menu[i++], pm->f2 );
110:        if(*gets(dat) != '\0')  strcpy(pm->f2, dat);
111:        fprintf( stdout, " %s [%d] :", menu[i++], pm->px );
112:        if(*gets(dat) != '\0')  pm->px = atoi(dat);
113:        fprintf( stdout, " %s [%d] :", menu[i++], pm->pa );
114:        if(*gets(dat) != '\0')  pm->pa = atoi(dat);
115:        fprintf( stdout, " %s [%f] :", menu[i++], pm->pl );
116:        if(*gets(dat) != '\0')  pm->pl = atof(dat);
117:        fprintf( stdout, " %s [%f] :", menu[i++], pm->so );
118:        if(*gets(dat) != '\0')  pm->so = atof(dat);
119:        fprintf( stdout, " %s [%f] :", menu[i++], pm->aw );
120:        if(*gets(dat) != '\0')  pm->aw = atof(dat);
121:        fprintf( stdout, " %s [%d] :", menu[i++], pm->rd );
122:        if(*gets(dat) != '\0')  pm->rd = atoi(dat);
123:     }
124:     else if ( argc == PN+i ) {
125:        fprintf( stderr, "\n%s [%s]\n", argv[i++], menu[0] );
126:        if((argc--) > 1) strcpy( pm->f1, argv[i++] );
127:        if((argc--) > 1) strcpy( pm->f2, argv[i++] );
128:        if((argc--) > 1) pm->px = atoi( argv[i++] );
129:        if((argc--) > 1) pm->pa = atoi( argv[i++] );
130:        if((argc--) > 1) pm->pl = atof( argv[i++] );
131:        if((argc--) > 1) pm->so = atof( argv[i++] );
132:        if((argc--) > 1) pm->aw = atof( argv[i++] );
133:        if((argc--) > 1) pm->rd = atoi( argv[i++] );
134:     }
135:     else {
136:        usage(argc, argv);
137:     }
138:
139: }
140:
141: main(int argc, char *argv[] )
142: {
143:     int      i;
144:     Param    *pm;
145:     PH_DATA  *now;
146:
147:     pm = (Param *)malloc(sizeof(Param));
148:     getparameter(argc, argv, pm);
```

[P1-15mkprj_xct_fan1.c]

```
149:
150:    pm->prj = (float *)malloc((unsigned long)pm->px*pm->pa*sizeof(float));
151:
152:    printf(" *** Read Phantom data    ***\n");
153:    pm->pd = (PH_DATA *)malloc(sizeof(PH_DATA));
154:    pm->pd->next = NULL;
155:    read_phantom_data(pm->f1, pm->pd);
156:
157:    printf(" *** Making Projection ***\n");
158:    for(i = 0 ; i < pm->px*pm->pa ; i++)
159:       pm->prj[i] = 0;
160:    for(now = pm->pd ; now != NULL ; now = now->next)
161:       make_fan1_projection(pm->prj, pm->px, pm->pa, pm->pl, pm->so, pm->aw, pm->rd,
    now->x0, now->y0, now->a, now->b, now->ph, now->d);
162:
163:    printf(" *** Write Image data    ***\n");
164:    write_data(pm->f2, pm->prj, pm->px*pm->pa);
165:
166:    free(pm->prj);
167:    free(pm);
168: }
169:
170: void read_phantom_data(char *fi, PH_DATA *now)
171: {
172:    int     i, k, flag;
173:    char    dat[256];
174:    double  w[6];
175:    FILE    *fp;
176:
177:    /* open Phantom parameter file */
178:    if((fp = fopen(fi, "r")) == NULL) {
179:       fprintf( stderr, "Error: file open [%s].\n", fi);
180:       exit(1);
181:    }
182:
183:    /* Input Phatom parameters */
184:    flag = 0;
185:    while(fgets(dat,100,fp) != NULL) {
186:       if(*dat=='#'){
187:          printf("           ");
188:          printf(dat);
189:          continue;
190:       }
191:       for(i=0;i<6;i++) w[i]=0;
192:       k = 0;
193:       for(i=0;i<6;i++){
194:          while((dat[k]==' ')||(dat[k]=='\t')) k++;
195:          w[i]=atof(dat+k);
196:          while((dat[k]!=' ')&&(dat[k]!='\t')) k++;
197:       }
198:       if(flag) {
199:          now->next = (PH_DATA *)malloc(sizeof(PH_DATA));
200:          now = now->next;
201:          now->next = NULL;
202:       }
203:       now->x0 = w[0];
204:       now->y0 = w[1];
205:       now->a  = w[2];
206:       now->b  = w[3];
207:       now->ph = w[4];
208:       now->d  = w[5];
209:       flag++;
210:       printf("* %2d *", flag);
211:       printf("%8.4f,",  now->x0);
212:       printf("%8.4f,",  now->y0);
213:       printf("%8.4f,",  now->a);
214:       printf("%8.4f,",  now->b);
215:       printf("%8.4f,",  now->ph);
216:       printf("%8.4f\n", now->d);
217:    }
218:    printf("\n");
219:    fclose(fp);
220: }
221:
222: void write_data(char *fi, float *img, int size)
```

[P1-15mkprj_xct_fan1.c]

```
223: {
224:    FILE    *fp;
225:
226:    /* open file and write data */
227:    if((fp = fopen(fi, "wb")) == NULL) {
228:        fprintf( stderr," Error : file open [%s].\n", fi);
229:        exit(1);
230:    }
231:    fwrite(img, sizeof(float), size, fp);
232:    fclose(fp);
233: }
```

プログラム【1-15】扇形検出器のファンビーム投影作成プログラム（4）

[P1-16mkprj_xct_fan2.c]

```c
1:  /*  mkprj_xct_fan2.c  (Program 1-16)  */
2:
3:  /* --- プログラムの説明 ---
4:     楕円データから直線状に検出器が配置されたファンビーム投影データを作成するプログラム．
5:
6:    入力：
7:      1. 楕円データのファイル名
8:      2. 出力される投影データのファイル名
9:      3. 投影データの動径方向の数（検出器の数）
10:     4. 投影データの角度方向の数（投影数）
11:     5. ピクセル実長（cm/pixel）
12:     6. 線源から回転中心までの長さ（cm）
13:     7. 線源から検出器までの長さ（cm）
14:     8. 画像領域の幅の長さ（cm）
15:     9. 投影の回転方向（1: 左回り，-1: 右回り）
16:
17:   出力：
18:     楕円データから作成したファンビーム投影データのファイル
19:
20:   必要なファイル：
21:     mkfan2prj.c  （P1-14:直線状に検出器が並べられたファンビームの投影データを楕円データから
                       作成する関数のファイル）
22:
23: */
24:
25: #include <stdio.h>
26: #include <stdlib.h>
27: #include <string.h>
28:
29: #define PI  3.14159265358979
30: #define PN  10       /* number of parameters + 1 */
31:
32: typedef struct phan_data {    /* Phantom data */
33:     double  x0;      /* X Coordinate */
34:     double  y0;      /* Y Coordinate */
35:     double  a;       /* Minor Axis */
36:     double  b;       /* Major Axis */
37:     double  ph;      /* Rotation angle */
38:     double  d;       /* Density */
39:     struct phan_data *next; /*  next self pointer */
40: } PH_DATA;
41:
42: typedef struct {
43:     char    f1[50]; /* input parameter file name */
44:     char    f2[50]; /* output projection file name */
45:     float   *prj;   /* projection data */
46:     int     px;     /* number of bins */
47:     int     pa;     /* number of projections */
48:     double  pl;     /* pixel length */
49:     double  so;     /* source origin length (cm) */
50:     double  sd;     /* source detecter length (cm) */
51:     double  aw;     /* image area width (cm) */
52:     int     rd;     /* rotate direction (1: counter clockwise, -1: clockwise) */
53:     PH_DATA *pd;    /* pointer of Phantom data */
54: } Param;
55:
56: char *menu[PN] = {
57:     "Make Fan-beam Projection data for X-CT",
58:     "Input   parameter   file name <.pmt> ",
59:     "Output projection file name <float> ",
60:     "Number of bins                       ",
61:     "Number of projections                ",
62:     "Pixel length (cm/pixel)              ",
63:     "Source origin length (cm)            ",
64:     "Source detecter length (cm)          ",
65:     "Image area width (cm)                ",
66:     "Rotate direction (1: counter clockwise, -1: clockwise) ",
67:     };
68:
69: void read_phantom_data(char *, PH_DATA *);
70: void write_data(char *, float *, int);
71: void make_fan2_projection(float *, int, int, double, double, double, double, int, double,
       double, double, double, double, double);
72:
73: void usage(int argc, char **argv)
```

[P1-16mkprj_xct_fan2.c]

```
 74: {
 75:     int   i;
 76: 
 77:     fprintf( stderr,"\nUSAGE:\n");
 78:     fprintf( stderr,"\nNAME\n");
 79:     fprintf( stderr,"\n   %s - %s\n", argv[0], menu[0]);
 80:     fprintf( stderr,"\nSYNOPSIS\n");
 81:     fprintf( stderr,"\n   %s [-h] parameters...\n", argv[0]);
 82:     fprintf( stderr,"\nPARAMETERS\n");
 83:     for(i = 1 ; i < PN ; i++)
 84:         fprintf( stderr,"\n %3d. %s\n", i, menu[i]);
 85:     fprintf( stderr,"\n");
 86:     fprintf( stderr,"\nFLAGS\n");
 87:     fprintf( stderr,"\n   -h  Print Usage (this comment).\n");
 88:     fprintf( stderr,"\n");
 89:     exit(1);
 90: }
 91: 
 92: void getparameter(int argc, char **argv, Param *pm)
 93: {
 94:     int   i;
 95:     char  dat[256];
 96: 
 97:     /* default parameter value */
 98:     sprintf( pm->f1, "P1-10shepp_xct.pmt");
 99:     sprintf( pm->f2, "n0_fan2.prj");
100:     pm->px = 128;
101:     pm->pa = 128;
102:     pm->pl = 0.36;
103:     pm->so = 20.0;
104:     pm->sd = 40.0;
105:     pm->aw = 20.0;
106:     pm->rd = 1;
107: 
108:     i = 0;
109:     if( argc == 1+i ) {
110:         fprintf( stdout, "\n%s\n\n", menu[i++] );
111:         fprintf( stdout, "  %s [%s] :", menu[i++], pm->f1 );
112:         if(*gets(dat) != '\0')   strcpy(pm->f1, dat);
113:         fprintf( stdout, "  %s [%s] :", menu[i++], pm->f2 );
114:         if(*gets(dat) != '\0')   strcpy(pm->f2, dat);
115:         fprintf( stdout, "  %s [%d] :", menu[i++], pm->px );
116:         if(*gets(dat) != '\0')   pm->px = atoi(dat);
117:         fprintf( stdout, "  %s [%d] :", menu[i++], pm->pa );
118:         if(*gets(dat) != '\0')   pm->pa = atoi(dat);
119:         fprintf( stdout, "  %s [%f] :", menu[i++], pm->pl );
120:         if(*gets(dat) != '\0')   pm->pl = atof(dat);
121:         fprintf( stdout, "  %s [%f] :", menu[i++], pm->so );
122:         if(*gets(dat) != '\0')   pm->so = atof(dat);
123:         fprintf( stdout, "  %s [%f] :", menu[i++], pm->sd );
124:         if(*gets(dat) != '\0')   pm->sd = atof(dat);
125:         fprintf( stdout, "  %s [%f] :", menu[i++], pm->aw );
126:         if(*gets(dat) != '\0')   pm->aw = atof(dat);
127:         fprintf( stdout, "  %s [%d] :", menu[i++], pm->rd );
128:         if(*gets(dat) != '\0')   pm->rd = atoi(dat);
129:     }
130:     else if ( argc == PN+i ) {
131:         fprintf( stderr, "\n%s [%s]\n", argv[i++], menu[0] );
132:         if((argc--) > 1) strcpy( pm->f1, argv[i++] );
133:         if((argc--) > 1) strcpy( pm->f2, argv[i++] );
134:         if((argc--) > 1) pm->px = atoi( argv[i++] );
135:         if((argc--) > 1) pm->pa = atoi( argv[i++] );
136:         if((argc--) > 1) pm->pl = atof( argv[i++] );
137:         if((argc--) > 1) pm->so = atof( argv[i++] );
138:         if((argc--) > 1) pm->sd = atof( argv[i++] );
139:         if((argc--) > 1) pm->aw = atof( argv[i++] );
140:         if((argc--) > 1) pm->rd = atoi( argv[i++] );
141:     }
142:     else {
143:         usage(argc, argv);
144:     }
145: 
146: }
147: 
148: main(int argc, char *argv[] )
```

プログラム【1-16】 直線状検出器のファンビーム投影作成プログラム（2）

[P1-16mkprj_xct_fan2.c]

```
149: {
150:     int      i;
151:     Param    *pm;
152:     PH_DATA  *now;
153:
154:     pm = (Param *)malloc(sizeof(Param));
155:     getparameter(argc, argv, pm);
156:
157:     pm->prj = (float *)malloc((unsigned long)pm->px*pm->pa*sizeof(float));
158:
159:     printf(" *** Read Phantom data    ***\n");
160:     pm->pd = (PH_DATA *)malloc(sizeof(PH_DATA));
161:     pm->pd->next = NULL;
162:     read_phantom_data(pm->f1, pm->pd);
163:
164:     printf(" *** Making Projection ***\n");
165:     for(i = 0 ; i < pm->px*pm->pa ; i++)
166:         pm->prj[i] = 0;
167:     for(now = pm->pd ; now != NULL ; now = now->next)
168:         make_fan2_projection(pm->prj, pm->px, pm->pa, pm->pl, pm->so, pm->sd, pm->aw,
     pm->rd, now->x0, now->y0, now->a, now->b, now->ph, now->d);
169:
170:     printf(" *** Write Image data    ***\n");
171:     write_data(pm->f2, pm->prj, pm->px*pm->pa);
172:
173:     free(pm->prj);
174:     free(pm);
175: }
176:
177: void read_phantom_data(char *fi, PH_DATA *now)
178: {
179:     int      i, k, flag;
180:     char     dat[256];
181:     double   w[6];
182:     FILE     *fp;
183:
184:     /* open Phantom parameter file */
185:     if((fp = fopen(fi, "r")) == NULL) {
186:         fprintf( stderr, "Error: file open [%s].\n", fi);
187:         exit(1);
188:     }
189:
190:     /* Input Phatom parameters */
191:     flag = 0;
192:     while(fgets(dat,100,fp) != NULL) {
193:         if(*dat=='#'){
194:             printf("             ");
195:             printf(dat);
196:             continue;
197:         }
198:         for(i=0;i<6;i++) w[i]=0;
199:         k = 0;
200:         for(i=0;i<6;i++){
201:             while((dat[k]==' ')||(dat[k]=='\t')) k++;
202:             w[i]=atof(dat+k);
203:             while((dat[k]!=' ')&&(dat[k]!='\t')) k++;
204:         }
205:         if(flag) {
206:             now->next = (PH_DATA *)malloc(sizeof(PH_DATA));
207:             now = now->next;
208:             now->next = NULL;
209:         }
210:         now->x0 = w[0];
211:         now->y0 = w[1];
212:         now->a  = w[2];
213:         now->b  = w[3];
214:         now->ph = w[4];
215:         now->d  = w[5];
216:         flag++;
217:         printf("* %2d *", flag);
218:         printf("%8.4f,",  now->x0);
219:         printf("%8.4f,",  now->y0);
220:         printf("%8.4f,",  now->a);
221:         printf("%8.4f,",  now->b);
222:         printf("%8.4f,",  now->ph);
```

[P1-16mkprj_xct_fan2.c]

```
223:        printf("%8.4f\n", now->d);
224:     }
225:     printf("\n");
226:     fclose(fp);
227: }
228:
229: void write_data(char *fi, float *img, int size)
230: {
231:     FILE    *fp;
232:
233:     /* open file and write data */
234:     if((fp = fopen(fi, "wb")) == NULL) {
235:        fprintf( stderr," Error : file open [%s].\n", fi);
236:        exit(1);
237:     }
238:     fwrite(img, sizeof(float), size, fp);
239:     fclose(fp);
240: }
```

プログラム【1-16】直線状検出器のファンビーム投影作成プログラム（4）

第1章 X線CTの投影データ —— 45

[P1-17fanpara1.c]

プログラム【1-17】扇形検出器のファンパラ変換（1）

```
 1: /*  fanpara1.c  (Program 1-17)  */
 2:
 3: #include <stdlib.h>
 4: #include <math.h>
 5:
 6: #define PI 3.14159265358979
 7:
 8: void fan_para1(float *par, float *fan, int px, int pa, double Ld, double plf, double plp,
      int rd)
 9: // 扇形の検出器のファンデータからのファンパラ変換
10: // float   *par;  projection data of parallel beam
11: // float   *fan;  projection data of fan beam
12: // int     px;    number of bins
13: // int     pa;    number of projections
14: // double  Ld;    X線源から検出器までの距離（cm）
15: // double  plf;   ファンビーム投影データの動径方向の角度長（度）
16: // double  plp;   パラレルビーム投影データの動径方向のピクセル実長（cm）
17: // int     rd;    回転方向（1:左回り[counter clockwise], -1:右回り[clockwise]）
18: {
19:     int    i, j, ixd, itd;
20:     double xp, theta, tf, al;
21:     double xd, xd0, xd1, td, td0, td1, fa0, fa1;
22:     float  *fan2;
23:
24:     fan2 = (float *)malloc((unsigned long)px*(pa+1)*sizeof(float));
25:
26:     for(i = 0 ; i < px*pa ; i++)
27:        fan2[i] = fan[i];
28:     for(i = 0 ; i < px ; i++)
29:        fan2[i+px*pa] = fan[i];
30:
31:     for(i = 0 ; i < pa ; i++) {
32:        theta = i*2*PI/pa;
33:        for(j = 0 ; j < px ; j++) {
34:           xp = (j-px/2)*plp;
35:           al = asin(xp/Ld);
36:           tf = theta-rd*al;
37:           xd = al/(plf*PI/180)+px/2;
38:           ixd = (int)xd;
39:           if(ixd < 0 || ixd > px-2) {
40:              par[i*px+j] = 0;
41:              continue;
42:           }
43:           td = tf*pa/(2*PI);
44:           if(td < 0.)              td += pa;
45:           else if(td >= (double)pa) td -= pa;
46:           itd = (int)td;
47:           xd0 = xd-ixd;
48:           xd1 = 1.-xd0;
49:           fa0 = xd1*fan2[itd*px+ixd]+xd0*fan2[itd*px+ixd+1];
50:           fa1 = xd1*fan2[(itd+1)*px+ixd]+xd0*fan2[(itd+1)*px+ixd+1];
51:           td0 = td-itd;
52:           td1 = 1.-td0;
53:           par[i*px+j] = (float)(td1*fa0+td0*fa1);
54:        }
55:     }
56:     free(fan2);
57: }
58:
59: /*
60: plf（FANのPixel Length）とplp（PARALLELのPixel Length）の最適の関係
61:
62: plp = Ld*plf;
63:
64: */
```

[P1-18fanpara2.c]

```
1: /*   fanpara2.c   (Program 1-18)  */
2:
3: #include <stdlib.h>
4: #include <math.h>
5:
6: #define PI 3.14159265358979
7:
8: void fan_para2(float *par, float *fan, int px, int pa, double L0, double Ld, double plf,
       double plp, int rd)
9: // 直線状の検出器のファンデータからのファンパラ変換
10: // float    *par;   projection data of parallel beam
11: // float    *fan;   projection data of fan beam
12: // int      px;     number of bins
13: // int      pa;     number of projections
14: // double   L0;     X線源から回転中心までの距離 (cm)
15: // double   Ld;     X線源から検出器までの距離 (cm)
16: // double   plf;    ファンビーム投影データの動径方向のピクセル実長 (cm)
17: // double   plp;    パラレルビーム投影データの動径方向のピクセル実長 (cm)
18: // int      rd;     回転方向 (1:左回り[counter clockwise], -1:右回り[clockwise])
19: {
20:     int     i, j, ixd, itd;
21:     double  xp, xf, theta, tf, al;
22:     double  xd, xd0, xd1, td, td0, td1, fa0, fa1;
23:     float   *fan2;
24:
25:     fan2 = (float *)malloc((unsigned long)px*(pa+1)*sizeof(float));
26:
27:     for(i = 0 ; i < px*pa ; i++)
28:         fan2[i] = fan[i];
29:     for(i = 0 ; i < px ; i++)
30:         fan2[i+px*pa] = fan[i];
31:
32:     for(i = 0 ; i < pa ; i++) {
33:         theta = i*2*PI/pa;
34:         for(j = 0 ; j < px ; j++) {
35:             xp = (j-px/2)*plp;
36:             xf = Ld*xp/sqrt(L0*L0-xp*xp);
37:             al = atan2(xp, sqrt(L0*L0-xp*xp));
38:             tf = theta-rd*al;
39:             xd = xf/plf+px/2;
40:             ixd = (int)xd;
41:             if(ixd < 0 || ixd > px-2) {
42:                 par[i*px+j] = 0;
43:                 continue;
44:             }
45:             td = tf*pa/(2*PI);
46:             if(td < 0.)              td += pa;
47:             else if(td >= (double)pa) td -= pa;
48:             itd = (int)td;
49:             xd0 = xd-ixd;
50:             xd1 = 1.-xd0;
51:             fa0 = xd1*fan2[itd*px+ixd]+xd0*fan2[itd*px+ixd+1];
52:             fa1 = xd1*fan2[(itd+1)*px+ixd]+xd0*fan2[(itd+1)*px+ixd+1];
53:             td0 = td-itd;
54:             td1 = 1.-td0;
55:             par[i*px+j] = (float)(td1*fa0+td0*fa1);
56:         }
57:     }
58:     free(fan2);
59: }
60:
61: /*
62: plf (FANのPixel Length) とplp (PARALLELのPixel Length) の最適の関係
63:
64: plp = L0*plf/sqrt(Ld*Ld+plf*plf);
65: plp = L0*plf/Ld;
66:
67: */
```

プログラム【1-18】 直線状検出器のファンパラ変換 (1)

第1章 X線CTの投影データ —— 47

[P1-19fan_para_trans1.c]

```c
 1: /*  fan_para_trans1.c  (Program 1-19)  */
 2:
 3: /* --- プログラムの説明 ---
 4:    扇形に検出器が配置されたファンビーム投影データをパラレル投影データに変換するプログラム.
 5:    (ファンパラ変換)
 6:
 7: 入力:
 8:     1. ファンビーム投影データのファイル名
 9:     2. 出力されるパラレルビーム投影データのファイル名
10:     3. 投影データの動径方向の数 (検出器の数)
11:     4. 投影データの角度方向の数 (投影数)
12:     5. 線源から回転中心までの長さ (cm)
13:     6. ファンビームの動径方向のピクセル実長 (cm/pixel)
14:     7. パラレルビームの動径方向のピクセル実長 (cm/pixel)
15:     8. 投影の回転方向 (1: 左回り, -1: 右回り)
16:
17: 出力:
18:    ファンビーム投影データをファンパラ変換したパラレル投影データのファイル
19:
20: 必要なファイル:
21:    fanpara1.c  (P1-17:扇形の検出器のファンデータからファンパラ変換する関数のファイル)
22:
23: */
24:
25: #include <stdio.h>
26: #include <stdlib.h>
27: #include <string.h>
28:
29: #define  PN  9
30: #define  PI  3.14159265358979
31:
32: typedef struct {
33:     char   f1[50];  /* input file name */
34:     char   f2[50];  /* output file name */
35:     float  *fan;    /* fan data */
36:     float  *par;    /* parallel data */
37:     int    px;      /* number of matrix (x) */
38:     int    pa;      /* number of matrix (y) */
39:     double sd;      /* source detector length (cm) */
40:     double plf;     /* angle length (FAN) (degree) */
41:     double plp;     /* pixel length (PARA) (cm) */
42:     int    rd;      /* rotate direction (1: counter clockwise, -1: clockwise) */
43: } Param;
44:
45: char *menu[PN] = {
46:     "FAN-PARA Transform",
47:     "Input  file name <float> ",
48:     "Output file name <float> ",
49:     "Number of bins             ",
50:     "Number of projections      ",
51:     "Source detector length  (cm) ",
52:     "Pixel length -fan- (degree) ",
53:     "Pixel length -para- (cm)    ",
54:     "Rotate direction (1: counter clockwise, -1: clockwise) ",
55:     };
56:
57: void read_data(char *, float *, int);
58: void write_data(char *, float *, int);
59: void fan_para1(float *, float *, int, int, double, double, double, int);
60:
61: void usage(int argc, char **argv)
62: {
63:     int   i;
64:
65:     fprintf( stderr,"\nUSAGE:\n");
66:     fprintf( stderr,"\nNAME\n");
67:     fprintf( stderr,"\n  %s - %s\n", argv[0], menu[0]);
68:     fprintf( stderr,"\nSYNOPSIS\n");
69:     fprintf( stderr,"\n  %s [-h] parameters...\n", argv[0]);
70:     fprintf( stderr,"\nPARAMETERS\n");
71:     for(i = 1 ; i < PN ; i++)
72:         fprintf( stderr,"\n %3d. %s\n", i, menu[i]);
73:     fprintf( stderr,"\n");
74:     fprintf( stderr,"\nFLAGS\n");
75:     fprintf( stderr,"\n  -h  Print Usage (this comment).\n");
```

[P1-19fan_para_trans1.c]

プログラム【1-19】扇形検出器のファンパラ変換プログラム（2）

```
 76:     fprintf( stderr,"\n");
 77:     exit(1);
 78: }
 79:
 80: void getparameter(int argc, char **argv, Param *pm)
 81: {
 82:     int    i;
 83:     char   dat[256];
 84:
 85:     /* default parameter value */
 86:     sprintf( pm->f1, "n0_fan1.prj");
 87:     sprintf( pm->f2, "n1_para1.prj");
 88:     pm->px = 128;
 89:     pm->pa = 128;
 90:     pm->sd = 40.;
 91:     pm->plf = 0.4476;
 92:     pm->plp = pm->sd*pm->plf*PI/180;
 93:     pm->rd = 1;
 94:
 95:     i = 0;
 96:     if( argc == 1+i ) {
 97:         fprintf( stdout, "\n%s\n\n", menu[i++] );
 98:         fprintf( stdout, "  %s [%s] :", menu[i++], pm->f1 );
 99:         if(*gets(dat) != '\0')  strcpy(pm->f1, dat);
100:         fprintf( stdout, "  %s [%s] :", menu[i++], pm->f2 );
101:         if(*gets(dat) != '\0')  strcpy(pm->f2, dat);
102:         fprintf( stdout, "  %s [%i] :", menu[i++], pm->px );
103:         if(*gets(dat) != '\0')  pm->px = atoi(dat);
104:         fprintf( stdout, "  %s [%i] :", menu[i++], pm->pa );
105:         if(*gets(dat) != '\0')  pm->pa = atoi(dat);
106:         fprintf( stdout, "  %s [%f] :", menu[i++], pm->sd );
107:         if(*gets(dat) != '\0')  pm->sd = atof(dat);
108:         fprintf( stdout, "  %s [%f] :", menu[i++], pm->plf );
109:         if(*gets(dat) != '\0')  pm->plf = atof(dat);
110:         pm->plp = pm->sd*pm->plf*PI/180;
111:         fprintf( stdout, "  %s [%f] :", menu[i++], pm->plp );
112:         if(*gets(dat) != '\0')  pm->plp = atof(dat);
113:         fprintf( stdout, "  %s [%i] :", menu[i++], pm->rd );
114:         if(*gets(dat) != '\0')  pm->rd = atoi(dat);
115:     }
116:     else if ( argc == PN+i ) {
117:         fprintf( stderr, "\n%s [%s]\n", argv[i++], menu[0] );
118:         if((argc--) > 1) strcpy( pm->f1, argv[i++] );
119:         if((argc--) > 1) strcpy( pm->f2, argv[i++] );
120:         if((argc--) > 1) pm->px = atoi( argv[i++] );
121:         if((argc--) > 1) pm->pa = atoi( argv[i++] );
122:         if((argc--) > 1) pm->sd = atof( argv[i++] );
123:         if((argc--) > 1) pm->plf = atof( argv[i++] );
124:         if((argc--) > 1) pm->plp = atof( argv[i++] );
125:         if((argc--) > 1) pm->rd = atoi( argv[i++] );
126:     }
127:     else {
128:         usage(argc, argv);
129:     }
130: }
131:
132: main(int argc, char *argv[] )
133: {
134:     Param    *pm;
135:
136:     pm = (Param *)malloc(sizeof(Param));
137:     getparameter(argc, argv, pm);
138:
139:     pm->fan = (float *)malloc((unsigned long)pm->px*pm->pa*sizeof(float));
140:     pm->par = (float *)malloc((unsigned long)pm->px*pm->pa*sizeof(float));
141:
142:     printf(" *** Read Image data    ***\n");
143:     read_data(pm->f1, pm->fan, pm->px*pm->pa);
144:
145:     printf(" *** FAN-PARA Transform ***\n");
146:     fan_para1(pm->par, pm->fan, pm->px, pm->pa, pm->sd, pm->plf, pm->plp, pm->rd);
147:
148:     printf(" *** Write Image data   ***\n");
149:     write_data(pm->f2, pm->par, pm->px*pm->pa);
150:
```

[P1-19fan_para_trans1.c]

```
151:        free(pm->fan);
152:        free(pm->par);
153:        free(pm);
154: }
155:
156: void read_data(char *fi, float *prj, int size)
157: {
158:     FILE    *fp;
159:     /* open file and read data */
160:     if((fp = fopen(fi, "rb")) == NULL) {
161:         fprintf( stderr," Error : file open [%s].\n", fi);
162:         exit(1);
163:     }
164:     fread(prj, sizeof(float), size, fp);
165:     fclose(fp);
166: }
167:
168: void write_data(char *fi, float *prj, int size)
169: {
170:     FILE    *fp;
171:     /* open file and write data */
172:     if((fp = fopen(fi, "wb")) == NULL) {
173:         fprintf( stderr," Error : file open [%s].\n", fi);
174:         exit(1);
175:     }
176:     fwrite(prj, sizeof(float), size, fp);
177:     fclose(fp);
178: }
```

プログラム【1-19】 扇形検出器のファンパラ変換プログラム（3）

[P1-20fan_para_trans2.c]

```c
  1: /*   fan_para_trans2.c   (Program 1-20)   */
  2:
  3: /* --- プログラムの説明 ---
  4:    直線状に検出器が配置されたファンビーム投影データをパラレル投影データに変換する
  5: プログラム．（ファンパラ変換）
  6:
  7: 入力：
  8:    1. ファンビーム投影データのファイル名
  9:    2. 出力されるパラレルビーム投影データのファイル名
 10:    3. 投影データの動径方向の数（検出器の数）
 11:    4. 投影データの角度方向の数（投影数）
 12:    5. 線源から回転中心までの長さ（cm）
 13:    6. 線源から検出器までの長さ（cm）
 14:    7. ファンビームの動径方向のピクセル実長（cm/pixel）
 15:    8. パラレルビームの動径方向のピクセル実長（cm/pixel）
 16:    9. 投影の回転方向（1: 左回り，-1: 右回り）
 17:
 18: 出力：
 19:    ファンビーム投影データをファンパラ変換したパラレル投影データのファイル
 20:
 21: 必要なファイル：
 22:    fanpara2.c   (P1-18:直線状の検出器のファンデータからファンパラ変換する関数のファイル)
 23:
 24: */
 25:
 26: #include <stdio.h>
 27: #include <stdlib.h>
 28: #include <string.h>
 29:
 30: #define  PN  10
 31: #define  PI  3.14159265358979
 32:
 33: typedef struct {
 34:    char    f1[50];  /* input file name */
 35:    char    f2[50];  /* output file name */
 36:    float   *fan;    /* fan data */
 37:    float   *par;    /* parallel data */
 38:    int     px;      /* number of matrix (x) */
 39:    int     pa;      /* number of matrix (y) */
 40:    double  so;      /* source origin length (cm) */
 41:    double  sd;      /* source detector length (cm) */
 42:    double  plf;     /* angle length (FAN) (degree) */
 43:    double  plp;     /* pixel length (PARA) (cm) */
 44:    int     rd;      /* rotate direction (1: counter clockwise, -1: clockwise) */
 45: } Param;
 46:
 47: char *menu[PN] = {
 48:    "FAN-PARA Transform",
 49:    "Input  file name <float> ",
 50:    "Output file name <float> ",
 51:    "Number of bins           ",
 52:    "Number of projections    ",
 53:    "Source origin length   (cm)      ",
 54:    "Source detector length (cm)      ",
 55:    "Pixel length -fan-  (cm/pixel) ",
 56:    "Pixel length -para- (cm/pixel) ",
 57:    "Rotate direction (1: counter clockwise, -1: clockwise) ",
 58:    };
 59:
 60: void read_data(char *, float *, int);
 61: void write_data(char *, float *, int);
 62: void fan_para2(float *, float *, int, int, double, double, double, double, int);
 63:
 64: void usage(int argc, char **argv)
 65: {
 66:    int  i;
 67:
 68:    fprintf( stderr,"\nUSAGE:\n");
 69:    fprintf( stderr,"\nNAME\n");
 70:    fprintf( stderr,"\n  %s - %s\n", argv[0], menu[0]);
 71:    fprintf( stderr,"\nSYNOPSIS\n");
 72:    fprintf( stderr,"\n  %s [-h] parameters...\n", argv[0]);
 73:    fprintf( stderr,"\nPARAMETERS\n");
 74:    for(i = 1 ; i < PN ; i++)
 75:        fprintf( stderr,"\n %3d. %s\n", i, menu[i]);
```

[P1-20fan_para_trans2.c]

```
 76:        fprintf( stderr,"\n");
 77:        fprintf( stderr,"\nFLAGS\n");
 78:        fprintf( stderr,"\n  -h  Print Usage (this comment).\n");
 79:        fprintf( stderr,"\n");
 80:        exit(1);
 81: }
 82:
 83: void getparameter(int argc, char **argv, Param *pm)
 84: {
 85:     int    i;
 86:     char   dat[256];
 87:
 88:     /* default parameter value */
 89:     sprintf( pm->f1, "n0_fan2.prj");
 90:     sprintf( pm->f2, "n1_para2.prj");
 91:     pm->px = 128;
 92:     pm->pa = 128;
 93:     pm->so = 20.;
 94:     pm->sd = 40.;
 95:     pm->plf = 0.36;
 96:     pm->plp = 0.18;
 97:     pm->rd = 1;
 98:
 99:     i = 0;
100:     if( argc == 1+i ) {
101:         fprintf( stdout, "\n%s\n\n", menu[i++] );
102:         fprintf( stdout, "  %s [%s] :", menu[i++], pm->f1 );
103:         if(*gets(dat) != '\0')  strcpy(pm->f1, dat);
104:         fprintf( stdout, "  %s [%s] :", menu[i++], pm->f2 );
105:         if(*gets(dat) != '\0')  strcpy(pm->f2, dat);
106:         fprintf( stdout, "  %s [%i] :", menu[i++], pm->px );
107:         if(*gets(dat) != '\0')  pm->px = atoi(dat);
108:         fprintf( stdout, "  %s [%i] :", menu[i++], pm->pa );
109:         if(*gets(dat) != '\0')  pm->pa = atoi(dat);
110:         fprintf( stdout, "  %s [%f] :", menu[i++], pm->so );
111:         if(*gets(dat) != '\0')  pm->so = atof(dat);
112:         fprintf( stdout, "  %s [%f] :", menu[i++], pm->sd );
113:         if(*gets(dat) != '\0')  pm->sd = atof(dat);
114:         fprintf( stdout, "  %s [%f] :", menu[i++], pm->plf );
115:         if(*gets(dat) != '\0')  pm->plf = atof(dat);
116:         pm->plp = pm->so*pm->plf/pm->sd;
117:         fprintf( stdout, "  %s [%f] :", menu[i++], pm->plp );
118:         if(*gets(dat) != '\0')  pm->plp = atof(dat);
119:         fprintf( stdout, "  %s [%i] :", menu[i++], pm->rd );
120:         if(*gets(dat) != '\0')  pm->rd = atoi(dat);
121:     }
122:     else if ( argc == PN+i ) {
123:         fprintf( stderr, "\n%s [%s]\n", argv[i++], menu[0] );
124:         if((argc--) > 1) strcpy( pm->f1, argv[i++] );
125:         if((argc--) > 1) strcpy( pm->f2, argv[i++] );
126:         if((argc--) > 1) pm->px = atoi( argv[i++] );
127:         if((argc--) > 1) pm->pa = atoi( argv[i++] );
128:         if((argc--) > 1) pm->so = atof( argv[i++] );
129:         if((argc--) > 1) pm->sd = atof( argv[i++] );
130:         if((argc--) > 1) pm->plf = atof( argv[i++] );
131:         if((argc--) > 1) pm->plp = atof( argv[i++] );
132:         if((argc--) > 1) pm->rd = atoi( argv[i++] );
133:     }
134:     else {
135:         usage(argc, argv);
136:     }
137: }
138:
139: main(int argc, char *argv[] )
140: {
141:     Param   *pm;
142:
143:     pm = (Param *)malloc(sizeof(Param));
144:     getparameter(argc, argv, pm);
145:
146:     pm->fan = (float *)malloc((unsigned long)pm->px*pm->pa*sizeof(float));
147:     pm->par = (float *)malloc((unsigned long)pm->px*pm->pa*sizeof(float));
148:
149:     printf(" *** Read Image data    ***\n");
150:     read_data(pm->f1, pm->fan, pm->px*pm->pa);
```

[P1-20fan_para_trans2.c]

```
151:
152:     printf(" *** FAN-PARA Transform ***\n");
153:     fan_para2(pm->par, pm->fan, pm->px, pm->pa, pm->so, pm->sd, pm->plf, pm->plp, pm->rd);
154:
155:     printf(" *** Write Image data    ***\n");
156:     write_data(pm->f2, pm->par, pm->px*pm->pa);
157:
158:     free(pm->fan);
159:     free(pm->par);
160:     free(pm);
161: }
162:
163: void read_data(char *fi, float *prj, int size)
164: {
165:     FILE   *fp;
166:
167:     /* open file and read data */
168:     if((fp = fopen(fi, "rb")) == NULL) {
169:         fprintf( stderr," Error : file open [%s].\n", fi);
170:         exit(1);
171:     }
172:     fread(prj, sizeof(float), size, fp);
173:     fclose(fp);
174: }
175:
176: void write_data(char *fi, float *prj, int size)
177: {
178:     FILE   *fp;
179:
180:     /* open file and write data */
181:     if((fp = fopen(fi, "wb")) == NULL) {
182:         fprintf( stderr," Error : file open [%s].\n", fi);
183:         exit(1);
184:     }
185:     fwrite(prj, sizeof(float), size, fp);
186:     fclose(fp);
187: }
```

プログラム【1-20】 直線状検出器のファンパラ変換プログラム (3)

〈第2章〉
X線CTの画像再構成

〔第1節〕 2次元フーリエ変換法

　前節で示した投影データ$g(X, \theta)$の集合から，最も簡潔に被写体の線減弱係数の分布$f(x, y)$を求める解析的アルゴリズムを説明する．その前に，画像再構成問題の内容を数学的に明確にする．

　2次元の再構成問題として，実空間(x, y)に対応する周波数空間の角周波数の座標を(ξ, η)で表し，被写体の線減弱係数の分布$f(x, y)$の2次元フーリエ変換を$F(\xi, \eta)$とすると，その定義式より，

$$F(\xi,\eta) = \int_{-\infty}^{\infty} \int_{-\infty}^{\infty} f(x,y) e^{-i(\xi x + \eta y)} dx\, dy \tag{2-1}$$

と表される．直交座標系で表されている(ξ, η)を極座標系(ω, θ)に変換すると，

$$\begin{pmatrix} \xi = \omega\cos\theta \\ \eta = \omega\sin\theta \end{pmatrix} \tag{2-2}$$

となる．ωは角周波数である．この(2-2)式を(2-1)式に代入すると，

$$F(\omega\cos\theta, \omega\sin\theta) = \int_{-\infty}^{\infty} \int_{-\infty}^{\infty} f(x,y) e^{-i\omega(x\cos\theta + y\sin\theta)} dx\, dy \tag{2-3}$$

となる．ここで，

$$X = x\cos\theta + y\sin\theta \tag{2-4}$$

と，積分を$dxdy = dXdY$と表せることより，

$$\begin{aligned} F(\omega\cos\theta, \omega\sin\theta) &= \int_{-\infty}^{\infty} \int_{-\infty}^{\infty} f(x,y) e^{-i\omega X} dX\, dY \\ &= \int_{-\infty}^{\infty} [\int_{-\infty}^{\infty} f(x,y) dY] e^{-i\omega X} dX \\ &= \int_{-\infty}^{\infty} g(X,\theta) e^{-i\omega X} dX \end{aligned} \tag{2-5}$$

と書くことができる．(2-5)式を見てわかるように，角度θの方向にとられた投影データ$g(X, \theta)$を変数Xについて1次元フーリエ変換すれば，求めたい線減弱係数の分布$f(x, y)$の2次元フーリエ変換の極座標表示における角度θ方向成分が得られる．よって投影データ$g(X, \theta)$を$0 \leq \theta < \pi$に対して得ることにより，$f(x, y)$のフーリエ変換$F(\xi, \eta)$は完全に定まることになる．

　したがって，被写体の線減弱係数の分布$f(x, y)$は，$F(\xi, \eta)$を2次元フーリエ逆変換して，

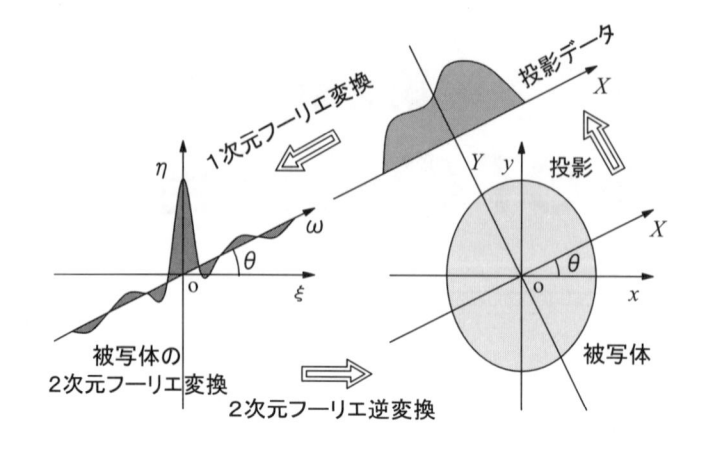

図2-1 X線CTにおける解析解（投影切断面定理）
投影データの1次元フーリエ変換は，被写体の2次元フーリエ変換
における原点を通る同じ角度の1次元データと一致する．

$$f(x,y) = \frac{1}{(2\pi)^2} \int_{-\infty}^{\infty} \int_{-\infty}^{\infty} F(\xi,\eta) e^{i(\xi x+\eta y)} d\xi d\eta \tag{2-6}$$

により求められる．以上の関係を**図2-1**に示す．このアルゴリズムを直接実行する方法は2次元フーリエ変換法と呼ばれる．

　この方法では，具体的な計算は1次元および2次元のフーリエ変換に関するもののみであり，いずれもよく知られたFFT（高速フーリエ変換）を利用して，きわめて迅速に実行される．しかしながら，具体的な計算機によるディジタル計算を考えると，(2-5) 式の $F(\omega\sin\theta, \omega\cos\theta)$ を表す極座標表現による格子点 (ω_i, θ_j) と (2-6) 式の $F(\xi, \eta)$ を表す直交座標表現による格子点 (ξ_m, η_n) の位置は一般には異なるため，適当な内挿計算が必要となる．この際，計算精度が十分に得られなければ，誤差に基づくアーチファクト（偽像）が発生する．

　この2次元フーリエ変換法で用いるFFTのプログラムをプログラム2-1に示す．そのFFTのプログラムを利用して2次元フーリエ変換法で再構成するプログラムを，プログラム2-2に示す．プログラム2-2を用いて，**図1-12**に示すSheppファントムの投影データから再構成した画像を**図2-2**に示す．

〔第2節〕 フィルタ補正逆投影法

　このフィルタ補正逆投影法（filtered back-projection法：FBP法）は，前節で述べた2次元フーリエ変換法と数学的には等価で，厳密な解を与える解析的な方法である．ここでは，内挿計算による誤差を避けるために，(2-6) 式を直交座標表現ではなく，極座標表現で行う．(2-2) 式を用いて (2-6) 式を動径方向 ω，角度方向 θ の極座標系で表すと，積分は $d\xi d\eta = \omega d\omega d\theta$ となるので，

$$f(x,y) = \frac{1}{(2\pi)^2} \int_0^{2\pi} \int_0^{\infty} F(\omega\cos\theta, \omega\sin\theta) e^{i\omega(x\cos\theta+y\sin\theta)} \omega d\omega d\theta \tag{2-7}$$

となる．ω の積を $|\omega|$ とすることにより，ω の範囲をマイナス領域に拡張することができる．すると，

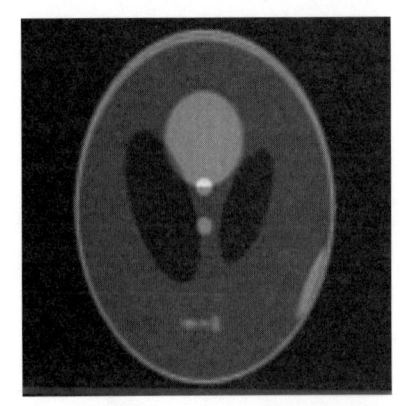

図2-2 2次元フーリエ変換法で再構成した
Sheppファントムの画像

(2-7) 式は,

$$f(x,y) = \frac{1}{2(2\pi)^2} \int_0^{2\pi} [\int_{-\infty}^{\infty} F(\omega\cos\theta, \omega\sin\theta) e^{i\omega X} |\omega| d\omega] d\theta \tag{2-8}$$

と書き表すことができる．ここで，$X = x\cos\theta + y\sin\theta$ を利用している．(2-8) 式の [ ] 内の積分を $q(X, \theta)$ として，

$$\begin{aligned} q(X,\theta) &= \frac{1}{2\pi} \int_{-\infty}^{\infty} F(\omega\cos\theta, \omega\sin\theta) e^{i\omega X} |\omega| d\omega \\ &= \frac{1}{2\pi} \int_{-\infty}^{\infty} [\int_{-\infty}^{\infty} g(X,\theta) e^{-i\omega X} dX] |\omega| e^{i\omega X} d\omega \end{aligned} \tag{2-9}$$

と考えると，この式は，角度 θ 方向の投影データ $g(X, \theta)$ の X に対する1次元フーリエ変換 $F(\omega\cos\theta, \omega\sin\theta)$ に対して，周波数 ω の領域で $|\omega|$ によって表されるフィルタ関数を作用させてフーリエ逆変換することを意味している．これがFBPの「F (filtered：フィルタ補正)」の部分に相当する．この $q(X, \theta)$ を用いて残りの式を表すと，

$$\begin{aligned} f(x,y) &= \frac{1}{4\pi} \int_0^{2\pi} q(X,\theta) d\theta \\ &= \frac{1}{4\pi} \int_0^{2\pi} q(x\cos\theta + y\sin\theta, \theta) d\theta \end{aligned} \tag{2-10}$$

となる．これがFBPの「BP (back-projection：逆投影)」の部分に相当する．

この方法では，**図2-3**に示すように，角度 θ 方向の投影データ $g(X, \theta)$ に対して (2-9) 式で示したフィルタリングの操作で修正した新しい投影データ $q(X, \theta)$ をつくった後，これを逆投影して $f(x, y)$ を求めることになる．このため，この方法をフィルタ補正逆投影法と呼んでいる．ここで逆投影とは，空白の画面上に投影データを投影の方向へ逆に戻し，これを各方向の投影データについて重ね合わせて画像を得る方法のことである．

このようなフィルタ補正逆投影法は，現在のCTで最も一般的に用いられている再構成法である．投影データに対するフィルタリング（1次元）は，一般のデータ処理の手法としてすでに常識になってい

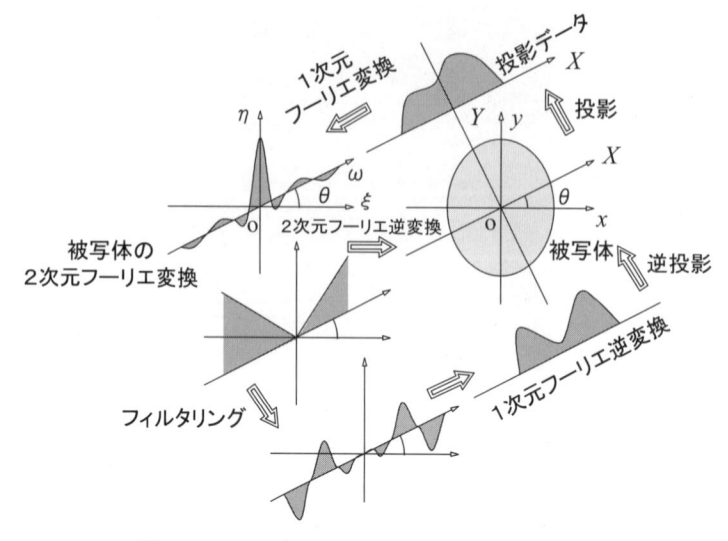

図2-3 FBP (filtered back-projection) 法

投影データの1次元フーリエ変換に対して，$|\omega|$のフィルタを掛け合わせ，それを1次元フーリエ逆変換する．そのデータを逆投影という操作によって実空間に戻す．この操作をすべての角度の投影データで行うと，被写体分布が求まる．

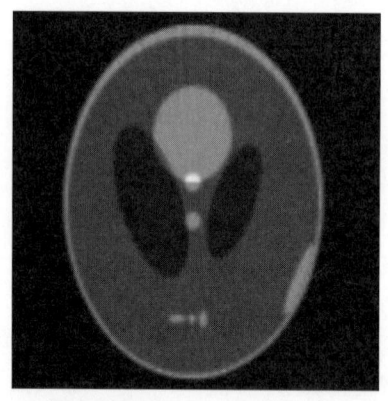

図2-4 FBP法で再構成したSheppファントムの画像

るように，FFTを利用して周波数空間で行うのが非常に迅速に処理できて有利である．このため，周波数空間でフィルタリングを行うフィルタ補正逆投影法が，医学診断用CTの商用機で最も普通に用いられている．

このFBP法で用いるFFTのプログラムと逆投影のプログラムとFBP法の関数のプログラムをそれぞれプログラム2-1とプログラム2-3とプログラム2-4に示す．これらのプログラムを用いてFBP法を実行するプログラムをプログラム2-5に示す．このプログラム2-5を用いて，**図1-12**に示すSheppファントムの投影データから再構成した画像を**図2-4**に示す．

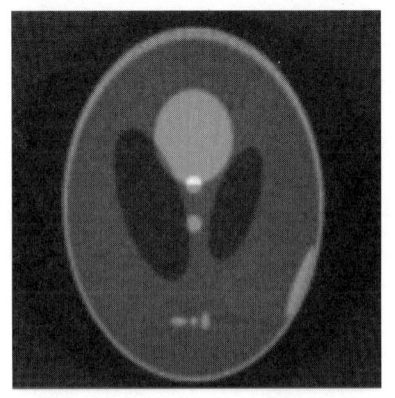

図2-5 重畳積分法で再構成した
Sheppファントムの画像

〔第3節〕 重畳積分法

フーリエ変換に関するよく知られた定理によれば，周波数空間でフィルタ関数$H(\omega)$を掛け算することは，実空間において，この関数の逆変換

$$h(X) = \frac{1}{2\pi} \int_{-\infty}^{\infty} H(\omega) e^{i\omega X} d\omega \tag{2-11}$$

を重畳積分（convolution integral）することと等価である．したがって，(2-9)式の計算を，変数Xの領域で重畳積分により実行することもできる．具体的には，$|\omega|$と一致する関数を$\Phi(\omega)$とし，フーリエ逆変換した関数を$\phi(X)$とすれば，(2-9)式の計算は

$$q(X,\theta) = \int_{-\infty}^{\infty} g(X',\theta) \phi(X-X') dX' \tag{2-12}$$

のように表すこともできる．このような投影データに対し，実空間で重畳積分によってフィルタリングを実行するようなフィルタ補正逆投影法を，特に重畳積分法，あるいはコンボリューション法と呼んで，他の場合と区別する習慣がある．

CT開発の初期の段階では，計算機の機能上の制約に加えて，物理的イメージのとらえやすさなどが関係し，重畳積分法によるフィルタ補正逆投影法がさかんに用いられていた時期もあった．

実際の再構成計算では，フィルタ関数は，周波数の増大とともに発散するので，そのまま用いることはできず，適当に周波数の高い領域を減弱させる必要がある．CTの発展の歴史と関係して，これらのフィルタ関数にRamachandran，あるいはShepp and Loganなどと研究者の名前がつけられている．しかし，このフィルタ関数の形の違いは，あまり本質的なものではなく，ノイズを除去するための平滑化をどのようにするかのおおよその傾向を与えさえすればよい．このため，通常は$|\omega|$の再構成用のフィルタと，ノイズの周波数分布を考慮して，周波数0の位置より，ナイキスト周波数に至る領域の適当な割合まで1の値をとり，それより高周波数の領域を周波数の増大とともに，緩やかに減弱する平滑化フィルタを掛け算したフィルタを，投影データに作用させることが行われている．

FFTのプログラムと逆投影のプログラムであるプログラム2-1とプログラム2-3を用いた重畳積分法のプログラムをプログラム2-6に示す．このプログラム2-6を用いて，**図1-12**に示すSheppファントムの投影データから再構成した画像を**図2-5**に示す．

[P2-01fft.c]

プログラム【2-1】フーリエ変換（1）

```c
1: /*  fft.c  (Program 2-1)  */
2:
3: /* --- プログラムの説明 ---
4:    1次元フーリエ変換用の関数
5: このプログラムを使うときは5つの配列を用意しておく
6: xr[nx]    : 1次元フーリエ変換用の実部データ
7: xi[nx]    : 1次元フーリエ変換用の虚部データ
8: si[nx/2]  : フーリエ変換で使うサインデータ
9: co[nx/2]  : フーリエ変換で使うコサインデータ
10: brv[nx]  : フーリエ変換で使うバタフライ演算データ
11:
12: nx        : 1次元フーリエ変換のデータ数（2のベキ乗）
13:
14: 関数:
15: void FFTInit(int nx, float *si, float *co, unsigned short *brv)
16:    フーリエ変換に必要なサインとコサインとバタフライ演算データを作成する関数
17:    FFT関数を使う前に1度使用して必要なデータを作成する
18:
19: void FFT(int ir, int nx, float *xr, float *xi, float *si, float *co, unsigned short *brv)
20:    1次元フーリエ変換を実行する関数
21:
22: void FFT_2D(int ir, float *img, float *imi, int nx, int ny)
23:    2次元フーリエ変換を実行する関数
24: */
25:
26: #include  <stdlib.h>
27: #include  <math.h>
28: #define   PI  3.14159265358979
29:
30: void bitrev(int nx, float *xr, float *xi, unsigned short *brv)
31: // バタフライ演算の入れ替え
32: // int    nx;    データ数
33: // float  *xr;   実部のデータ   xr[nx]
34: // float  *xi;   虚部のデータ   xi[nx]
35: // unsigned short *brv;  交換用のデータ   brv[nx]
36: {
37:     int    i, j;
38:     float  a, b;
39:     for(i = 0; i < nx; i++){
40:         j = brv[i];
41:         if(i < j){
42:             a = xr[i];
43:             b = xi[i];
44:             xr[i] = xr[j];
45:             xi[i] = xi[j];
46:             xr[j] = a;
47:             xi[j] = b;
48:         }
49:     }
50: }
51:
52:
53: void FFT(int ir, int nx, float *xr, float *xi, float *si, float *co, unsigned short *brv)
54: // 1次元フーリエ変換
55: // int    ir;    順変換(1)と逆変換(-1)
56: // int    nx;    1次元FFTのデータ数
57: // float  *xr;   実部のデータ          xr[nx]
58: // float  *xi;   虚部のデータ          xi[nx]
59: // float  *si;   FFT用のサインデータ   si[nx/2]
60: // float  *co;   FFT用のコサインデータ co[nx/2]
61: // unsigned short *brv;  FFT用の入れ替えデータ brv[nx]
62: {
63:     int    i, j, n1, n2=nx, j3, j4, k, l, ll, d=1, g;
64:     float  a, b, c, s;
65:
66:     for(l = 1; l <= nx/2; l *= 2, d += d) {
67:         g  = 0;
68:         ll = n2;
69:         n2 /= 2;
70:         for(k = 1; k <= n2; k++) {
71:             n1 = k-ll;
72:             c  = co[g];
73:             s  = -ir*si[g];
74:             g += d;
75:             for(j = ll; j <= nx; j += ll) {
```

[P2-01fft.c]

```
 76:                j3 = j+n1-1;
 77:                j4 = j3+n2;
 78:                a  = xr[j3]-xr[j4];
 79:                b  = xi[j3]-xi[j4];
 80:                xr[j3] += xr[j4]; xi[j3] += xi[j4];
 81:                xr[j4] = c*a+s*b; xi[j4] =  c*b-s*a;
 82:            }
 83:        }
 84:    }
 85:
 86:    bitrev(nx, xr, xi, brv);
 87:    if(ir == -1)
 88:        for(i = 0; i < nx; i++) {
 89:            xr[i] /= nx;
 90:            xi[i] /= nx;
 91:        }
 92: }
 93:
 94: int br(int nx, unsigned nn)
 95: // 交換データ作成用関数
 96: // int      nx;   データ数
 97: // unsigned nn;   交換前のデータ番号
 98: {
 99:    unsigned     r,c;
100:    r=0;
101:    for(c = 1; c <= (unsigned)nx/2; c <<= 1) {
102:        r <<= 1;
103:        if((nn&c) != 0)
104:            r++;
105:    }
106:    return(r);
107: }
108:
109: void FFTInit(int nx, float *si, float *co, unsigned short *brv)
110: // FFT用のデータ作成用の関数
111: // int      nx;   FFTのデータ数
112: // float   *si;   サインデータ用配列   si[nx/2]
113: // float   *co;   コサインデータ用配列 co[nx/2]
114: // unsigned short *brv;  交換データ用配列 brv[nx]
115: {
116:    double  d=2.0*PI/nx;
117:    int     i;
118:    int     br(int, unsigned);
119:    for(i = 0; i < nx/4; i++) {
120:        si[i] = (float)sin(d*i);
121:        co[i+nx/4] = -si[i];
122:    }
123:    for(i = nx/4; i < nx/2; i++) {
124:        si[i] = (float)sin(d*i);
125:        co[i-nx/4] = si[i];
126:    }
127:    for(i = 0; i < nx; i++)
128:        brv[i] = br(nx, (unsigned)i);
129: }
130:
131: void fswap(float *s1, float *s2)
132: // 2つの変数値のスワップ(交換)
133: // float   *s1;   交換用のデータ1
134: // float   *s2;   交換用のデータ2
135: {
136:    float ss;
137:    ss = *s1;
138:    *s1 = *s2;
139:    *s2 = ss;
140: }
141:
142: void fswap_1D(float *xr, int nx)
143: // 1次元FFT用のデータの入れ替え
144: // float   *xr;   FFT交換用の1次元データ xr[nx]
145: // float    nx;   交換用のデータ数
146: {
147:    int i;
148:
149:    for(i = 0 ; i < nx/2 ; i++)
150:        fswap(xr+i, xr+i+nx/2);
```

[P2-01fft.c]

```
151: }
152:
153: void fswap_2D(float *img, int nx, int ny)
154: // 2次元FFT用データの入れ替え
155: // float  *img;   FFT交換用の2次元データ img[nx*ny]
156: // int     nx;    x方向のデータ数
157: // int     ny;    y方向のデータ数
158: {
159:     int  i, j;
160:
161:     for(i = 0 ; i < ny ; i++) {
162:         for(j = 0 ; j < nx/2 ; j++) {
163:             fswap(&img[i*nx+j], &img[i*nx+j+nx/2]);
164:         }
165:     }
166:     for(i = 0 ; i < nx ; i++) {
167:         for(j = 0 ; j < ny/2 ; j++) {
168:             fswap(&img[j*nx+i], &img[(j+ny/2)*nx+i]);
169:         }
170:     }
171: }
172:
173: void FFT_2D(int ir, float *img, float *imi, int nx, int ny)
174: // 2次元フーリエ変換
175: // int    ir;     順変換(1)と逆変換(-1)
176: // float  *img;   2次元FFTの実部のデータ img[nx*ny]
177: // float  *imi;   2次元FFTの虚部のデータ imi[nx*ny]
178: // int    nx;     x方向のデータ数
179: // int    ny;     y方向のデータ数
180: {
181:     int     i, j;
182:     float   *xr, *xi, *si, *co;
183:     unsigned short *br;
184:
185:     fswap_2D(img, nx, ny);
186:     fswap_2D(imi, nx, ny);
187:
188:     xr = (float *)malloc((unsigned long)nx*sizeof(float));
189:     xi = (float *)malloc((unsigned long)nx*sizeof(float));
190:     si = (float *)malloc((unsigned long)nx/2*sizeof(float));
191:     co = (float *)malloc((unsigned long)nx/2*sizeof(float));
192:     br = (unsigned short *)malloc((unsigned long)nx*sizeof(unsigned short));
193:     FFTInit(nx, si, co, br);
194:     for(i = 0 ; i < ny ; i++) {
195:         for(j = 0 ; j < nx ; j++){
196:             xr[j] = img[i*nx+j];
197:             xi[j] = imi[i*nx+j];
198:         }
199:         FFT(ir, nx, xr, xi, si, co, br);
200:         for(j = 0 ; j < nx ; j++){
201:             img[i*nx+j] = xr[j];
202:             imi[i*nx+j] = xi[j];
203:         }
204:     }
205:     free(xr);
206:     free(xi);
207:     free(si);
208:     free(co);
209:     free(br);
210:
211:     xr = (float *)malloc((unsigned long)ny*sizeof(float));
212:     xi = (float *)malloc((unsigned long)ny*sizeof(float));
213:     si = (float *)malloc((unsigned long)ny/2*sizeof(float));
214:     co = (float *)malloc((unsigned long)ny/2*sizeof(float));
215:     br = (unsigned short *)malloc((unsigned long)ny*sizeof(unsigned short));
216:     FFTInit(ny, si, co, br);
217:     for(i = 0 ; i < nx ; i++) {
218:         for(j = 0 ; j < ny ; j++){
219:             xr[j] = img[j*nx+i];
220:             xi[j] = imi[j*nx+i];
221:         }
222:         FFT(ir, ny, xr, xi, si, co, br);
223:         for(j = 0 ; j < ny ; j++){
224:             img[j*nx+i] = xr[j];
225:             imi[j*nx+i] = xi[j];
```

プログラム【2-1】フーリエ変換（3）

[P2-01fft.c]

```
226:        }
227:      }
228:      free(xr);
229:      free(xi);
230:      free(si);
231:      free(co);
232:      free(br);
233:
234:      fswap_2D(img, nx, ny);
235:      fswap_2D(imi, nx, ny);
236: }
237:
238: void zero_padding(float *prz, int zx, int za, float *prj, int px, int pa)
239: // プロジェクションの動径方向にゼロを付加する
240: // float   *prz;    ゼロ付加後の投影データ     prz[zx*za]
241: // int      zx;     投影データの動径方向の数
242: // int      za;     投影データの角度方向の数
243: // float   *prj;    ゼロ付加前の投影データ     prj[px*pa]
244: // int      px;     投影データの動径方向の数
245: // int      pa;     投影データの角度方向の数
246: // (zx == 4*px)
247: // (za == pa)
248: {
249:      int i, j;
250:      for(i = 0 ; i < zx*za ; i++)
251:          prz[i] = 0;
252:
253:      for(i = 0 ; i < pa ; i++) {
254:          for(j = 0 ; j < px ; j++) {
255:              prz[i*zx+zx/2+j-px/2] = prj[i*px+j];
256:          }
257:      }
258: }
```

プログラム【2-1】フーリエ変換（4）

プログラム【2-2】 2次元フーリエ変換法（1）

[P2-02fourier.c]

```
 1: /* fourier.c (Program 2-2) */
 2:
 3: /* --- プログラムの説明 ---
 4:    2次元フーリエ変換法でX線CTの画像再構成をするプログラム.
 5:
 6:    入力：
 7:      1. X線CTの投影データのファイル名
 8:      2. 投影データの動径方向の数（検出器の数）
 9:      3. 投影データの角度方向の数（投影数）
10:      4. 再構成された画像のファイル名
11:      5. 再構成画像の幅（ピクセル）
12:      6. 再構成画像の高さ（ピクセル）
13:
14:    出力：
15:      再構成した画像のファイル
16:
17:    必要なファイル：
18:      fft.c  (P2-01:フーリエ変換する関数のファイル)
19:
20: */
21:
22: #include <stdio.h>
23: #include <stdlib.h>
24: #include <string.h>
25: #include <math.h>
26:
27: #define  PN  7
28: #define  PI  3.14159265358979
29:
30: typedef struct { // 入力変数
31:     char   f1[50];  /* input file name */
32:     float  *prj;    /* projection data */
33:     float  *prr;    /* zero padded projection data (real) */
34:     float  *pri;    /* zero padded projection data (imaginary) */
35:     int    px;      /* number of bins (X) */
36:     int    pa;      /* number of projections (Thita) */
37:     int    zx;      /* zero-padding px*4 */
38:     char   f2[50];  /* output file name */
39:     float  *img;    /* reconstructed image data (real) */
40:     float  *imi;    /* reconstructed image data (imaginary) */
41:     int    nx;      /* number of matrix (x) */
42:     int    ny;      /* number of matrix (y) */
43: } Param;
44:
45: char *menu[PN] = { // 入力の際のコメント（入力変数とリンク）
46:     "Fourier Method reconstruction program",
47:     "Input   file name <float> ",
48:     "   Number of bins           ",
49:     "   Number of projections    ",
50:     "Output file name <float> ",
51:     "   Number of matrix   (x)   ",
52:     "   Number of matrix   (y)   ",
53:     };
54:
55: void read_data(char *, float *, int);
56: void write_data(char *, float *, int);
57: void zero_padding(float *, int, int, float *, int, int);
58: void Polar_Rect(float *, int, int, float *, int, int);
59: void FFT_Ramp(float *, float *, int, int);
60: void FFTInit(int, float *, float *, unsigned short *);
61: void FFT(int, int, float *, float *, float *, float *, unsigned short *);
62: void FFT_2D(int, float *, float *, int, int);
63:
64: void usage(int argc, char **argv)
65: {
66:     int   i;
67:
68:     fprintf( stderr,"\nUSAGE:\n");
69:     fprintf( stderr,"\nNAME\n");
70:     fprintf( stderr,"\n   %s - %s\n", argv[0], menu[0]);
71:     fprintf( stderr,"\nSYNOPSIS\n");
72:     fprintf( stderr,"\n   %s [-h] parameters...\n", argv[0]);
73:     fprintf( stderr,"\nPARAMETERS\n");
74:     for(i = 1 ; i < PN ; i++)
75:         fprintf( stderr,"\n %3d. %s\n", i, menu[i]);
```

[P2-02fourier.c]

```
 76:     fprintf( stderr,"\n");
 77:     fprintf( stderr,"\nFLAGS\n");
 78:     fprintf( stderr,"\n  -h  Print Usage (this comment).\n");
 79:     fprintf( stderr,"\n");
 80:     exit(1);
 81: }
 82:
 83: void getparameter(int argc, char **argv, Param *pm)
 84: {
 85:     int    i;
 86:     char   dat[256];
 87:
 88:     /* default parameter value */
 89:     sprintf( pm->f1, "n0.prj");
 90:     pm->px = 128;
 91:     pm->pa = 128;
 92:     pm->zx = 512;
 93:     sprintf( pm->f2, "n0.img");
 94:     pm->nx = 128;
 95:     pm->ny = 128;
 96:
 97:     i = 0;
 98:     if( argc == 1+i ) {
 99:        fprintf( stdout, "\n%s\n\n", menu[i++] );
100:        fprintf( stdout, "  %s [%s] :", menu[i++], pm->f1 );
101:        if(*gets(dat) != '\0')   strcpy(pm->f1, dat);
102:        fprintf( stdout, "  %s [%d] :", menu[i++], pm->px );
103:        if(*gets(dat) != '\0')   pm->px = atoi(dat);
104:        fprintf( stdout, "  %s [%d] :", menu[i++], pm->pa );
105:        if(*gets(dat) != '\0')   pm->pa = atoi(dat);
106:        fprintf( stdout, "  %s [%s] :", menu[i++], pm->f2 );
107:        if(*gets(dat) != '\0')   strcpy(pm->f2, dat);
108:        fprintf( stdout, "  %s [%d] :", menu[i++], pm->nx );
109:        if(*gets(dat) != '\0')   pm->nx = atoi(dat);
110:        fprintf( stdout, "  %s [%d] :", menu[i++], pm->ny );
111:        if(*gets(dat) != '\0')   pm->ny = atoi(dat);
112:     }
113:     else if ( argc == PN+i ) {
114:        fprintf( stderr, "\n%s [%s]\n", argv[i++], menu[0] );
115:        if((argc--) > 1) strcpy( pm->f1, argv[i++] );
116:        if((argc--) > 1) pm->px = atoi( argv[i++] );
117:        if((argc--) > 1) pm->pa = atoi( argv[i++] );
118:        if((argc--) > 1) strcpy( pm->f2, argv[i++] );
119:        if((argc--) > 1) pm->nx = atoi( argv[i++] );
120:        if((argc--) > 1) pm->ny = atoi( argv[i++] );
121:     }
122:     else {
123:        usage(argc, argv);
124:     }
125:     pm->zx = pm->px*4;
126: }
127:
128: main(int argc, char *argv[] )
129: {
130:     int    i;
131:     Param  *pm;
132:
133:     pm = (Param *)malloc(sizeof(Param));
134:     getparameter(argc, argv, pm);
135:
136:     pm->prj = (float *)malloc((unsigned long)pm->px*pm->pa*sizeof(float));
137:     pm->prr = (float *)malloc((unsigned long)pm->zx*pm->pa*sizeof(float));
138:     pm->pri = (float *)malloc((unsigned long)pm->zx*pm->pa*sizeof(float));
139:     pm->img = (float *)malloc((unsigned long)pm->nx*pm->ny*sizeof(float));
140:     pm->imi = (float *)malloc((unsigned long)pm->nx*pm->ny*sizeof(float));
141:
142:     printf(" *** Read Image data    ***\n");
143:     read_data(pm->f1, pm->prj, pm->px*pm->pa);
144:
145:     printf(" *** Zero-Padding (x4) ***\n");
146:     zero_padding(pm->prr, pm->zx, pm->pa, pm->prj, pm->px, pm->pa);
147:     for(i = 0 ; i < pm->zx*pm->pa ; i++)
148:        pm->pri[i] = 0;
149:
150:     printf(" *** FFT (Ramp direction) ***\n");
```

プログラム【2-2】 2次元フーリエ変換法（2）

[P2-02fourier.c]

プログラム【2-2】 2次元フーリエ変換法 (3)

```
151:        FFT_Ramp(pm->prr, pm->pri, pm->zx, pm->pa);
152:
153:        printf(" *** Polar -> Rectangular ***\n");
154:        Polar_Rect(pm->img, pm->nx, pm->ny, pm->prr, pm->zx, pm->pa);
155:        Polar_Rect(pm->imi, pm->nx, pm->ny, pm->pri, pm->zx, pm->pa);
156:
157:        printf(" *** 2D-IFT ***\n");
158:        FFT_2D(-1, pm->img, pm->imi, pm->nx, pm->ny);
159:
160:        printf(" *** Write Image data  ***\n");
161:        write_data(pm->f2, pm->img, pm->nx*pm->ny);
162:
163:        free(pm->prj);
164:        free(pm->prr);
165:        free(pm->pri);
166:        free(pm->img);
167:        free(pm->imi);
168:        free(pm);
169:    }
170:
171:    void read_data(char *fi, float *prj, int size)
172:    {
173:        FILE    *fp;
174:
175:        /* open file and read data */
176:        if((fp = fopen(fi, "rb")) == NULL) {
177:           fprintf( stderr," Error : file open [%s].\n", fi);
178:           exit(1);
179:        }
180:        fread(prj, sizeof(float), size, fp);
181:        fclose(fp);
182:    }
183:
184:    void write_data(char *fi, float *prj, int size)
185:    {
186:        FILE    *fp;
187:
188:        /* open file and write data */
189:        if((fp = fopen(fi, "wb")) == NULL) {
190:           fprintf( stderr," Error : file open [%s].\n", fi);
191:           exit(1);
192:        }
193:        fwrite(prj, sizeof(float), size, fp);
194:        fclose(fp);
195:    }
196:
197:    void FFT_Ramp(float *prr, float *pri, int zx, int za)
198:    // 動径方向にフーリエ変換する
199:    // float   *prr;     投影データの実部  prr[zx*za]
200:    // float   *pri;     投影データの虚部  pri[zx*za]
201:    // int     zx;       投影データの動径方向の数
202:    // int     za;       投影データの角度方向の数
203:    {
204:        float *xr, *xi, *si, *co;
205:        unsigned short *br;
206:        int i, j;
207:        void fswap_1D(float *, int);
208:
209:        xr = (float *)malloc((unsigned long)zx*sizeof(float));
210:        xi = (float *)malloc((unsigned long)zx*sizeof(float));
211:        si = (float *)malloc((unsigned long)zx*sizeof(float)/2);
212:        co = (float *)malloc((unsigned long)zx*sizeof(float)/2);
213:        br = (unsigned short *)malloc((unsigned long)zx*sizeof(unsigned short));
214:        FFTInit(zx, si, co, br);
215:        for(i = 0 ; i < za ; i++) {
216:           for(j = 0 ; j < zx ; j++) {
217:              xr[j] = prr[i*zx+j];
218:              xi[j] = 0;
219:           }
220:           fswap_1D(xr, zx);                    // FFT用のデータの入れ替え
221:           FFT(1, zx, xr, xi, si, co, br);      // 1次元フーリエ変換
222:           fswap_1D(xr, zx);                    // FFT用のデータの入れ替え
223:           fswap_1D(xi, zx);                    // FFT用のデータの入れ替え
224:           for(j = 0 ; j < zx ; j++) {
225:              prr[i*zx+j] = xr[j];
```

[P2-02fourier.c]

プログラム【2-2】 2次元フーリエ変換法 (4)

```
226:            pri[i*zx+j] = xi[j];
227:        }
228:    }
229:    free(xr);
230:    free(xi);
231:    free(si);
232:    free(co);
233:    free(br);
234: }
235:
236: void Polar_Rect(float *img, int nx, int ny, float *prr, int zx, int pa)
237: // 極座標から直交座標に変換する
238: // float  *img;     直交座標の画像データ    img[nx*ny]
239: // int    nx;       x方向の数
240: // int    ny;       y方向の数
241: // float  *prr;     極座標の画像データ      prr[zx*pa]
242: // int    zx;       動径方向の数
243: // int    pa;       角度方向の数(360度)
244: {
245:    int     i, j, xi, ti, ti1;
246:    double  x, y, xx, th, dx0, dx1, dt0, dt1;
247:
248:    for(i = 0 ; i < ny; i++) {
249:        y = (ny/2-i)*zx/(double)ny;
250:        for(j = 0 ; j < nx ; j++) {
251:            x = (j-nx/2)*zx/(double)nx;
252:            xx = sqrt(x*x+y*y)+zx/2;
253:            xi = (int)xx;
254:            if(xi < 0 || xi >= zx-1) {
255:                img[i*nx+j] = 0;
256:                continue;
257:            }
258:            dx0 = xx-xi;
259:            dx1 = 1-dx0;
260:            th = atan2(y, x)*pa/(2*PI);
261:            if(th < 0.)   th += pa;
262:            ti = (int)th;
263:            dt0 = th-ti;
264:            dt1 = 1-dt0;
265:            ti1 = ti == pa-1 ? 0 : ti+1;
266:            img[i*nx+j] = (float)(dt0*dx0*prr[(ti1)*zx+xi+1]
267:                                 +dt0*dx1*prr[(ti1)*zx+xi  ]
268:                                 +dt1*dx0*prr[(ti )*zx+xi+1]
269:                                 +dt1*dx1*prr[(ti )*zx+xi  ]);
270:        }
271:    }
272: }
```

プログラム【2-3】 逆投影（1）

[P2-03backproj.c]

```c
 1: /*  backproj.c  (Program 2-3)  */
 2:
 3: #include <math.h>
 4: #define   PI  3.14159265358979
 5:
 6: void BackProjection(int pp, float *img, int nx, int ny, double plx, double ply, float *prj,
       int px, int pa, double pl)
 7: // 逆投影を行う関数
 8: // int pp;         逆投影をPIで行うか2*PIで行うか（1 or 2）
 9: // float *img;     再構成した画像データ
10: // int nx;         画像のマトリクスサイズ（x方向）
11: // int ny;         画像のマトリクスサイズ（y方向）
12: // double plx;     画像のピクセル実長（x方向：cm）
13: // double ply;     画像のピクセル実長（y方向：cm）
14: // float *prj;     投影データ
15: // int px;         投影データの動径方向のデータ数
16: // int pa;         投影データの角度方向のデータ数
17: // double pl      投影データの動径方向のピクセル実長（cm）
18: {
19:     int    i, j, k, ix;
20:     double x0, cx, cy, th, tx, ty, t1, t2;
21:     float  *bp2;
22:
23:     for(i = 0 ; i < nx*ny; i++)
24:         img[i] = 0;
25:     for(k = 0 ; k < pa ; k++) {
26:         th = pp*k*PI/pa;
27:         cx =  cos(th)*plx/pl;
28:         cy = -sin(th)*ply/pl;
29:         x0 = -cx*nx/2-cy*ny/2+px/2;
30:         bp2 = prj+k*px;
31:         for(i = 0, ty = x0 ; i < ny ; i++, ty += cy) {
32:             for(j = 0, tx = ty ; j < nx ; j++, tx += cx) {
33:                 ix = (int)tx;
34:                 if(ix < 0 || ix > px-2)     continue;
35:                 t1 = tx-ix;
36:                 t2 = 1-t1;
37:                 img[i*nx+j] += (float)(t1*bp2[ix+1]+t2*bp2[ix]);
38:             }
39:         }
40:     }
41:     for(i = 0 ; i < nx*ny ; i++)
42:         img[i] /= pa;
43: }
```

第2章 X線CTの再構成 —— 67

[P2-04fbp_function.c]

プログラム【2-4】FBP関数（1）

```
 1: /*  fbp_function.c  (Program 2-4)   */
 2:
 3: #include <stdio.h>
 4: #include <stdlib.h>
 5: #include <math.h>
 6: #define   PI  3.14159265358979
 7:
 8: void zero_padding(float *, int, int, float *, int, int);
 9: void FFTInit(int, float *, float *, unsigned short *);
10: void FFT(int, int, float *, float *, float *, float *, unsigned short *);
11: void fswap_1D(float *, int);
12: void BackProjection(int, float *, int, int, double, double, float *, int, int, double);
13:
14: void Filter(float *xr, int nx, double pl)
15: // Rampフィルタを掛ける関数
16: // float *xr;   フィルタを掛けるデータ配列 xr[nx]
17: // int    nx;   フィルタを掛けるデータ数
18: // double pl;   データの1ピクセルの長さ(cm)
19: {
20:     int    i;
21:     double h;
22:
23:     h = PI/nx/pl;
24:     for(i = 0 ; i < nx/2 ; i++)
25:         xr[i] *= (float)(i*h);
26:     for(i = nx/2 ; i < nx ; i++)
27:         xr[i] *= (float)((nx-i)*h);
28: }
29:
30: void FFT_Filter_IFT(float *prz, int zx, int za, double pl)
31: // 周波数空間で投影データにフィルタを掛ける
32: // float *prz;   投影データ prz[zx*za]
33: // int    zx;    動径方向の数
34: // int    za;    角度方向の数
35: // double pl;    動径方向の1ピクセルの長さ(cm)
36: {
37:     float *xr, *xi, *si, *co;
38:     unsigned short *br;
39:     int i, j;
40:     void fswap_1D(float *, int);
41:
42:     xr = (float *)malloc((unsigned long)zx*sizeof(float));
43:     xi = (float *)malloc((unsigned long)zx*sizeof(float));
44:     si = (float *)malloc((unsigned long)zx*sizeof(float)/2);
45:     co = (float *)malloc((unsigned long)zx*sizeof(float)/2);
46:     br = (unsigned short *)malloc((unsigned long)zx*sizeof(unsigned short));
47:     FFTInit(zx, si, co, br);
48:     for(i = 0 ; i < za ; i++) {
49:         for(j = 0 ; j < zx ; j++) {
50:             xr[j] = prz[i*zx+j];
51:             xi[j] = 0;
52:         }
53:         fswap_1D(xr, zx);                    // FFT用のデータの入れ替え
54:         FFT(1, zx, xr, xi, si, co, br);      // 1次元フーリエ変換
55:         Filter(xr, zx, pl);                  // 実部データへのフィルタリング
56:         Filter(xi, zx, pl);                  // 虚部データへのフィルタリング
57:         FFT(-1, zx, xr, xi, si, co, br);     // 1次元逆フーリエ変換
58:         fswap_1D(xr, zx);                    // FFT用のデータの入れ替え
59:         for(j = 0 ; j < zx ; j++)
60:             prz[i*zx+j] = xr[j];
61:     }
62:     free(xr);
63:     free(xi);
64:     free(si);
65:     free(co);
66:     free(br);
67: }
68:
69: void FBP(float *img, int nx, int ny, double plx, double ply, float *prj, int px, int pa,
         double pl)
70: // フィルタ補正逆投影(FBP)用の関数
71: // float *img;    再構成した画像データ
72: // int    nx;     画像のマトリクスサイズ（x方向）
73: // int    ny;     画像のマトリクスサイズ（y方向）
74: // double plx;    画像のピクセル実長（x方向：cm）
```

[P2-04fbp_function.c]

```c
75: // double ply;     画像のピクセル実長（y方向：cm）
76: // float *prj;     投影データ
77: // int    px;      投影データの動径方向のデータ数
78: // int    pa;      投影データの角度方向のデータ数
79: // double pl;      投影データの動径方向のピクセル実長（cm）
80: {
81:     int   pz = px*4;  // 4倍ゼロパッディングしたサンプリング数
82:     float *prz;
83:
84:     prz = (float *)malloc((unsigned long)pz*pa*sizeof(float));
85:
86:     printf(" *** Zero-Padding (x4) ***¥n");
87:     zero_padding(prz, pz, pa, prj, px, pa);
88:
89:     printf(" *** FFT -> Filter -> IFT ***¥n");
90:     FFT_Filter_IFT(prz, pz, pa, pl);
91:
92:     printf(" *** Back-Projection    ***¥n");
93:     BackProjection(2, img, nx, ny, plx, ply, prz, pz, pa, pl);
94:
95:     free(prz);
96: }
```

プログラム【2-4】 FBP関数（2）

[P2-05fbp.c]

```c
1:  /*  fbp.c  (Program 2-5)  */
2:
3:  /* --- プログラムの説明 ---
4:     フィルタ補正逆投影（FBP）法でX線CTの画像再構成をするプログラム．
5:
6:     入力：
7:       1. X線CTの投影データのファイル名
8:       2. 投影データの動径方向の数（検出器の数）
9:       3. 投影データの角度方向の数（投影数）
10:      4. 投影の動径方向のピクセル実長（cm/pixel）
11:      5. 再構成された画像のファイル名
12:      6. 再構成画像の幅（ピクセル）
13:      7. 再構成画像の高さ（ピクセル）
14:      8. 画像の幅のピクセル実長（cm/pixel）
15:      9. 画像の高さのピクセル実長（cm/pixel）
16:
17:    出力：
18:      再構成した画像のファイル
19:
20:    必要なファイル：
21:      fft.c             (P2-01:フーリエ変換する関数のファイル)
22:      backproj.c        (P2-03:逆投影する関数のファイル)
23:      fbp_function.c    (P2-04:FBP法で用いる関数のファイル)
24:
25:  */
26:
27:  #include <stdio.h>
28:  #include <stdlib.h>
29:  #include <string.h>
30:  #include <math.h>
31:
32:  #define  PN  10
33:  #define  PI  3.14159265358979
34:
35:  typedef struct { // 入力変数
36:      char    f1[50]; /* input file name */
37:      float   *prj;   /* projection data */
38:      int     px;     /* number of bins (X) */
39:      int     pa;     /* number of projections (Theta) */
40:      double  pl;     /* Pixel length of bins */
41:      char    f2[50]; /* output file name */
42:      float   *img;   /* reconstructed image data */
43:      int     nx;     /* number of matrix (x) */
44:      int     ny;     /* number of matrix (y) */
45:      double  plx;    /* Pixel length of x-axis */
46:      double  ply;    /* Pixel length of y-axis */
47:  } Param;
48:
49:  char *menu[PN] = { // 入力の際のコメント（入力変数とリンク）
50:      "Filtered Back-Projection",
51:      "Projection file name <float>              ",
52:      "   Number of bins                         ",
53:      "   Number of projections                  ",
54:      "   Pixel length of projections (cm)       ",
55:      "Image file name <float>                   ",
56:      "   Number of matrix   (x)                 ",
57:      "   Number of matrix   (y)                 ",
58:      "   Pixel length of x-axis (cm)            ",
59:      "   Pixel length of y-axis (cm)            ",
60:      };
61:
62:  void read_data(char *, float *, int);
63:  void write_data(char *, float *, int);
64:  void FBP(float *, int, int, double, double, float *, int, int, double);
65:  int  zero_padding(float *, int, int, float *, int, int);
66:  void FFT_Filter_IFT(float *, int, int, double);
67:  void FFTInit(int, float *, float *, unsigned short *);
68:  void FFT(int, int, float *, float *, float *, float *, unsigned short *);
69:  void Filter(float *, int, double);
70:  void fswap_1D(float *, int);
71:  void BackProjection(int, float *, int, int, double, double, float *, int, int, double);
72:
73:  void usage(int argc, char **argv)
74:  {
75:      int  i;
```

[P2-05fbp.c]

プログラム【2-5】FBP法（2）

```
 76:
 77:     fprintf( stderr,"\nUSAGE:\n");
 78:     fprintf( stderr,"\nNAME\n");
 79:     fprintf( stderr,"\n  %s - %s\n", argv[0], menu[0]);
 80:     fprintf( stderr,"\nSYNOPSIS\n");
 81:     fprintf( stderr,"\n  %s [-h] parameters...\n", argv[0]);
 82:     fprintf( stderr,"\nPARAMETERS\n");
 83:     for(i = 1 ; i < PN ; i++)
 84:         fprintf( stderr,"\n %3d. %s\n", i, menu[i]);
 85:     fprintf( stderr,"\n");
 86:     fprintf( stderr,"\nFLAGS\n");
 87:     fprintf( stderr,"\n  -h  Print Usage (this comment).\n");
 88:     fprintf( stderr,"\n");
 89:     exit(1);
 90: }
 91:
 92: void getparameter(int argc, char **argv, Param *pm)
 93: {
 94:     int   i;
 95:     char  dat[256];
 96:
 97:     /* default parameter value */
 98:     sprintf( pm->f1, "n0.prj");
 99:     pm->px = 128;
100:     pm->pa = 128;
101:     pm->pl = 0.15625;
102:     sprintf( pm->f2, "n0.img");
103:     pm->nx = 128;
104:     pm->ny = 128;
105:     pm->plx = 0.15625;
106:     pm->ply = 0.15625;
107:
108:     i = 0;
109:     if( argc == 1+i ) {
110:         fprintf( stdout, "\n%s\n\n", menu[i++] );
111:         fprintf( stdout, "  %s [%s] :", menu[i++], pm->f1 );
112:         if(*gets(dat) != '\0')  strcpy(pm->f1, dat);
113:         fprintf( stdout, "  %s [%i] :", menu[i++], pm->px );
114:         if(*gets(dat) != '\0')  pm->px = atoi(dat);
115:         fprintf( stdout, "  %s [%i] :", menu[i++], pm->pa );
116:         if(*gets(dat) != '\0')  pm->pa = atoi(dat);
117:         fprintf( stdout, "  %s [%f] :", menu[i++], pm->pl );
118:         if(*gets(dat) != '\0')  pm->pl = atof(dat);
119:         fprintf( stdout, "  %s [%s] :", menu[i++], pm->f2 );
120:         if(*gets(dat) != '\0')  strcpy(pm->f2, dat);
121:         fprintf( stdout, "  %s [%i] :", menu[i++], pm->nx );
122:         if(*gets(dat) != '\0')  pm->nx = atoi(dat);
123:         fprintf( stdout, "  %s [%i] :", menu[i++], pm->ny );
124:         if(*gets(dat) != '\0')  pm->ny = atoi(dat);
125:         fprintf( stdout, "  %s [%f] :", menu[i++], pm->plx );
126:         if(*gets(dat) != '\0')  pm->plx = atof(dat);
127:         fprintf( stdout, "  %s [%f] :", menu[i++], pm->ply );
128:         if(*gets(dat) != '\0')  pm->ply = atof(dat);
129:     }
130:     else if ( argc == PN+i ) {
131:         fprintf( stderr, "\n%s [%s]\n", argv[i++], menu[0] );
132:         if((argc--) > 1) strcpy( pm->f1, argv[i++] );
133:         if((argc--) > 1) pm->px = atoi( argv[i++] );
134:         if((argc--) > 1) pm->pa = atoi( argv[i++] );
135:         if((argc--) > 1) pm->pl = atof( argv[i++] );
136:         if((argc--) > 1) strcpy( pm->f2, argv[i++] );
137:         if((argc--) > 1) pm->nx = atoi( argv[i++] );
138:         if((argc--) > 1) pm->ny = atoi( argv[i++] );
139:         if((argc--) > 1) pm->plx = atof( argv[i++] );
140:         if((argc--) > 1) pm->ply = atof( argv[i++] );
141:     }
142:     else {
143:         usage(argc, argv);
144:     }
145: }
146:
147: main(int argc, char *argv[] )
148: {
149:     Param  *pm;
150:
```

[P2-05fbp.c]

```
151:        pm = (Param *)malloc(sizeof(Param));
152:        getparameter(argc, argv, pm);
153:
154:        pm->prj = (float *)malloc((unsigned long)pm->px*pm->pa*sizeof(float));
155:        pm->img = (float *)malloc((unsigned long)pm->nx*pm->ny*sizeof(float));
156:
157:        printf(" *** Read Projection data    ***\n");
158:        read_data(pm->f1, pm->prj, pm->px*pm->pa);
159:
160:        printf(" *** Filtered Back-Projection ***\n");
161:        FBP(pm->img, pm->nx, pm->ny, pm->plx, pm->ply, pm->prj, pm->px, pm->pa, pm->pl);
162:
163:        printf(" *** Write Image data    ***\n");
164:        write_data(pm->f2, pm->img, pm->nx*pm->ny);
165:
166:        free(pm->prj);
167:        free(pm->img);
168:        free(pm);
169: }
170:
171: void read_data(char *fi, float *prj, int size)
172: {
173:        FILE    *fp;
174:
175:        /* open file and read data */
176:        if((fp = fopen(fi, "rb")) == NULL) {
177:           fprintf( stderr," Error : file open [%s].\n", fi);
178:           exit(1);
179:        }
180:        fread(prj, sizeof(float), size, fp);
181:        fclose(fp);
182: }
183:
184: void write_data(char *fi, float *prj, int size)
185: {
186:        FILE    *fp;
187:
188:        /* open file and write data */
189:        if((fp = fopen(fi, "wb")) == NULL) {
190:           fprintf( stderr," Error : file open [%s].\n", fi);
191:           exit(1);
192:        }
193:        fwrite(prj, sizeof(float), size, fp);
194:        fclose(fp);
195: }
```

プログラム【2-5】 FBP法（3）

[P2-06convbp.c]

プログラム【2-6】 重畳積分法 (1)

```
 1: /* convbp.c  (Program 2-6)  */
 2:
 3: /* --- プログラムの説明 ---
 4:    重畳積分法でX線CTの画像再構成をするプログラム.
 5:
 6: 入力:
 7:    1. X線CTの投影データのファイル名
 8:    2. 投影データの動径方向の数（検出器の数）
 9:    3. 投影データの角度方向の数（投影数）
10:    4. 投影の動径方向のピクセル実長（cm/pixel）
11:    5. 重畳積分関数の長さ
12:    6. 再構成された画像のファイル名
13:    7. 再構成画像の幅（ピクセル）
14:    8. 再構成画像の高さ（ピクセル）
15:    9. 画像の幅のピクセル実長（cm/pixel）
16:    10. 画像の高さのピクセル実長（cm/pixel）
17:
18: 出力:
19:    再構成した画像のファイル
20:
21: 必要なファイル:
22:    fft.c         (P2-01:フーリエ変換する関数のファイル)
23:    backproj.c    (P2-03:逆投影する関数のファイル)
24:
25: */
26:
27: #include <stdio.h>
28: #include <stdlib.h>
29: #include <string.h>
30: #include <math.h>
31:
32: #define  PN  11
33: #define  PI  3.14159265358979
34:
35: typedef struct {  // 入力変数
36:    char    f1[50]; /* input file name */
37:    float   *prj;   /* projection data */
38:    int     px;     /* number of bins (X) */
39:    int     pa;     /* number of projections (Thita) */
40:    double  pl;     /* Pixel length of bins */
41:    int     nc;     /* number of convolution length */
42:    char    f2[50]; /* output file name */
43:    float   *img;   /* reconstructed image data */
44:    int     nx;     /* number of matrix (x) */
45:    int     ny;     /* number of matrix (y) */
46:    double  plx;    /* Pixel length of x-axis */
47:    double  ply;    /* Pixel length of y-axis */
48: } Param;
49:
50: char *menu[PN] = { // 入力の際のコメント（入力変数とリンク）
51:    "Convolution Back-Projection",
52:    "  Projection file name <float>           ",
53:    "    Number of bins                       ",
54:    "    Number of projections                ",
55:    "    Pixel length of projections (cm)     ",
56:    "Number of convolution length             ",
57:    "Image file name <float>                  ",
58:    "    Number of matrix  (x)                ",
59:    "    Number of matrix  (y)                ",
60:    "    Pixel length of x-axis (cm)          ",
61:    "    Pixel length of y-axis (cm)          ",
62:    };
63:
64: void read_data(char *, float *, int);
65: void write_data(char *, float *, int);
66: void write_profile(char *, float *, int);
67: void zero_correct(float *, int, int);
68: void CBP(float *, int, int, double, double, float *, int, int, double, int);
69: void period_padding(float *, int, int, float *, int, int);
70: void Convolution(float *, int, int, double, int);
71: void FFTInit(int, float *, float *, unsigned short *);
72: void FFT(int, int, float *, float *, float *, float *, unsigned short *);
73: void Make_Filter(float *, int, double);
74: void BackProjection(int, float *, int, int, double, double, float *, int, int, double);
75:
```

第2章 X線CTの再構成 — 73

[P2-06convbp.c]

プログラム【2-6】重畳積分法（2）

```c
 76: void usage(int argc, char **argv)
 77: {
 78:     int  i;
 79:
 80:     fprintf( stderr,"\nUSAGE:\n");
 81:     fprintf( stderr,"\nNAME\n");
 82:     fprintf( stderr,"\n  %s - %s\n", argv[0], menu[0]);
 83:     fprintf( stderr,"\nSYNOPSIS\n");
 84:     fprintf( stderr,"\n  %s [-h] parameters...\n", argv[0]);
 85:     fprintf( stderr,"\nPARAMETERS\n");
 86:     for(i = 1 ; i < PN ; i++)
 87:         fprintf( stderr,"\n %3d. %s\n", i, menu[i]);
 88:     fprintf( stderr,"\n");
 89:     fprintf( stderr,"\nFLAGS\n");
 90:     fprintf( stderr,"\n  -h  Print Usage (this comment).\n");
 91:     fprintf( stderr,"\n");
 92:     exit(1);
 93: }
 94:
 95: void getparameter(int argc, char **argv, Param *pm)
 96: {
 97:     int  i;
 98:     char dat[256];
 99:
100:     /* default parameter value */
101:     sprintf( pm->f1, "n0.prj");
102:     pm->px = 128;
103:     pm->pa = 128;
104:     pm->pl = 0.15625;
105:     pm->nc = 128;
106:     sprintf( pm->f2, "n0.img");
107:     pm->nx = 128;
108:     pm->ny = 128;
109:     pm->plx = 0.15625;
110:     pm->ply = 0.15625;
111:
112:     i = 0;
113:     if( argc == 1+i ) {
114:         fprintf( stdout, "\n%s\n\n", menu[i++] );
115:         fprintf( stdout, " %s [%s] :", menu[i++], pm->f1 );
116:         if(*gets(dat) != '\0')  strcpy(pm->f1, dat);
117:         fprintf( stdout, " %s [%d] :", menu[i++], pm->px );
118:         if(*gets(dat) != '\0')  pm->px = atoi(dat);
119:         fprintf( stdout, " %s [%d] :", menu[i++], pm->pa );
120:         if(*gets(dat) != '\0')  pm->pa = atoi(dat);
121:         fprintf( stdout, " %s [%f] :", menu[i++], pm->pl );
122:         if(*gets(dat) != '\0')  pm->pl = atof(dat);
123:         fprintf( stdout, " %s [%d] :", menu[i++], pm->nc );
124:         if(*gets(dat) != '\0')  pm->nc = atoi(dat);
125:         fprintf( stdout, " %s [%s] :", menu[i++], pm->f2 );
126:         if(*gets(dat) != '\0')  strcpy(pm->f2, dat);
127:         fprintf( stdout, " %s [%d] :", menu[i++], pm->nx );
128:         if(*gets(dat) != '\0')  pm->nx = atoi(dat);
129:         fprintf( stdout, " %s [%d] :", menu[i++], pm->ny );
130:         if(*gets(dat) != '\0')  pm->ny = atoi(dat);
131:         fprintf( stdout, " %s [%f] :", menu[i++], pm->plx );
132:         if(*gets(dat) != '\0')  pm->plx = atof(dat);
133:         fprintf( stdout, " %s [%f] :", menu[i++], pm->ply );
134:         if(*gets(dat) != '\0')  pm->ply = atof(dat);
135:     }
136:     else if ( argc == PN+i ) {
137:         fprintf( stderr, "\n%s [%s]\n", argv[i++], menu[0] );
138:         if((argc--) > 1) strcpy( pm->f1, argv[i++] );
139:         if((argc--) > 1) pm->px = atoi( argv[i++] );
140:         if((argc--) > 1) pm->pa = atoi( argv[i++] );
141:         if((argc--) > 1) pm->pl = atof( argv[i++] );
142:         if((argc--) > 1) pm->nc = atoi( argv[i++] );
143:         if((argc--) > 1) strcpy( pm->f2, argv[i++] );
144:         if((argc--) > 1) pm->nx = atoi( argv[i++] );
145:         if((argc--) > 1) pm->ny = atoi( argv[i++] );
146:         if((argc--) > 1) pm->plx = atof( argv[i++] );
147:         if((argc--) > 1) pm->ply = atof( argv[i++] );
148:     }
149:     else {
150:         usage(argc, argv);
```

74 ── SPECT画像再構成の基礎

[P2-06convbp.c]

プログラム【2-6】重畳積分法 (3)

```
151:      }
152: }
153:
154: main(int argc, char *argv[] )
155: {
156:      Param   *pm;
157:
158:      pm = (Param *)malloc(sizeof(Param));
159:      getparameter(argc, argv, pm);
160:
161:      pm->prj = (float *)malloc((unsigned long)pm->px*pm->pa*sizeof(float));
162:      pm->img = (float *)malloc((unsigned long)pm->nx*pm->ny*sizeof(float));
163:
164:      printf(" *** Read Projection data    ***\n");
165:      read_data(pm->f1, pm->prj, pm->px*pm->pa);
166:
167:      printf(" *** Convolution Back-Projection ***\n");
168:      CBP(pm->img, pm->nx, pm->ny, pm->plx, pm->ply, pm->prj, pm->px, pm->pa, pm->pl, pm->nc);
169:
170:      printf(" *** Write Image data    ***\n");
171:      write_data(pm->f2, pm->img, pm->nx*pm->ny);
172:
173:      free(pm->prj);
174:      free(pm->img);
175:      free(pm);
176: }
177:
178: void read_data(char *fi, float *prj, int size)
179: {
180:      FILE    *fp;
181:
182:      /* open file and read data */
183:      if((fp = fopen(fi, "rb")) == NULL) {
184:           fprintf( stderr," Error : file open [%s].\n", fi);
185:           exit(1);
186:      }
187:      fread(prj, sizeof(float), size, fp);
188:      fclose(fp);
189: }
190:
191: void write_data(char *fi, float *prj, int size)
192: {
193:      FILE    *fp;
194:
195:      /* open file and write data */
196:      if((fp = fopen(fi, "wb")) == NULL) {
197:           fprintf( stderr," Error : file open [%s].\n", fi);
198:           exit(1);
199:      }
200:      fwrite(prj, sizeof(float), size, fp);
201:      fclose(fp);
202: }
203:
204: void CBP(float *img, int nx, int ny, double plx, double ply, float *prj, int px, int pa, double pl, int nc)
205: // 重畳積分によるフィルタ補正逆投影法(Convolution Back-Projection)
206: // float   *img;    再構成した画像データ
207: // int     nx;      画像のマトリクスサイズ（x方向）
208: // int     ny;      画像のマトリクスサイズ（y方向）
209: // double  plx;     画像のピクセル実長（x方向：cm）
210: // double  ply;     画像のピクセル実長（y方向：cm）
211: // float   *prj;    投影データ
212: // int     px;      投影データの動径方向のデータ数
213: // int     pa;      投影データの角度方向のデータ数
214: // double  pl;      投影データの動径方向のピクセル実長（cm）
215: // int     nc;      重畳積分関数のx方向のデータ数
216: {
217:      int    px2 = px*2; // 重畳積分用に2倍したサンプリング数
218:      float *pr2;
219:
220:      pr2 = (float *)malloc((unsigned long)px2*pa*sizeof(float));
221:
222:      printf(" *** Period-Padding (x2) ***\n");
223:      period_padding(pr2, px2, pa, prj, px, pa);
```

第2章 X線CTの再構成 —— 75

[P2-06convbp.c]

プログラム【2-6】重畳積分法（4）

```
224:
225:        printf(" *** Convolution ***\n");
226:        Convolution(pr2, px2, pa, pl, nc);
227:
228:        printf(" *** Back-Projection    ***\n");
229:        BackProjection(2, img, nx, ny, plx, ply, pr2, px2, pa, pl);
230:
231:        free(pr2);
232:    }
233:
234:    void period_padding(float *prz, int zx, int za, float *prj, int px, int pa)
235:    //投影データの動径方向を2倍にしてデータを周期的に付加する
236:    // float    *prz;     ゼロ付加後の投影データ    prz[zx*za]
237:    // int      zx;       投影データの動径方向の数
238:    // int      za;       投影データの角度方向の数
239:    // float    *prj;     ゼロ付加前の投影データ    prj[px*pa]
240:    // int      px;       投影データの動径方向の数
241:    // int      pa;       投影データの角度方向の数
242:    // (zx == 2*px)
243:    // (za == pa)
244:    {
245:        int i, j;
246:
247:        for(i = 0 ; i < zx*za ; i++)
248:            prz[i] = 0;
249:
250:        for(i = 0 ; i < pa ; i++) {
251:            for(j = 0 ; j < px/2 ; j++) {
252:                prz[i*zx+j] = prz[i*zx+px+j] = prj[i*px+px/2+j];
253:                prz[i*zx+px/2+j] = prz[i*zx+3*px/2+j] = prj[i*px+j];
254:            }
255:        }
256:    }
257:
258:    void Convolution(float *prz, int zx, int za, double pl, int nc)
259:    // 実空間で重畳積分によって投影データにフィルタ処理する
260:    // float    *prz;     投影データ prz[zx*za]
261:    // int      zx;       投影データの動径方向の数
262:    // int      za;       投影データの角度方向の数
263:    // double   pl;       1ピクセルの長さ（cm）
264:    // int      nc;       コンボリューション関数の長さ
265:    {
266:        float *xr, *xi, *si, *co;
267:        unsigned short *br;
268:        int i, j, k;
269:        void fswap_1D(float *, int);
270:
271:        if(nc >= zx/2) {
272:            fprintf(stderr, "Warning : convolution function is too large.\n");
273:            nc = zx/2-1;
274:        }
275:        xr = (float *)malloc((unsigned long)zx/2*sizeof(float));
276:        xi = (float *)malloc((unsigned long)zx/2*sizeof(float));
277:        si = (float *)malloc((unsigned long)zx/2*sizeof(float)/2);
278:        co = (float *)malloc((unsigned long)zx/2*sizeof(float)/2);
279:        br = (unsigned short *)malloc((unsigned long)zx/2*sizeof(unsigned short));
280:        FFTInit(zx/2, si, co, br);
281:        Make_Filter(xr, zx/2, pl);          // コンボリューション関数の作成
282:        Make_Filter(xi, zx/2, pl);          // コンボリューション関数の作成
283:        FFT(-1, zx/2, xr, xi, si, co, br);  // 1次元逆フーリエ変換
284:        fswap_1D(xr, zx/2);                 // FFT用のデータの入れ替え
285:        free(si);
286:        free(co);
287:        free(br);
288:
289:        for(i = 0 ; i < za ; i++) {
290:            for(j = 0 ; j < zx/2 ; j++) {
291:                xi[j] = 0;
292:                for(k = 0 ; k < nc ; k++) {
293:                    xi[j] += prz[i*zx+j+zx/4+k-nc/2]*xr[nc/2-k+zx/4];
294:                }
295:            }
296:            for(j = 0 ; j < zx ; j++)
297:                prz[i*zx+j] = 0;
298:            for(j = 0 ; j < zx/2 ; j++)
```

[P2-06convbp.c]

```
299:            prz[i*zx+j+zx/4] = xi[j];
300:       }
301: }
302:
303: void Make_Filter(float *xr, int nx, double pl)
304: // Ramachandranのフィルタを作成する
305: // float    *xr;   フィルタの1次元データ
306: // int      nx;    データ数
307: // double   pl;    1ピクセルの長さ(cm)
308: {
309:     int    i;
310:     double h;
311:
312:     h = PI/nx/pl;
313:     for(i = 0 ; i < nx/2 ; i++)
314:        xr[i] = (float)(i*h);
315:     for(i = nx/2 ; i < nx ; i++)
316:        xr[i] = (float)((nx-i)*h);
317: }
```

プログラム【2-6】重畳積分法（5）

〈第3章〉
SPECTの投影データ

〔第1節〕 放射型CT

　人体内に放射性同位元素(radioisotope：RI)を投与し、体内の生体構成物質あるいは類似物質などに標識させトレーサとして用いると、生体機能の変化に敏感に反応し、病気の発見などの医学診断に利用することができる。人体内に投与したRIは、生体機能の変化によって分布し、そこからγ線を放出する。そのγ線を体外の検出器で測定し、RIの濃度分布を表した画像を一般に核医学画像と呼んでいる。核医学画像のなかで、被写体の体軸まわりにγ線の強度データを測定し、RIの濃度分布の断層像を得る方法を放射型CTという。この放射型CTは被写体内に分布するRIの濃度を画像にするもので、被写体の生理学的、または生化学的な機能を表す画像が得られる。さらに、RIを標識させる薬剤によっては、人間の代謝過程を観測することも可能である。このように放射型CTの画像は、機能画像として利用される場合が多い。

　この放射型CTには、単光子放射型CT(SPECT)と陽電子放射型CT(PET)があるが、ここでは前者のSPECTについて解説する。

〔第2節〕 SPECTの投影データ

　SPECTでは1回の放射過程において放出される1個の光子(γ線)を計測の単位とすることから単光子放射型と名づけられている。そのような1回の放射過程において1個のγ線を放出する核種は、^{99m}Tcや^{123}Iなどがある。質量数の隣のmは準安定状態(metastable)を示す。

　SPECTでは、そのような放射性核種を標識した薬剤を被写体内部に投与し、被写体内で分布した線源から放出されるγ線の強度が画像化される。図3-1に示すように、そのγ線は被写体内で減弱して体外に放出され、これを検出器で体軸まわりに測定しデータを得る。まずX線CTの場合と同様に図3-2のような座標系をとる。被写体内の線源濃度分布を$f(x, y)$とし、被写体内部のγ線の線減弱係数分布を$\mu(x, y)$とする。位置(x_0, y_0)からY軸に沿って放出されたγ線は、被写体内部で減弱を受ける。その減弱分を$M(x, y)$とすると、

$$M(x, y) = \int_{-\infty}^{Y} \mu(x, y) dY' \tag{3-1}$$

と表される。ここで、Y'はY軸に平行な直線を表す。

　(3-1)式を用いると、被写体の外部で測定される強度分布$g_0(X, \theta)$は、以下のように表される。

$$g_0(X, \theta) = \int_{-\infty}^{\infty} f(x, y) e^{-M(x, y)} dY \tag{3-2}$$

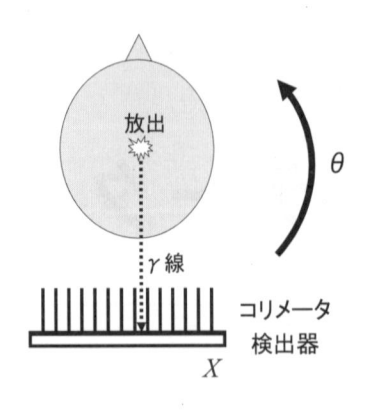

図3-1　SPECTにおけるγ線の放出と検出 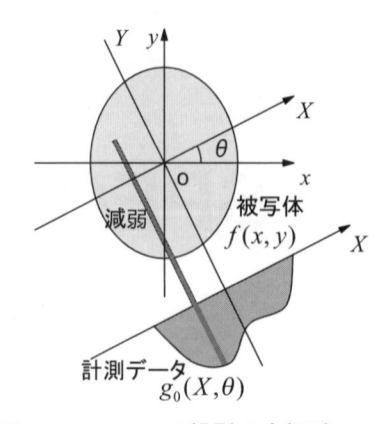　　図3-2　SPECTの投影の座標系

SPECTの画像再構成問題は，$g_0(x, \theta)$ から $f(x, y)$ と $\mu(x, y)$ の2つの独立な分布を求める問題となる．これは，1つの2次元分布から2つの2次元分布を求めることになり，一般的に考えて解を出すのが困難な問題となる．これを繰り返しの方法を用いて同時に解こうとする方法も提案されているが，通常はこれを扱いやすい形にするために次のような仮定がなされる．

SPECTで使用されるRIから放出されるγ線のエネルギーは数百keVと高く，このエネルギーの範囲では質量減弱係数 μ_m [cm^2/g] はほぼ一定とみなすことができる．この値に密度［g/cm^3］を掛け合わせて［cm^{-1}］の単位で線減弱係数 μ の値を扱うことになるが，ここで対象とする人体においては，骨の部分を除いて密度の値はほぼ一定とみなすことができる．よって，被写体内の線減弱係数の分布を一様と仮定する．これは，実際問題として影響が少ないと考えられる．従来のSPECTの画像再構成法のほとんどが，この仮定を用いている．

この仮定を用いて，一様な線減弱係数の値を μ とし，X 軸から被写体の輪郭までの長さを $L(X, \theta)$ とすると，

$$M(x, y) = \mu[Y + L(X, \theta)] \tag{3-3}$$

と表される．これを (3-2) 式に代入すると，以下のようになる．

$$\begin{aligned}g_0(X, \theta) &= \int_{-\infty}^{\infty} f(x, y) e^{-\mu[Y + L(X, \theta)]} dY \\ &= e^{-\mu L(X, \theta)} \int_{-\infty}^{\infty} f(x, y) e^{-\mu Y} dY\end{aligned} \tag{3-4}$$

ここで，$L(X, \theta)$ は外部から測定できる量として（被写体の輪郭がわかれば求められる）既知であると仮定する．そして，投影データ $g(X, \theta)$ として，

$$\begin{aligned}g(X, \theta) &= g_0(X, \theta) e^{\mu L(X, \theta)} \\ &= \int_{-\infty}^{\infty} f(x, y) e^{-\mu Y} dY\end{aligned} \tag{3-5}$$

と表す．

(3-5) 式において減弱がない，すなわち $\mu = 0$ の場合，$g(X, \theta)$ はX線CTの投影データと同じになり，そのままX線CTの画像再構成法を適応することができる．しかし実際には $\mu \neq 0$ であるから，

何らかの修正が必要となる．ここで（3-4）式の$g_0(X, \theta)$を測定データ，（3-5）式の$g(X, \theta)$を投影データと定義したが，$g_0(X, \theta)$を投影データ，$g(X, \theta)$を規格化された投影データと呼ぶこともある．

また，X線CTの投影データは単なるRadon変換であったのに対して，SPECTの投影データはプラスとマイナスの両方向へのラプラス変換の形をしており，減弱項を含むRadon変換として与えられている．よって，SPECTの画像再構成は減弱項を含むRadon変換の逆問題を解くことに相当する．

〔第3節〕　楕円の投影データ作成

X線CTの投影データを作成するときと同じように，楕円のデータからSPECTの投影データを作成するには，ある投影をとる直線が楕円を横切る長さを求めるところから始める．対象とする楕円を中心の座標が(x_0, y_0)，楕円の短軸と長軸の長さをaとb，楕円自体が角度ϕ回転していると考えると，楕円を横切るY座標の値は，(1-19)式に示されるように，

$$Y_1 = \frac{-\beta - \sqrt{\beta^2 - \alpha \cdot \gamma}}{\alpha}, Y_2 = \frac{-\beta + \sqrt{\beta^2 - \alpha \cdot \gamma}}{\alpha}$$

$$\alpha = a^2 \cos^2(\theta - \phi) + b^2 \sin^2(\theta - \phi)$$
$$\beta = (a^2 - b^2)\cos(\theta - \phi)\sin(\theta - \phi)X + b^2 \sin(\theta - \phi)x_1 - a^2 \cos(\theta - \phi)y_1$$
$$\gamma = b^2[X\cos(\theta - \phi) - x_1]^2 + a^2[X\sin(\theta - \phi) - y_1]^2 - a^2 b^2$$

$$\begin{pmatrix} x_1 = x_0 \cos\phi + y_0 \sin\phi \\ y_1 = -x_0 \sin\phi + y_0 \cos\phi \end{pmatrix} \tag{3-6}$$

となる．その楕円のなかでは濃度Dと線減弱係数μが一様であるとすると，投影$p(X, \theta)$は，

$$\begin{aligned} p(X, \theta) &= \int_{Y_1}^{Y_2} D \exp[-\int_{Y_1}^{Y} \mu \, dY'] dY \\ &= D e^{\mu Y_1} \int_{Y_1}^{Y_2} e^{-\mu Y} dY \\ &= \frac{D e^{\mu Y_1}}{\mu} [e^{-\mu Y_1} - e^{-\mu Y_2}] \end{aligned} \tag{3-7}$$

となる．楕円が複数ある場合は，複数の楕円と投影の直線が交わる交点を順番に並べ，各領域の（3-7）式よりの減弱を考慮した強度とその領域から検出器までの減弱を考慮して投影を作成する．1つの領域がY_{n+1}とY_nの間にあり，その濃度をD_nと線減弱係数をμ_n，そこから検出器までの減弱をg_nとすると，その領域から検出器で検出される強度$I_n(X, \theta)$は，

$$I_n(X, \theta) = \frac{e^{-g_n} \cdot D_n}{\mu_n}[1 - e^{-\mu_n(Y_{n+1} - Y_n)}] \tag{3-8}$$

と表すことができる．よって，複数の楕円からの投影は，

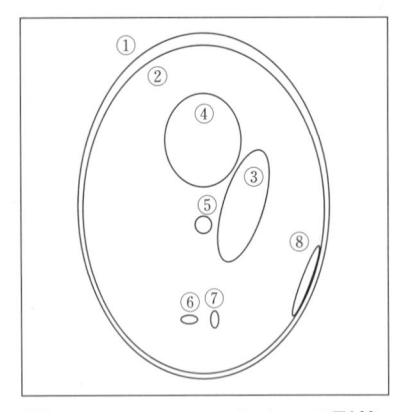

図3-3 Sheppファントムの形状

表3-1 Sheppファントムの楕円データ

	中心の座標	短軸の長さ	長軸の長さ	回転角度（°）	楕円の値	線減弱係数
①	(0.0, 0.0)	0.69	0.92	0.0	0.1	0.15
②	(0.0, −0.0184)	0.6624	0.874	0.0	1.0	0.15
③	(0.22, 0.0)	0.11	0.31	−18.0	0.3	0.15
④	(0.0, 0.35)	0.21	0.25	0.0	2.0	0.15
⑤	(0.0, −0.1)	0.046	0.046	0.0	1.5	0.15
⑥	(−0.08, −0.605)	0.046	0.023	0.0	1.5	0.15
⑦	(0.06, −0.605)	0.023	0.046	0.0	1.5	0.15
⑧	(0.56, −0.4)	0.025	0.02	−21.0	1.5	0.15

$$p(X,\theta) = \sum_n I_n(X,\theta)$$
$$= \sum_n \frac{e^{-g_n} \cdot D_n}{\mu_n}[1 - e^{-\mu_n(Y_{n+1} - Y_n)}] \tag{3-9}$$

となる.

これを関数としてC言語で作成したプログラムをプログラム3-1に示す．X線CTのときと同様に，もとの画像のx方向の幅とy方向の高さを±1.0に規格化して楕円のデータを用いている．投影データは360°で作成するようにしている.

プログラム3-1を用いて，図3-3と表3-1に示すSPECT用のSheppファントムの楕円データをもとにして投影データを作成するプログラムをプログラム3-2に示す．また，プログラム3-2で用いる表3-1で示した楕円データのファイルをファイル3-3に示す．Sheppファントムの画像とプログラム3-2で作成した投影データをそれぞれ図3-4と図3-5に示す．このプログラムでは，楕円のパラメータファイルを変えれば，さまざまな楕円の投影データを作成することができる.

〔第4節〕 画像からの投影データ作成

画像から投影データを作成する場合は，原画像であるRIの濃度分布と線減弱係数の分布の2つの画

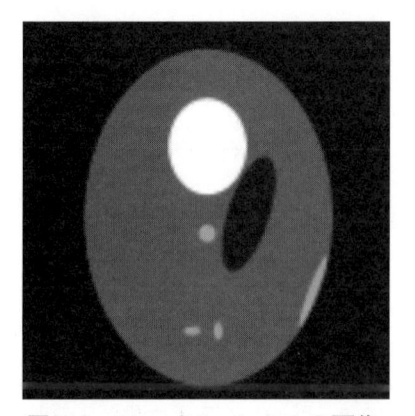

図3-4 Sheppファントムの画像

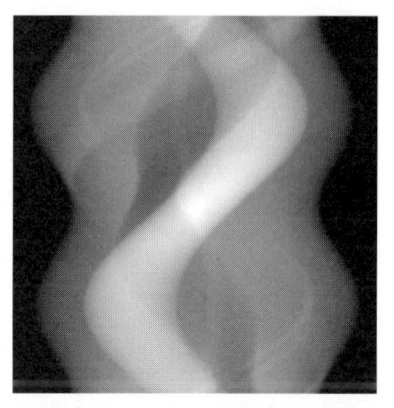

図3-5 Sheppファントムの投影データ

回転前の画像　　　　回転後の画像
図3-6 画像の回転

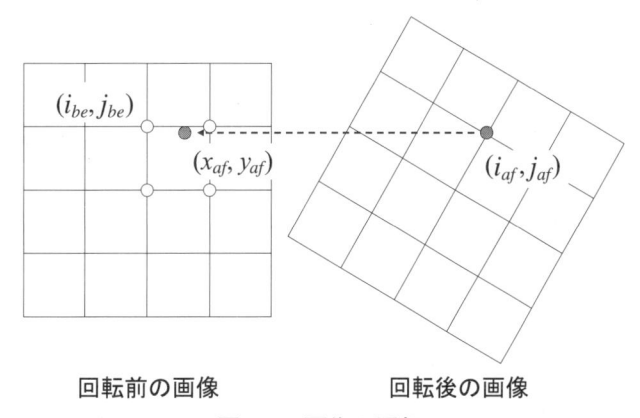

像が必要となる．X線CTの場合と比べると，ある1つの画素の投影を作成するときRIの濃度分布からはX線CTと同様に投影を作成することができる．しかし，その投影は線減弱係数分布によって減弱を受ける．その減弱は，Y軸に沿って投影をとった画素の位置から検出器までの線減弱係数を足し合わせた分になる．Y軸に沿った足し合わせを簡単化するために，線減弱係数分布の画像は回転角度θだけ回転させる．

　画像回転のプログラムは，**図3-6**に示すように回転後の画像の画素位置(i_{af}, j_{af})が回転前の画像のどの位置になるかを計算し，その位置の値を近接の4つの画素から決定することで行う．この決定方法には，**図3-7**に示す最近傍補間と**図3-8**に示す双線形補間がある．回転前の画素位置(x_{be}, y_{be})は，

$$\begin{cases} x_{be} - N/2 = (i_{af} - N/2)\cos\theta + (N/2 - j_{af})\sin\theta \\ N/2 - y_{be} = -(i_{af} - N/2)\sin\theta + (N/2 - j_{af})\cos\theta \end{cases} \quad (3\text{-}10)$$

となる．ここで，Nは画像の1方向の画素数で，θは画像の回転角度である．回転前の画素位置(x_{be}, y_{be})は通常整数値からずれるので，最近傍補間では画素位置を四捨五入して整数値(i_{near}, j_{near})を決定し，その位置の画像データを回転後のデータに充てる．回転前のデータを$f_{be}(i, j)$で回転後のデータを$f_{af}(i, j)$とすると，

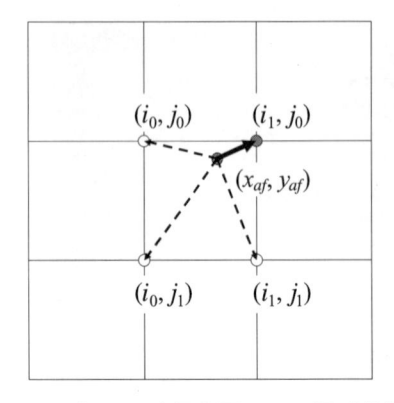

図3-7 回転した座標位置からの最近傍補間
近接4点のうち最も近い点の値を回転後の値とする．

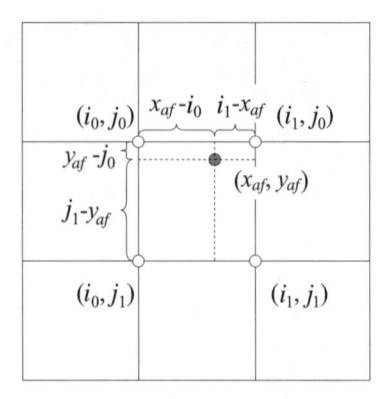

図3-8 回転した座標位置からの双線形補間
近接4点から線形補間で値を求める．

$$f_{af}(i_{af}, j_{af}) = f_{be}(i_{near}, j_{near}) \tag{3-11}$$

となる．また，双線形補間では，図3-8に示す近接4点から線形補間を用いて，

$$\begin{aligned}f_{af}(i_{af}, j_{af}) &= (i_1 - x_{be})(j_1 - y_{be})f_{be}(i_0, j_0)\\ &+ (x_{be} - i_0)(j_1 - y_{be})f_{be}(i_1, j_0)\\ &+ (i_1 - x_{be})(y_{be} - j_0)f_{be}(i_0, j_1)\\ &+ (x_{be} - i_0)(y_{be} - j_0)f_{be}(i_1, j_1)\end{aligned} \tag{3-12}$$

という式で計算して回転後のデータを決定する．

　画像を格子の四角形のなかに均等に分布していると考えた場合，ある格子内のデータは回転後の格子のなかに分けられる．これを図3-9に示す．これを利用した画像の回転では，濃度の面積が回転前と回転後で一定となる．そこでこの方法を定面積補間と呼ぶ．

　これらの回転のプログラムをプログラム3-4に示す．また，このプログラムを利用して画像を回転するプログラムをプログラム3-5に示す．最近傍補間でSheppファントムの画像を30°回転した画像を図3-10に，双線形補間で回転した画像を図3-11に，定面積補間で回転した画像を図3-12に示す．最近傍補間では，ファントムの境界線がギザギザになるが，双線形補間と定面積補間では，境界線も滑らかになり，きれいに回転されているのがわかる．投影データを作成する際は濃度の面積が一定の方が好ましいので，定面積補間を用いた画像の回転を使用することにする．

　このプログラムを線減弱係数の和を求めるところに利用して，画像の各画素が検出器のすべての角度においてどの位置にどの割合でどのくらい減弱して投影されるかを計算するプログラムをプログラム3-6に示す．そのプログラムを用いて，画像から投影を作成するプログラムをプログラム3-7に示す．このプログラムを用いて，図3-4に示すSheppファントムの画像と図3-13に示す線減弱係数分布の画像から作成した投影データのサイノグラムを図3-14に示す．

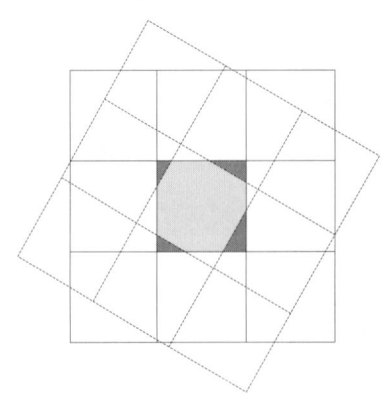

第3章 SPECTの投影データ —— 83

図3-9 画像を格子の四角形の中に均等に分布していると考えた場合の回転
1つの格子がいくつかの格子内に分解される．

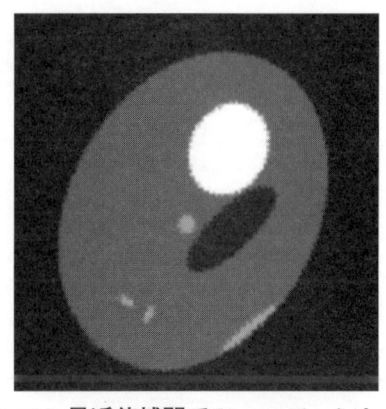

図3-10 最近傍補間でSheppファントムを30°回転した画像

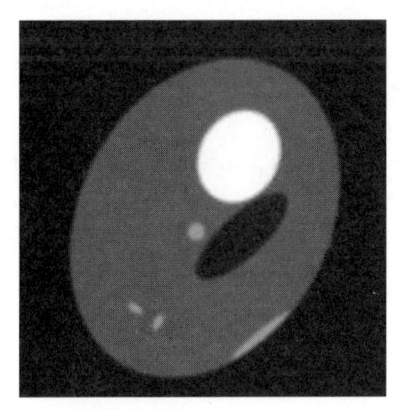

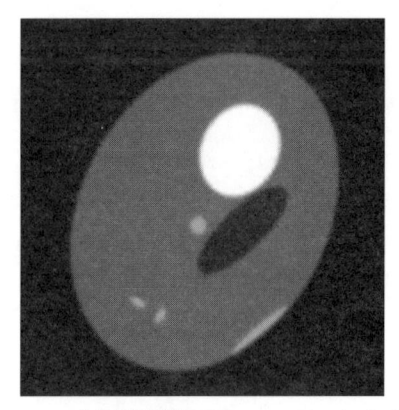

図3-11 双線形補間でSheppファントムを30°回転した画像

図3-12 定面積補間でSheppファントムを30°回転した画像

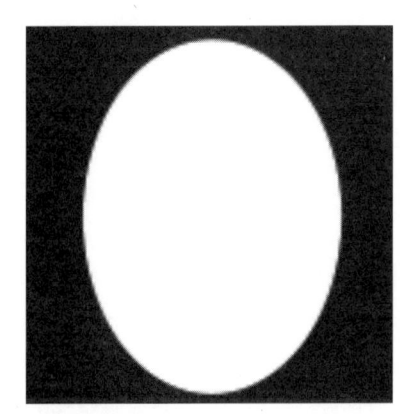

図3-13 Sheppファントムの線減弱係数分布の画像
線減弱係数は一様で0.15cm^{-1}としている．

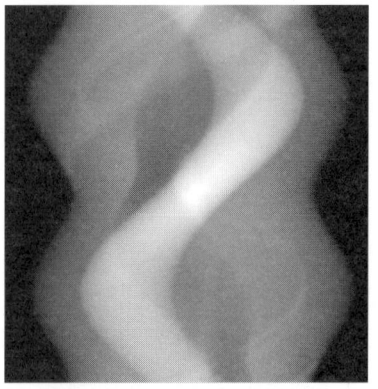

図3-14 画像から作成したSheppファントムのSPECT投影データ

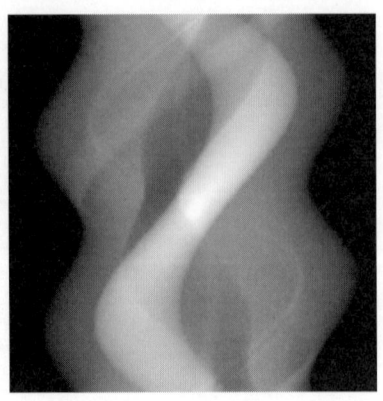

84 ── SPECT画像再構成の基礎

図3-15 Sheppファントムのファンビームの
SPECT投影データ

〔第5節〕 ファンビームの投影データ作成

　SPECTのファンビームの投影は，X線CTのファンビームで**図1-24**に示すような検出器が直線状に並んだ形になっている．ファンビームの投影データを $g_f(X_f, \theta_f)$，パラレルビームの投影データを $g_p(X_p, \theta_p)$ とし，ファンビームの焦点から回転中心（被写体空間の座標軸の原点）までの距離を L_0，焦点から検出器までの距離を L_d とすると，X線CTのときと同様に，

$$\begin{cases} X_p = L_0 \dfrac{X_f}{\sqrt{X_f^{\,2} + L_d^{\,2}}} \\ \theta_p = \theta_f + \tan^{-1} \dfrac{X_f}{L_d} \end{cases} \tag{3-13}$$

と表すことができる．よって，ファンビームとパラレルビームの投影データの関係は，

$$g_f(X_f, \theta_f) = g_p(L_0 \frac{X_f}{\sqrt{X_f^{\,2} + L_d^{\,2}}}, \theta_f + \tan^{-1} \frac{X_f}{L_d}) \tag{3-14}$$

となる．
　これらの式をパラレルビームの投影データを作成するプログラム3-1に応用したプログラムをプログラム3-8に示す．プログラム3-8を用いて，楕円データをもとにファンビームの投影データを作成するプログラムをプログラム3-9に示す．プログラム3-9から作成したSheppファントムのファンビームの投影データを**図3-15**に示す．X線CTのファンビーム投影と同様に，投影の輪郭は左右非対称になっている．

[P3-01mkellipsespect.c]

```
 1: /* mkellipsespect.c  (Program 3-1) */
 2:
 3: #include <stdio.h>
 4: #include <stdlib.h>
 5: #include <math.h>
 6: #define  PI  3.14159265358979
 7:
 8: typedef struct phan_data {    /* Phantom data */
 9:     double  xo;    /*  X Coordinate */
10:     double  yo;    /*  Y Coordinate */
11:     double  a;     /*  Minor Axis */
12:     double  b;     /*  Major Axis */
13:     double  ph;    /*  Rotation angle */
14:     double  de;    /*  Density */
15:     double  at;    /*  Attenuation (/cm) */
16:     struct phan_data *next; /*  next self pointer */
17: } PH_DATA;
18:
19: double   calcus(int, float *, float *, float *);
20:
21: void make_projection_spect(float *prj, int px, int pa, double pl, double w, PH_DATA *pd)
22: // 楕円データからSPECTの投影データの作成
23: // float     *prj;    作成される投影データ
24: // int       px;      投影データの動径方向の数
25: // int       pa;      投影データの角度方向の数（360度）
26: // double    pl;      投影データの動径方向のピクセル実長 (cm/pixel)
27: // double    w;       画像領域の幅 (cm)
28: // PH_DATA   *pd;     楕円データの構造体のポインタ
29: {
30:     int      i, j, k, l, kmin, kosu, rk, nn;
31:     short    *e, *pp, *pr, *rank;
32:     float    *ka, *kf, *kg, *ra, *rb;
33:     double   theta, ph, x, x1, y1, tp, co, si, ramin;
34:     double   a2, b2, alpha, beta, ganma, sq;
35:     double   rad = PI/180.;
36:     double   s;
37:     PH_DATA  *now;
38:
39:     for(now = pd, nn = 0; now != NULL; now = now->next) {
40:         now->xo *= w/2;  // cmに変換 (±1.0 ⇒ ±w/2)
41:         now->yo *= w/2;  // cmに変換
42:         now->a  *= w/2;  // cmに変換
43:         now->b  *= w/2;  // cmに変換
44:         nn++;            // 楕円の数
45:     }
46:     e    = (short *)malloc((unsigned long)nn*sizeof(short));
47:     rank = (short *)malloc((unsigned long)nn*sizeof(short));
48:     pp   = (short *)malloc((unsigned long)2*nn*sizeof(short));
49:     pr   = (short *)malloc((unsigned long)2*nn*sizeof(short));
50:     ka   = (float *)malloc((unsigned long)2*nn*sizeof(float));
51:     kf   = (float *)malloc((unsigned long)2*nn*sizeof(float));
52:     kg   = (float *)malloc((unsigned long)2*nn*sizeof(float));
53:     ra   = (float *)malloc((unsigned long)nn*sizeof(float));
54:     rb   = (float *)malloc((unsigned long)nn*sizeof(float));
55:
56:     for(i = 0 ; i < pa ; i++) {
57:       theta = 2*PI*i/pa;
58:       for(j = 0 ; j < px ; j++) {
59:         s = 0.;
60:         x = (j-px/2)*pl;   // cmに変換
61:         for(k = 0 ; k < nn*2 ; k++) {
62:             ka[k] = 0.;
63:             kf[k] = 0.;
64:             kg[k] = 0.;
65:             pp[k] = 0;
66:         }
67:         for(now = pd, k = 0; now != NULL; now = now->next, k++) {
68:             // 投影線と楕円との交点のY座標の計算
69:             ra[k] = 0.;
70:             rb[k] = 0.;
71:             e[k] = 0;
72:             ph = rad*now->ph;   // 度からラジアンへ変換
73:             x1 =  now->xo*cos(ph)+now->yo*sin(ph);
74:             y1 = -now->xo*sin(ph)+now->yo*cos(ph);
75:             tp = theta-ph;
```

[P3-01mkellipsespect.c]

```
 76:        co = cos(tp);
 77:        si = sin(tp);
 78:        a2 = now->a*now->a;
 79:        b2 = now->b*now->b;
 80:        alpha = a2*co*co+b2*si*si;
 81:        beta = (a2-b2)*co*si*x1+b2*si*x1-a2*co*y1;
 82:        ganma = b2*(x*co-x1)*(x*co-x1)+a2*(x*si-y1)*(x*si-y1)-a2*b2;
 83:        sq = beta*beta-alpha*ganma;
 84:        if((k == 0) && (sq <= 0.0))    break;
 85:        if(sq > 0.0) {
 86:          sq = sqrt(sq);
 87:          ra[k] = (float)(-(beta+sq)/alpha);   // 交点のY座標(Y1)
 88:          rb[k] = (float)((-beta+sq)/alpha);   // 交点のY座標(Y2)
 89:          e[k] = 2;
 90:        }
 91:      }
 92:      kosu = 0;
 93:      if((k != 0) || (sq > 0.0)) {
 94:        for(k = 0 ; k < nn ; k++)   kosu += e[k];
 95:        for(l = 0 ; l < kosu ; l++) { // 交点のY座標の順序づけ
 96:          ramin = 1000.0;
 97:          kmin = 0;
 98:          for(k = 0;k < nn;k++){
 99:            if((e[k] == 2) && (ra[k] < ramin)){
100:              ramin = ra[k];
101:              kmin = k; rk = 1;
102:            }
103:            else if((e[k] == 1) && (rb[k] < ramin)){
104:              ramin = rb[k];
105:              kmin = k; rk = -1;
106:            }
107:          }
108:          pp[l] = kmin;
109:          pr[l] = rk;
110:          e[kmin]--;
111:        }
112:        rk = -1;
113:        for(l = 0 ; l < kosu-1 ; l++) { // 交点の順序をキーに並べ替え
114:          if(pr[l] == 1) {
115:            rk++;
116:            rank[rk] = pp[l];
117:            ka[l] = ra[pp[l]];
118:          }
119:          else {
120:            rk--;
121:            ka[l] = rb[pp[l]];
122:          }
123:          now = pd;
124:          for(k = 0 ; k < rank[rk] ; k++)
125:            now = now->next;
126:          kf[l] = (float)now->de;
127:          kg[l] = (float)now->at;
128:        }
129:        ka[kosu-1] = rb[pp[kosu-1]];
130:        s = calcus(kosu, ka, kf, kg);
131:      }
132:      prj[i*px+j] = (float)s;
133:    }
134:  }
135:  free(e);
136:  free(rank);
137:  free(pp);
138:  free(pr);
139:  free(ka);
140:  free(kf);
141:  free(kg);
142:  free(ra);
143:  free(rb);
144: }
145:
146: double calcus(int k, float *y, float *de, float *mu)
147: // 1 投影の計算
148: // int    k;       投影線と楕円との交点の数
149: // float  *y;      交点のY座標
150: // float  *de;     交点間の線源濃度
```

プログラム【3-1】楕円データからのSPECT投影データ作成関数（2）

[P3-01mkellipsespect.c]

```
151: // float   *mu;     交点間の線減弱係数
152: {
153:     int     i;
154:     double  s, g;
155:
156:     g = 0;
157:     s = de[0]/mu[0]*(1-exp(-mu[0]*(y[1]-y[0])));
158:     for(i = 1 ; i < k-1 ; i++) {
159:         g += mu[i-1]*(y[i]-y[i-1]);
160:         s += exp(-g)*de[i]/mu[i]*(1-exp(-mu[i]*(y[i+1]-y[i])));
161:     }
162:     return  s;
163: }
```

プログラム【3-1】楕円データからのSPECT投影データ作成関数（3）

[P3-02mkprj_spect.c]

プログラム【3-2】SPECT投影データ作成（1）

```c
 1: /*  mkprj_spect.c (Program 3-2)    */
 2:
 3: /* --- プログラムの説明 ---
 4:    楕円データファイルからSPECT投影データを作成するプログラム.
 5:
 6:    入力：
 7:      1. 楕円データのファイル名
 8:      2. 出力される投影データのファイル名
 9:      3. 投影データの動径方向の数（検出器の数）
10:      4. 投影データの角度方向の数（投影数）
11:      5. 動径方向のピクセル実長（cm/pixel）
12:      6. 画像領域の長さ（cm）
13:
14:    出力：
15:      楕円データから作成したSPECT投影データのファイル
16:
17:    必要なファイル：
18:      mkellipsespect.c   (P3-01:楕円のSPECT投影を作成する関数のファイル)
19:
20: */
21:
22: #include <stdio.h>
23: #include <stdlib.h>
24: #include <string.h>
25:
26: #define  PI   3.14159265358979
27: #define  PN   7      /* number of parameters + 1 */
28:
29: typedef struct phan_data {   /* Phantom data */
30:     double   xo;      /*  X Coordinate */
31:     double   yo;      /*  Y Coordinate */
32:     double   a;       /*  Minor Axis */
33:     double   b;       /*  Major Axis */
34:     double   ph;      /*  Rotation angle */
35:     double   de;      /*  Density */
36:     double   at;      /*  Attenuation (/cm) */
37:     struct   phan_data *next; /* next self pointer */
38: } PH_DATA;
39:
40: typedef struct {
41:     char      f1[50];  /* input file name */
42:     char      f2[50];  /* output file name */
43:     float     *prj;    /* projection data */
44:     int       px;      /* number of bins */
45:     int       pa;      /* number of projections */
46:     double    pl;      /* pixel length */
47:     double    aw;      /* image area width (cm) */
48:     PH_DATA   *pd;     /* pointer of Phantom data */
49: } Param;
50:
51: char *menu[PN] = {
52:     "Make Projection data for SPECT",
53:     "Input  file name <.pmt>  ",
54:     "Output file name <float> ",
55:     "Number of bins           ",
56:     "Number of projections    ",
57:     "Pixel length (cm)        ",
58:     "Image area width (cm)    ",
59:     };
60:
61: void read_phantom_data(char *, PH_DATA *);
62: void write_data(char *, float *, int);
63: void make_projection_spect(float *, int, int, double, double, PH_DATA *);
64:
65: void usage(int argc, char **argv)
66: {
67:     int   i;
68:
69:     fprintf( stderr,"\nUSAGE:\n");
70:     fprintf( stderr,"\nNAME\n");
71:     fprintf( stderr,"\n  %s - %s\n", argv[0], menu[0]);
72:     fprintf( stderr,"\nSYNOPSIS\n");
73:     fprintf( stderr,"\n  %s [-h] parameters...\n", argv[0]);
74:     fprintf( stderr,"\nPARAMETERS\n");
75:     for(i = 1 ; i < PN ; i++)
```

[P3-02mkprj_spect.c]

```c
 76:         fprintf( stderr,"\n %3d. %s\n", i, menu[i]);
 77:      fprintf( stderr,"\n");
 78:      fprintf( stderr,"\nFLAGS\n");
 79:      fprintf( stderr,"\n  -h  Print Usage (this comment).\n");
 80:      fprintf( stderr,"\n");
 81:      exit(1);
 82: }
 83: 
 84: void getparameter(int argc, char **argv, Param *pm)
 85: {
 86:      int   i;
 87:      char  dat[256];
 88: 
 89:      /* default parameter value */
 90:      sprintf( pm->f1, "P3-03shepp_spect.pmt");
 91:      sprintf( pm->f2, "shepp_spect.prj");
 92:      pm->px = 128;
 93:      pm->pa = 128;
 94:      pm->pl = 0.15625;
 95:      pm->aw = 20.;
 96: 
 97:      i = 0;
 98:      if( argc == 1+i ) {
 99:         fprintf( stdout, "\n%s\n\n", menu[i++] );
100:         fprintf( stdout, " %s [%s] :", menu[i++], pm->f1 );
101:         if(*gets(dat) != '\0')   strcpy(pm->f1, dat);
102:         fprintf( stdout, " %s [%s] :", menu[i++], pm->f2 );
103:         if(*gets(dat) != '\0')   strcpy(pm->f2, dat);
104:         fprintf( stdout, " %s [%d] :", menu[i++], pm->px );
105:         if(*gets(dat) != '\0')   pm->px = atoi(dat);
106:         fprintf( stdout, " %s [%d] :", menu[i++], pm->pa );
107:         if(*gets(dat) != '\0')   pm->pa = atoi(dat);
108:         fprintf( stdout, " %s [%f] :", menu[i++], pm->pl );
109:         if(*gets(dat) != '\0')   pm->pl = atof(dat);
110:         fprintf( stdout, " %s [%f] :", menu[i++], pm->aw );
111:         if(*gets(dat) != '\0')   pm->aw = atof(dat);
112:      }
113:      else if ( argc == PN+i ) {
114:         fprintf( stderr, "\n%s [%s]\n", argv[i++], menu[0] );
115:         if((argc--) > 1) strcpy( pm->f1, argv[i++] );
116:         if((argc--) > 1) strcpy( pm->f2, argv[i++] );
117:         if((argc--) > 1) pm->px = atoi( argv[i++] );
118:         if((argc--) > 1) pm->pa = atoi( argv[i++] );
119:         if((argc--) > 1) pm->pl = atof( argv[i++] );
120:         if((argc--) > 1) pm->aw = atof( argv[i++] );
121:      }
122:      else {
123:         usage(argc, argv);
124:      }
125: 
126: }
127: 
128: main(int argc, char *argv[] )
129: {
130:      Param   *pm;
131: 
132:      pm = (Param *)malloc(sizeof(Param));
133:      getparameter(argc, argv, pm);
134: 
135:      pm->prj = (float *)malloc((unsigned long)pm->px*pm->pa*sizeof(float));
136: 
137:      printf(" *** Read Phantom data    ***\n");
138:      pm->pd = (PH_DATA *)malloc(sizeof(PH_DATA));
139:      pm->pd->next = NULL;
140:      read_phantom_data(pm->f1, pm->pd);
141: 
142:      printf(" *** Making Projections ***\n");
143:      make_projection_spect(pm->prj, pm->px, pm->pa, pm->pl, pm->aw, pm->pd);
144: 
145:      printf(" *** Write Image data    ***\n");
146:      write_data(pm->f2, pm->prj, pm->px*pm->pa);
147: 
148:      free(pm->prj);
149:      free(pm);
150: }
```

[P3-02mkprj_spect.c]

```c
151:
152: void read_phantom_data(char *fi, PH_DATA *now)
153: {
154:     int     i, k, flag;
155:     char    dat[256];
156:     double  w[7];
157:     FILE    *fp;
158:
159:     /* open Phantom parameter file */
160:     if((fp = fopen(fi, "r")) == NULL) {
161:         fprintf( stderr, "Error: file open [%s].\n", fi);
162:         exit(1);
163:     }
164:
165:     /* Input Phatom parameters */
166:     flag = 0;
167:     while(fgets(dat,256,fp) != NULL) {
168:         if(*dat=='#'){
169:             printf("       ");
170:             printf(dat);
171:             continue;
172:         }
173:         for(i = 0 ; i < 7 ; i++) w[i] = 0;
174:         k = 0;
175:         for(i = 0 ; i < 7 ; i++) {
176:             while((dat[k] == ' ')||(dat[k] == '\t')) k++;
177:             w[i] = atof(dat+k);
178:             while((dat[k] != ' ')&&(dat[k] != '\t')) k++;
179:         }
180:         if(flag) {
181:             now->next = (PH_DATA *)malloc(sizeof(PH_DATA));
182:             now = now->next;
183:             now->next = NULL;
184:         }
185:         now->xo = w[0];
186:         now->yo = w[1];
187:         now->a  = w[2];
188:         now->b  = w[3];
189:         now->ph = w[4];
190:         now->de = w[5];
191:         now->at = w[6];
192:         flag++;
193:         printf(" * %2d *", flag);
194:         printf("%8.4f,",  now->xo);
195:         printf("%8.4f,",  now->yo);
196:         printf("%8.4f,",  now->a );
197:         printf("%8.4f,",  now->b );
198:         printf("%8.4f,",  now->ph);
199:         printf("%8.4f,",  now->de);
200:         printf("%8.4f\n", now->at);
201:     }
202:     printf("\n");
203:     fclose(fp);
204: }
205:
206: void write_data(char *fi, float *img, int size)
207: {
208:     FILE    *fp;
209:
210:     /* open file and write data */
211:     if((fp = fopen(fi, "wb")) == NULL) {
212:         fprintf( stderr," Error : file open [%s].\n", fi);
213:         exit(1);
214:     }
215:     fwrite(img, sizeof(float), size, fp);
216:     fclose(fp);
217: }
```

[P3-03shepp_spect.pmt]

```
 1: #
 2: #       shepp phantom parameter for SPECT   (File 3-03)
 3: #
 4: #       《Phantom Data》 (楕円のパラメータ)
 5: #          xo -> X Coordinate      (楕円の中心のx座標)
 6: #          yo -> Y Coordinate      (楕円の中心のy座標)
 7: #           a -> Minor Axis        (楕円の短軸の長さ；x方向)
 8: #           b -> Major Axis        (楕円の長軸の長さ；y方向)
 9: #          th -> Rotating angle    (楕円の回転角度)
10: #          de -> Density           (楕円内部の濃度)
11: #          at -> Attenuation       (楕円内部の線減弱係数)
12: #
13: #   xo      yo       a      b       th     de    at
14: #
15:    0.0     0.0     0.69   0.92     0.0    0.1   0.15
16:    0.0    -0.0184  0.6624 0.874    0.0    1.0   0.15
17:    0.22    0.0     0.11   0.31   -18.0    0.3   0.15
18:    0.0     0.35    0.21   0.25     0.0    2.0   0.15
19:    0.0    -0.1     0.046  0.046    0.0    1.5   0.15
20:   -0.08   -0.605   0.046  0.023    0.0    1.5   0.15
21:    0.06   -0.605   0.023  0.046    0.0    1.5   0.15
22:    0.56   -0.4     0.025  0.2    -21.0    1.5   0.15
```

プログラム【3-3】 ファントムパラメータ（1）

92 —— SPECT画像再構成の基礎

[P3-04rotate.c]

プログラム【3-4】 画像回転関数（1）

```
1: /*  rotate.c  (Program 3-4)  */
2:
3: #include <stdio.h>
4: #include <math.h>
5: #define  PI  3.14159265358979
6:
7: typedef struct { // 座標
8:     double  x;     /* x-coordinate */
9:     double  y;     /* y-coordinate */
10: } Point;
11:
12: typedef struct { // 定面積補間に用いる面積判断点
13:     int     n;         /* number of points */
14:     Point   p[8];      /* point coordinates (maximum is 8) */
15:     int     ix;        /* matrix number */
16:     int     iy;        /* matrix number */
17:     double  r;         /* rate of square */
18: } SPoint;
19:
20: void read_data(char *, float *, int);
21: void write_data(char *, float *, int);
22: void rotate_nearest(float *, float *, int, int, double);
23: void rotate_linear(float *, float *, int, int, double);
24: void rotate_square(float *, float *, int, int, double);
25: void rotate_point(Point *, Point *, double, double);
26:
27: /* 最近接補間 */
28: void rotate_nearest(float *rot, float *img, int nx, int ny, double ang)
29: // 画像回転プログラム（最近接補間）
30: // float    *rot;     回転後の画像データ
31: // float    *img;     回転前の画像データ
32: // int      nx;       画像データのx方向の数
33: // int      ny;       画像データのy方向の数
34: // double   ang;      回転角度（radian）
35: {
36:     int     i, j, ix, iy;
37:     double  th, si, co;
38:     Point   b;         /* 回転前の画素の座標 */
39:     Point   r;         /* 回転後の画素の座標 */
40:
41:     for(i = 0 ; i < nx*ny ; i++)
42:         rot[i] = 0;
43:     th = -ang; //*PI/180;
44:     si = sin(th);
45:     co = cos(th);
46:
47:     for(i = 0 ; i < ny ; i++) {
48:         r.y = ny/2-i;                              /* 画素のy座標 */
49:         for(j = 0 ; j < nx ; j++) {
50:             r.x = j-nx/2;                          /* 画素のx座標 */
51:             rotate_point(&b, &r, si, co);          /* 画素の回転（逆） */
52:             ix = (int)(b.x+nx/2+.5);               /* 回転前の画素の位置(x) */
53:             iy = (int)(ny/2-b.y+.5);               /* 回転前の画素の位置(y) */
54:             if(ix < 0 || ix > nx-1 || iy < 0 || iy > ny-1)
55:                 continue;
56:             rot[i*nx+j] = img[iy*nx+ix];
57:         }
58:     }
59: }
60:
61: /* 双線形補間 */
62: void rotate_linear(float *rot, float *img, int nx, int ny, double ang)
63: // 画像回転プログラム（双線形補間）
64: // float    *rot;     回転後の画像データ
65: // float    *img;     回転前の画像データ
66: // int      nx;       画像データのx方向の数
67: // int      ny;       画像データのy方向の数
68: // double   ang;      回転角度（radian）
69: {
70:     int     i, j, ix, iy;
71:     double  th, si, co, x0, x1, y0, y1;
72:     Point   b;         /* 回転前の画素の座標 */
73:     Point   r;         /* 回転後の画素の座標 */
74:
75:     for(i = 0 ; i < nx*ny ; i++)
```

第3章 SPECTの投影データ —— 93

[P3-04rotate.c]

プログラム【3-4】画像回転関数（2）

```
 76:        rot[i] = 0;
 77:     th = -ang; //*PI/180;
 78:     si = sin(th);
 79:     co = cos(th);
 80:
 81:     for(i = 0 ; i < ny ; i++) {
 82:        r.y = ny/2-i;                           /* 画素のy座標 */
 83:        for(j = 0 ; j < nx ; j++) {
 84:           r.x = j-nx/2;                        /* 画素のx座標 */
 85:           rotate_point(&b, &r, si, co);        /* 画素の回転 */
 86:           ix = (int)(b.x+nx/2);                /* 回転前の画素の位置(x) */
 87:           x0 = b.x+nx/2-ix;
 88:           x1 = 1-x0;
 89:           iy = (int)(ny/2-b.y);                /* 回転前の画素の位置(y) */
 90:           y0 = ny/2-b.y-iy;
 91:           y1 = 1-y0;
 92:           if(ix < 0 || ix > nx-2 || iy < 0 || iy > ny-2)
 93:              continue;
 94:           /* 双線形補間 */
 95:           rot[i*nx+j] = (float)(y1*x1*img[ iy   *nx+ix   ]
 96:                                +y0*x1*img[(iy+1)*nx+ix   ]
 97:                                +y1*x0*img[ iy   *nx+ix+1]
 98:                                +y0*x0*img[(iy+1)*nx+ix+1]);
 99:        }
100:     }
101: }
102:
103: /* 定面積補間 */
104: void rotate_square(float *rot, float *img, int nx, int ny, double ang)
105: // 画像回転プログラム（定面積補間）
106: // float   *rot;   回転後の画像データ
107: // float   *img;   回転前の画像データ
108: // int     nx;     画像データのx方向の数
109: // int     ny;     画像データのy方向の数
110: // double  ang;    回転角度（radian）
111: {
112:     int     i, j, k, m, ix, iy;
113:     double  th, si, co, aa, bb, x, y, sr, hh;
114:     double  hx[3];      // 六角形3つの内積判定用
115:     Point   a[5];       // 回転画像の画素の座標を回転前に戻した座標
116:     Point   ar[5];      // 回転画像の対応する画素の座標
117:     Point   b[5];       // 回転前の画素の座標（中心,左上,右上,右下,左下）
118:     Point   br[6];      // 回転後の画素の座標（中心,左上,右上,右下,左下,左上）
119:     Point   tr[5];      // 面積算出用のベクトル
120:     SPoint  s[9];       // 面積を判断するエリア（対象画素と近接8点）
121:     int     ane[5][3] = {{0,0,0},{0,1,3},{1,2,5},{5,7,8},{3,6,7}};
122:
123:     int     isin(Point *, Point *);
124:     void    add_stock(SPoint *, int, double, double);
125:     double  triangle(Point *, Point *, Point *);
126:     void    mkvector(Point *, Point *, Point *);
127:     void    pswap(Point *, Point *);
128:     void    dswap(double *, double *);
129:     double  dot_product(Point *, Point *);
130:     double  trivector(Point *, Point *);
131:
132:     for(i = 0 ; i < nx*ny ; i++)
133:        rot[i] = 0;
134:     th = ang; //*PI/180;
135:     si = sin(th);
136:     co = cos(th);
137:
138:     if(th == 0. || th == 2*PI || th == -2*PI) { // when th(angle) is 0 (+2*PI*n)
139:        for(i = 0 ; i < nx*ny ; i++)
140:           rot[i] = img[i];
141:        return;
142:     }
143:     else if(th == PI/2 || th == -3*PI/2) { // when th(angle) is PI/2 (+2*PI*n)
144:        for(i = 0 ; i < ny ; i++)
145:           for(j = 1 ; j < nx ; j++)
146:              rot[i*nx+j] = img[(nx-j)*nx+i];
147:        return;
148:     }
149:     else if(th == PI || th == -PI) { // when th(angle) is PI (+2*PI*n)
150:        for(i = 1 ; i < ny ; i++)
```

[P3-04rotate.c]

```
151:            for(j = 1 ; j < nx ; j++)
152:                rot[i*nx+j] = img[(ny-i)*nx+nx-j];
153:            return;
154:        }
155:        else if(th == 3*PI/2 || th == -PI/2) { // when th(angle) is 3*PI/2 (+2*PI*n)
156:            for(i = 1 ; i < ny ; i++)
157:                for(j = 0 ; j < nx ; j++)
158:                    rot[i*nx+j] = img[j*nx+ny-i];
159:            return;
160:        }
161:
162: //  printf("¥r    Calculation [%3d][%3d] ", 0, 0);
163:        for(i = 0 ; i < ny ; i++) {
164:            b[0].y = ny/2-i;              /* 画素の中心のy座標 */
165:            b[1].y = b[2].y = b[0].y+.5;  /* 画素の左上、右上の頂点のy座標 */
166:            b[3].y = b[4].y = b[0].y-.5;  /* 画素の左下、右下の頂点のy座標 */
167:            for(j = 0 ; j < nx ; j++) {
168: //              printf("¥r    Calculation [%3d][%3d] ", i, j);
169:                if(img[i*nx+j] == 0.)    continue;
170:                b[0].x = j-nx/2;              /* 画素の中心のx座標 */
171:                b[1].x = b[4].x = b[0].x-.5; /* 画素の左上、左下の頂点のx座標 */
172:                b[2].x = b[3].x = b[0].x+.5; /* 画素の右上、右下の頂点のx座標 */
173:                for(k = 0 ; k < 5 ; k++)
174:                    rotate_point(br+k, b+k, si, co);
175:                ix = (int)floor((br[0].x+.5+nx/2));
176:                iy = (int)floor((ny/2-br[0].y+.5));
177:                if(ix < 1 || ix > nx-2 || iy < 1 || iy > ny-2)
178:                    continue;
179:                for(k = 0 ; k < 9 ; k++)
180:                    s[k].r = s[k].n = 0; // 点の数と割合をゼロにセット
181:                s[0].ix = s[3].ix = s[6].ix = ix-1; // 対象の画素を中心とした位置をセット
182:                s[1].ix = s[4].ix = s[7].ix = ix;
183:                s[2].ix = s[5].ix = s[8].ix = ix+1;
184:                s[0].iy = s[1].iy = s[2].iy = iy-1;
185:                s[3].iy = s[4].iy = s[5].iy = iy;
186:                s[6].iy = s[7].iy = s[8].iy = iy+1;
187:
188:                ar[0].x = ix-nx/2;    // 回転後（画素の中心x座標）
189:                ar[0].y = ny/2-iy;    // 回転後（画素の中心y座標）
190:                ar[1].x = ar[4].x = ar[0].x-.5; // 角のx座標
191:                ar[2].x = ar[3].x = ar[0].x+.5; //
192:                ar[1].y = ar[2].y = ar[0].y+.5; // 角のy座標
193:                ar[3].y = ar[4].y = ar[0].y-.5; //
194:
195:                /* ① 頂点の座標が元画像の画素内に入っているか？ */
196:                for(k = 0 ; k < 5 ; k++) // 逆回転して、回転前の座標を求める
197:                    rotate_point(a+k, ar+k, -si, co);
198:                for(k = 1 ; k < 5 ; k++) { // 判定と座標のストック
199:                    if(isin(a+k, b))
200:                        for(m = 0 ; m < 3 ; m++)
201:                            add_stock(s, ane[k][m], ar[k].x, ar[k].y);
202:                }
203:
204:                /* ② 回転後の画素の頂点がどのエリアに属するか？ */
205:                for(k = 1 ; k < 5 ; k++) {
206:                    ix = (int)(br[k].x-ar[0].x+1.5);
207:                    iy = (int)(1.5-br[k].y+ar[0].y);
208:                    add_stock(s, iy*3+ix, br[k].x, br[k].y);
209:                }
210:
211:                /* ③ 交点の座標をエリアに加える */
212:                br[5].x = br[1].x; // 左上の座標を追加 (x)
213:                br[5].y = br[1].y; //                  (y)
214:                for(k = 1 ; k < 5 ; k++) {
215:                    /* 直線y=ax+bの係数 */
216:                    aa = (br[k+1].y-br[k].y)/(br[k+1].x-br[k].x);
217:                    bb = (br[k+1].x*br[k].y-br[k].x*br[k+1].y)/(br[k+1].x-br[k].x);
218:                    /* x座標固定の直線 */
219:                    if((int)floor(br[k+1].x+.5) != (int)floor(br[k].x+.5)) {
220:                        x = (floor(br[k+1].x+.5)+floor(br[k].x+.5))/2;
221:                        y = aa*x+bb;
222:                        ix = (int)(x-ar[0].x+1.5);
223:                        iy = (int)(1.5-y+ar[0].y);
224:                        add_stock(s, iy*3+ix  , x, y);
225:                        add_stock(s, iy*3+ix-1, x, y);
```

[P3-04rotate.c]

```
226:            }
227:            /* y座標固定の直線 */
228:            if((int)floor(br[k+1].y+.5) != (int)floor(br[k].y+.5)) {
229:                y = (floor(br[k+1].y+.5)+floor(br[k].y+.5))/2;
230:                x = (y-bb)/aa;
231:                ix = (int)(x-ar[0].x+1.5);
232:                iy = (int)(1.5-y+ar[0].y);
233:                add_stock(s,  iy   *3+ix, x, y);
234:                add_stock(s, (iy-1)*3+ix, x, y);
235:            }
236:        }
237:        s[4].n = 0; // 中心は計算から外す
238:        sr = 0;
239:        for(k = 0 ; k < 9 ; k++) { // 面積割合の計算
240:            switch(s[k].n) {
241:            case 0:
242:                break;
243:            case 3: // 三角形の面積
244:                s[k].r = triangle(s[k].p, s[k].p+1, s[k].p+2);
245:                break;
246:            case 4: // 2つの三角形の面積（四角形）
247:                s[k].r = triangle(s[k].p, s[k].p+2, s[k].p+3);
248:                s[k].r += triangle(s[k].p+1, s[k].p+2, s[k].p+3);
249:                break;
250:            case 5: // 3つの三角形の面積（五角形）
251:                /* はじめの1点を元に4つのベクトルを考える */
252:                for(m = 0 ; m < 4 ; m++)
253:                    mkvector(tr+m, s[k].p, s[k].p+m+1);
254:                /* xが0かyが0である2つのベクトルを探す */
255:                for(m = 1 ; m < 4 ; m++) { // x=0を先頭に
256:                    if(tr[m].y == 0.) pswap(tr, tr+m);
257:                }
258:                for(m = 1 ; m < 3 ; m++) { // y=0を後尾に
259:                    if(tr[m].x == 0.) pswap(tr+m, tr+3);
260:                }
261:                /* 最初と残りの2つのベクトルとの開き角（cosθ）を出す */
262:                hh = sqrt(tr[0].x*tr[0].x+tr[0].y*tr[0].y);
263:                for(m = 0 ; m < 2 ; m++) // 内積を利用してcosθの値を出す
264:                    hx[m] = dot_product(tr, tr+m+1)/hh/sqrt(tr[m+1].x*tr[m+1].x+tr[m+1].y*tr[m+1].y);
265:                /* 開き角が大きい順にソートする */
266:                if(hx[0] < hx[1]) {
267:                    dswap(hx, hx+1);
268:                    pswap(tr+1, tr+2);
269:                }
270:                /* 順番に三角形の面積を算出する */
271:                for(m = 0 ; m < 3 ; m++)
272:                    s[k].r += trivector(tr+m, tr+m+1);
273:                break;
274:            case 6: // 4つの三角形の面積（六角形）
275:                /* はじめの1点を元に5つのベクトルを考える */
276:                for(m = 0 ; m < 5 ; m++)
277:                    mkvector(tr+m, s[k].p, s[k].p+m+1);
278:                /* xが0かyが0である2つのベクトルを探す */
279:                for(m = 1 ; m < 5 ; m++) { // x=0を先頭に
280:                    if(tr[m].y == 0.) pswap(tr, tr+m);
281:                }
282:                for(m = 1 ; m < 4 ; m++) { // y=0を後尾に
283:                    if(tr[m].x == 0.) pswap(tr+m, tr+4);
284:                }
285:                /* 最初と残りの3つのベクトルとの開き角（cosθ）を出す */
286:                hh = sqrt(tr[0].x*tr[0].x+tr[0].y*tr[0].y);
287:                for(m = 0 ; m < 3 ; m++) // 内積を利用してcosθの値を出す
288:                    hx[m] = dot_product(tr, tr+m+1)/hh/sqrt(tr[m+1].x*tr[m+1].x+tr[m+1].y*tr[m+1].y);
289:                /* 開き角が大きい順にソートする */
290:                if(hx[0] < hx[1]) {
291:                    dswap(hx, hx+1);
292:                    pswap(tr+1, tr+2);
293:                }
294:                if(hx[0] < hx[2]) {
295:                    dswap(hx, hx+2);
296:                    pswap(tr+1, tr+3);
297:                }
298:                if(hx[1] < hx[2]) {
```

プログラム【3-4】画像回転関数（4）

[P3-04rotate.c]

```c
299:                    pswap(tr+2, tr+3);
300:                }
301:                /* 順番に三角形の面積を算出する */
302:                for(m = 0 ; m < 4 ; m++)
303:                    s[k].r += trivector(tr+m, tr+m+1);
304:                break;
305:            default:
306:                printf("(i=%3d,j=%3d):s[].n = %d\n", i, j, s[k].n);
307:            }
308:            sr += s[k].r; // 算出した面積の割合を足し込む
309:        }
310:        s[4].r = 1.-sr; // 中心の面積の割合を残りから算出
311:        for(k = 0 ; k < 9 ; k++) { // 分割した面積の足し込み
312:            rot[s[k].iy*nx+s[k].ix] += (float)s[k].r*img[i*nx+j];
313:        }
314:        }
315:    }
316: // printf("\n");
317: }
318:
319: /* 座標を回転する */
320: void rotate_point(Point *ro, Point *be, double si, double co)
321: {
322:     ro->x =  be->x*co+be->y*si;
323:     ro->y = -be->x*si+be->y*co;
324: }
325:
326: /* 点aが4点bの内部に入っているかを判定する */
327: int isin(Point *a, Point *b)
328: {
329:     if(a->x < b[1].x)        return 0;
330:     else if(a->x > b[2].x)   return 0;
331:     else if(a->y > b[1].y)   return 0;
332:     else if(a->y < b[3].y)   return 0;
333:     else                     return 1;
334: }
335:
336: /* 注目点の座標をストックする */
337: void add_stock(SPoint *s, int n, double x, double y)
338: {
339:     s[n].p[s[n].n].x = x;
340:     s[n].p[s[n].n].y = y;
341:     s[n].n++;
342: }
343:
344: /* 3点の座標から三角形の面積を算出する */
345: double triangle(Point *p0, Point *p1, Point *p2)
346: {
347:     Point   tr[2];
348:     void mkvector(Point *, Point *, Point *);
349:     mkvector(tr  , p0, p1);
350:     mkvector(tr+1, p0, p2);
351:     return fabs(tr[0].x*tr[1].y-tr[0].y*tr[1].x)/2;
352: }
353:
354: /* 2点の座標からベクトルを作成する */
355: void mkvector(Point *v, Point *p0, Point *p1)
356: {
357:     v->x = p1->x - p0->x;
358:     v->y = p1->y - p0->y;
359: }
360:
361: /* 2つのベクトルから3角形の面積を出す */
362: double trivector(Point *v0, Point *v1)
363: {
364:     return fabs(v0->x*v1->y-v0->y*v1->x)/2;
365: }
366:
367: /* 2つのベクトルの内積 */
368: double dot_product(Point *v0, Point *v1)
369: {
370:     return v0->x*v1->x+v0->y*v1->y;
371: }
372:
373: /* 2点をスワップ(交換)する */
```

プログラム【3-4】 画像回転関数（5）

[P3-04rotate.c]

プログラム【3-4】画像回転関数 (6)

```
374: void pswap(Point *p0, Point *p1)
375: {
376:     void dswap(double *, double *);
377:     dswap(&(p0->x), &(p1->x));
378:     dswap(&(p0->y), &(p1->y));
379: }
380:
381: /* 2つの変数の値をスワップする */
382: void dswap(double *a, double *b)
383: {
384:     double w;
385:     w  = *a;
386:     *a = *b;
387:     *b = w;
388: }
```

[P3-05rotate_img.c]

```c
1: /*  rotate_img.c  (Program 3-5)  */
2:
3: /* --- プログラムの説明 ---
4:    画像ファイルを回転するプログラム.
5:
6:  入力:
7:    1. 画像のファイル名
8:    2. 回転した画像のファイル名
9:    3. 画像の幅
10:   4. 画像の高さ
11:   5. 回転する角度（度）
12:   6. 補間の種類（最近接補間：0，双線形補間：1, 定面積補間：2）
13:
14:  出力:
15:    回転した画像のファイル
16:
17:  必要なファイル:
18:    rotate.c   (P3-04:画像を回転する関数のファイル)
19:
20: */
21:
22: #include <stdio.h>
23: #include <stdlib.h>
24: #include <string.h>
25:
26: #define  PN  7
27: #define  PI  3.14159265358979
28:
29: typedef struct {  // 入力変数
30:     char    f1[50]; /* input file name */
31:     char    f2[50]; /* output file name */
32:     float   *img;   /* image data before rotation */
33:     float   *rot;   /* image data after rotation  */
34:     int     nx;     /* number of matrix (x) */
35:     int     ny;     /* number of matrix (y) */
36:     double  th;     /* rotate angle (degree) */
37:     int     rm;     /* rotate method [nearect-0,linear-1,square-2] */
38: } Param;
39:
40: char *menu[PN] = {  // 入力の際のコメント（入力変数とリンク）
41:     "Rotate image data",
42:     "Input  file name <float> ",
43:     "Output file name <float> ",
44:     "  Number of matrix   (x)     ",
45:     "  Number of matrix   (y)     ",
46:     "Rotate angle (degree)       ",
47:     "Rotate method (nearest-0, linear-1, square-2) ",
48:     };
49:
50: void read_data(char *, float *, int);
51: void write_data(char *, float *, int);
52: void rotate_nearest(float *, float *, int, int, double);
53: void rotate_linear(float *, float *, int, int, double);
54: void rotate_square(float *, float *, int, int, double);
55:
56: void usage(int argc, char **argv)
57: {
58:     int   i;
59:
60:     fprintf( stderr,"\nUSAGE:\n");
61:     fprintf( stderr,"\nNAME\n");
62:     fprintf( stderr,"\n  %s - %s\n", argv[0], menu[0]);
63:     fprintf( stderr,"\nSYNOPSIS\n");
64:     fprintf( stderr,"\n  %s [-h] parameters...\n", argv[0]);
65:     fprintf( stderr,"\nPARAMETERS\n");
66:     for(i = 1 ; i < PN ; i++)
67:        fprintf( stderr,"\n %3d. %s\n", i, menu[i]);
68:     fprintf( stderr,"\n");
69:     fprintf( stderr,"\nFLAGS\n");
70:     fprintf( stderr,"\n  -h  Print Usage (this comment).\n");
71:     fprintf( stderr,"\n");
72:     exit(1);
73: }
74:
75: void getparameter(int argc, char **argv, Param *pm)
```

[P3-05rotate_img.c]

```
 76: {
 77:     int    i;
 78:     char   dat[256];
 79:
 80:     /* default parameter value */
 81:     sprintf( pm->f1, "n0.img");
 82:     sprintf( pm->f2, "n1.img");
 83:     pm->nx = 128;
 84:     pm->ny = 128;
 85:     pm->th = 30.;
 86:     pm->rm = 0;
 87:
 88:     i = 0;
 89:     if( argc == 1+i ) {
 90:        fprintf( stdout, "\n%s\n\n", menu[i++] );
 91:        fprintf( stdout, " %s [%s] :", menu[i++], pm->f1 );
 92:        if(*gets(dat) != '\0')  strcpy(pm->f1, dat);
 93:        fprintf( stdout, " %s [%s] :", menu[i++], pm->f2 );
 94:        if(*gets(dat) != '\0')  strcpy(pm->f2, dat);
 95:        fprintf( stdout, " %s [%d] :", menu[i++], pm->nx );
 96:        if(*gets(dat) != '\0')  pm->nx = atoi(dat);
 97:        fprintf( stdout, " %s [%d] :", menu[i++], pm->ny );
 98:        if(*gets(dat) != '\0')  pm->ny = atoi(dat);
 99:        fprintf( stdout, " %s [%f] :", menu[i++], pm->th );
100:        if(*gets(dat) != '\0')  pm->th = atof(dat);
101:        fprintf( stdout, " %s [%d] :", menu[i++], pm->rm );
102:        if(*gets(dat) != '\0')  pm->rm = atoi(dat);
103:     }
104:     else if ( argc == PN+i ) {
105:        fprintf( stderr, "\n%s [%s]\n", argv[i++], menu[0] );
106:        if((argc--) > 1) strcpy( pm->f1, argv[i++] );
107:        if((argc--) > 1) strcpy( pm->f2, argv[i++] );
108:        if((argc--) > 1) pm->nx = atoi( argv[i++] );
109:        if((argc--) > 1) pm->ny = atoi( argv[i++] );
110:        if((argc--) > 1) pm->th = atof( argv[i++] );
111:        if((argc--) > 1) pm->rm = atoi( argv[i++] );
112:     }
113:     else {
114:        usage(argc, argv);
115:     }
116: }
117:
118: main(int argc, char *argv[] )
119: {
120:     Param   *pm;
121:
122:     pm = (Param *)malloc(sizeof(Param));
123:     getparameter(argc, argv, pm);
124:
125:     pm->img = (float *)malloc((unsigned long)pm->nx*pm->ny*sizeof(float));
126:     pm->rot = (float *)malloc((unsigned long)pm->nx*pm->ny*sizeof(float));
127:
128:     printf(" *** Read Image data   ***\n");
129:     read_data(pm->f1, pm->img, pm->nx*pm->ny);
130:
131:     printf(" *** Rotate Image ***\n");
132:     switch(pm->rm) {
133:     case 0:
134:        rotate_nearest(pm->rot, pm->img, pm->nx, pm->ny, pm->th*PI/180.);
135:        break;
136:     case 1:
137:        rotate_linear(pm->rot, pm->img, pm->nx, pm->ny, pm->th*PI/180.);
138:        break;
139:     default:
140:        rotate_square(pm->rot, pm->img, pm->nx, pm->ny, pm->th*PI/180.);
141:     }
142:
143:     printf(" *** Write Image data  ***\n");
144:     write_data(pm->f2, pm->rot, pm->nx*pm->ny);
145:
146:     free(pm->img);
147:     free(pm->rot);
148:     free(pm);
149: }
150:
```

プログラム【3-5】 画像回転（2）

[P3-05rotate_img.c]

```
151: void read_data(char *fi, float *prj, int size)
152: {
153:     FILE    *fp;
154:     /* open file and read data */
155:     if((fp = fopen(fi, "rb")) == NULL) {
156:         fprintf( stderr," Error : file open [%s].\n", fi);
157:         exit(1);
158:     }
159:     fread(prj, sizeof(float), size, fp);
160:     fclose(fp);
161: }
162:
163: void write_data(char *fi, float *prj, int size)
164: {
165:     FILE    *fp;
166:     /* open file and write data */
167:     if((fp = fopen(fi, "wb")) == NULL) {
168:         fprintf( stderr," Error : file open [%s].\n", fi);
169:         exit(1);
170:     }
171:     fwrite(prj, sizeof(float), size, fp);
172:     fclose(fp);
173: }
```

[P3-06mkcij_spect.c]

```c
1:  /*  mkcij_spect.c  (Program 3-6)  */
2:
3:  #include <math.h>
4:  #define  NI  3
5:  #define  PI  3.14159265358979
6:
7:  typedef struct {
8:      int     x;
9:      double  c[NI];
10: } CIJ;
11:
12: void make_cij_spect(CIJ *cf, CIJ *cb, int nx, int ny, int px, int pa, float *att, int ax,
    int ay)
13: // 減弱を考慮して画像の1画素が投影データに投影される値を求める関数
14: // CIJ    *cf;    減弱を考慮した1画素の投影
15: // CIJ    *cb;    減弱がない状態の1画素の投影
16: // int    nx;     濃度画像のx方向の数
17: // int    ny;     濃度画像のy方向の数
18: // int    px;     投影の動径方向の数
19: // int    pa;     投影の角度方向の数
20: // float  *att;   線減弱係数分布の画像データ(1/pixel)
21: // int    ax;     線減弱係数分布のx方向の数
22: // int    ay;     線減弱係数分布のy方向の数
23: // nx == ax;      濃度画像データと線減弱係数データの大きさは等しいと仮定する
24: // ny == ay;
25: {
26:     int     i, j, k, m, ix, iy, ij;
27:     double  x, y, xx, yy, th, a, b, x05, d, si, co, tt;
28:     float   *rot;
29:     void    rotate_square(float *, float *, int, int, double);
30:
31:     rot = (float *)malloc((unsigned long)ax*ay*sizeof(float));
32:
33:     for(i = 0 ; i < nx*ny*pa ; i++) {
34:         cf[i].x = cb[i].x = 0;
35:         cf[i].c[0] = cb[i].c[0] = 0;
36:         cf[i].c[1] = cb[i].c[1] = 0;
37:         cf[i].c[2] = cb[i].c[2] = 0;
38:     }
39:
40:     for(ij = 0, k = 0 ; k < pa ; k++) {
41:         th = 2*PI*k/pa;
42:         si = sin(th);
43:         co = cos(th);
44:         if(fabs(si) > fabs(co)) {
45:             a = fabs(si);
46:             b = fabs(co);
47:         }
48:         else {
49:             a = fabs(co);
50:             b = fabs(si);
51:         }
52:         rotate_square(rot, att, ax, ay, th);
53:         for(i = 0 ; i < ny ; i++) {
54:             y = ny/2-i;
55:             for(j = 0 ; j < nx ; j++, ij++) {
56:                 if(att[i*ax+j] == 0.) continue;
57:                 x = j-nx/2;
58:                 xx = x*co+y*si;
59:                 yy = -x*si+y*co;
60:                 ix = floor(xx+.5);
61:                 iy = floor(yy+.5);
62:                 if(ix+nx/2 < 1 || ix+nx/2 > nx-2) continue;
63:                 x05 = ix-.5;
64:                 if((d = x05-(xx-(a-b)/2)) > 0.)
65:                     cb[ij].c[0] = b/(2*a)+d/a;
66:                 else if((d = x05-(xx-(a+b)/2)) > 0.)
67:                     cb[ij].c[0] = d*d/(2*a*b);
68:                 x05 = ix+.5;
69:                 if((d = xx+(a-b)/2-x05) > 0.)
70:                     cb[ij].c[2] = b/(2*a)+d/a;
71:                 else if ((d = xx+(a+b)/2-x05) > 0.)
72:                     cb[ij].c[2] = d*d/(2*a*b);
73:                 cb[ij].c[1] = (1.-cb[ij].c[0]-cb[ij].c[2]);
74:                 cf[ij].x = cb[ij].x = ix+px/2-1;
```

プログラム【3-6】 画素の減弱を含む投影(1)

プログラム【3-6】画素の減弱を含む投影（2）

[P3-06mkcij_spect.c]

```
 75:            // <-- 減弱の計算
 76:            iy = ny/2-iy;
 77:            if(cb[ij].c[0] != 0.) {
 78:                tt = 0;
 79:                for(m = iy ; m < ny ; m++)
 80:                    tt += rot[m*nx+cb[ij].x];
 81:                cf[ij].c[0] = cb[ij].c[0]*exp(-tt);
 82:            }
 83:            if(cb[ij].c[1] != 0.) {
 84:                tt = 0;
 85:                for(m = iy ; m < ny ; m++)
 86:                    tt += rot[m*nx+(cb[ij].x+1)];
 87:                cf[ij].c[1] = cb[ij].c[1]*exp(-tt);
 88:            }
 89:            if(cb[ij].c[2] != 0.) {
 90:                tt = 0;
 91:                for(m = iy ; m < ny ; m++)
 92:                    tt += rot[m*nx+(cb[ij].x+2)];
 93:                cf[ij].c[2] = cb[ij].c[2]*exp(-tt);
 94:            }
 95:            // -->
 96:        }
 97:    }
 98:    }
 99:    free(rot);
100: }
```

プログラム【3-7】画像からのSPECT投影データ作成（1）

[P3-07mkprj_spect_img.c]

```
 1: /*  mkprj_spect_img.c  (Program 3-7)   */
 2:
 3: /* --- プログラムの説明 ---
 4:    画像ファイルからSPECT投影データを作成するプログラム.
 5:
 6:    入力：
 7:      1. 線源濃度画像のファイル名
 8:      2. 画像の幅（pixel）
 9:      3. 画像の高さ（pixel）
10:      4. 画像のピクセル実長（cm/pixel）
11:      5. 線減弱係数画像のファイル名
12:      6. 画像の幅（pixel）
13:      7. 画像の高さ（pixel）
14:      8. 出力される投影データのファイル名
15:      9. 投影データの動径方向の数（検出器の数）
16:     10. 投影データの角度方向の数（投影数）
17:
18:    出力：
19:      画像ファイルから作成したSPECT投影データのファイル
20:
21:    必要なファイル：
22:      rotate.c        (P3-04:画像を回転する関数のファイル)
23:      mkcij_spect.c   (P3-06:1画素がSPECT投影データとして投影される値を求める関数のファイル)
24:
25: */
26:
27: #include <stdio.h>
28: #include <stdlib.h>
29: #include <string.h>
30: #include <math.h>
31:
32: #define  NI  3
33: #define  PI  3.14159265358979
34: #define  PN  11    /* number of parameters + 1 */
35:
36: typedef struct {
37:    int     x;
38:    double  c[NI];
```

第3章 SPECTの投影データ —— 103

[P3-07mkprj_spect_img.c]

プログラム【3-7】画像からのSPECT投影データ作成（2）

```
 39:    } CIJ;
 40:
 41:    typedef struct {
 42:        char    f1[50];  /* input image file name */
 43:        float   *img;    /* image data */
 44:        int     nx;      /* width  of image */
 45:        int     ny;      /* height of image */
 46:        double  pl;      /* pixel length of image */
 47:        char    f2[50];  /* input attenuation file name */
 48:        float   *att;    /* attenuation data */
 49:        int     ax;      /* width  of image */
 50:        int     ay;      /* height of image */
 51:        char    f3[50];  /* output projection file name */
 52:        float   *prj;    /* projection data */
 53:        int     px;      /* number of bins */
 54:        int     pa;      /* number of projections */
 55:    } Param;
 56:
 57:    char *menu[PN] = {
 58:        "Make Projection data for SPECT from an image",
 59:        "Input  image       file name <float> ",
 60:        "   Input  image  width            ",
 61:        "   Input  image  height           ",
 62:        "   Input  image pixel length     ",
 63:        "Input  attenuation file name <float> ",
 64:        "   Input  image  width            ",
 65:        "   Input  image  height           ",
 66:        "Output projection  file name <float> ",
 67:        "   Number of bins                 ",
 68:        "   Number of projections          ",
 69:    };
 70:
 71:    void forward_projection(float *, int, int, float *, int, int, double, CIJ *);
 72:    void make_cij_spect(CIJ *, CIJ *, int, int, int, int, float *, int, int);
 73:    void read_data(char *, float *, int);
 74:    void write_data(char *, float *, int);
 75:
 76:    void usage(int argc, char **argv)
 77:    {
 78:        int    i;
 79:
 80:        fprintf( stderr,"\nUSAGE:\n");
 81:        fprintf( stderr,"\nNAME\n");
 82:        fprintf( stderr,"\n  %s - %s\n", argv[0], menu[0]);
 83:        fprintf( stderr,"\nSYNOPSIS\n");
 84:        fprintf( stderr,"\n  %s [-h] parameters...\n", argv[0]);
 85:        fprintf( stderr,"\nPARAMETERS\n");
 86:        for(i = 1 ; i < PN ; i++)
 87:            fprintf( stderr,"\n %3d. %s\n", i, menu[i]);
 88:        fprintf( stderr,"\n");
 89:        fprintf( stderr,"\nFLAGS\n");
 90:        fprintf( stderr,"\n  -h  Print Usage (this comment).\n");
 91:        fprintf( stderr,"\n");
 92:        exit(1);
 93:    }
 94:
 95:    void getparameter(int argc, char **argv, Param *pm)
 96:    {
 97:        int    i;
 98:        char   dat[256];
 99:
100:        /* default parameter value */
101:        sprintf( pm->f1, "n0.img");
102:        pm->nx = 128;
103:        pm->ny = 128;
104:        pm->pl = 0.15625;
105:        sprintf( pm->f2, "n0.att");
106:        pm->ax = 128;
107:        pm->ay = 128;
108:        sprintf( pm->f3, "n1.prj");
109:        pm->px = 128;
110:        pm->pa = 128;
111:
112:        i = 0;
113:        if( argc == 1+i ) {
```

[P3-07mkprj_spect_img.c]

プログラム【3-7】画像からのSPECT投影データ作成（3）

```
114:        fprintf( stdout, "\n%s\n\n", menu[i++] );
115:        fprintf( stdout, "  %s [%s] :", menu[i++], pm->f1 );
116:        if(*gets(dat) != '\0')   strcpy(pm->f1, dat);
117:        fprintf( stdout, "  %s [%d] :", menu[i++], pm->nx );
118:        if(*gets(dat) != '\0')   pm->nx = atoi(dat);
119:        fprintf( stdout, "  %s [%d] :", menu[i++], pm->ny );
120:        if(*gets(dat) != '\0')   pm->ny = atoi(dat);
121:        fprintf( stdout, "  %s [%f] :", menu[i++], pm->pl );
122:        if(*gets(dat) != '\0')   pm->pl = atof(dat);
123:        fprintf( stdout, "  %s [%s] :", menu[i++], pm->f2 );
124:        if(*gets(dat) != '\0')   strcpy(pm->f2, dat);
125:        fprintf( stdout, "  %s [%d] :", menu[i++], pm->ax );
126:        if(*gets(dat) != '\0')   pm->ax = atoi(dat);
127:        fprintf( stdout, "  %s [%d] :", menu[i++], pm->ay );
128:        if(*gets(dat) != '\0')   pm->ay = atoi(dat);
129:        fprintf( stdout, "  %s [%s] :", menu[i++], pm->f3 );
130:        if(*gets(dat) != '\0')   strcpy(pm->f3, dat);
131:        fprintf( stdout, "  %s [%d] :", menu[i++], pm->px );
132:        if(*gets(dat) != '\0')   pm->px = atoi(dat);
133:        fprintf( stdout, "  %s [%d] :", menu[i++], pm->pa );
134:        if(*gets(dat) != '\0')   pm->pa = atoi(dat);
135:     }
136:     else if ( argc == PN+i ) {
137:        fprintf( stderr, "\n%s [%s]\n", argv[i++], menu[0] );
138:        if((argc--) > 1) strcpy(pm->f1, argv[i++] );
139:        if((argc--) > 1) pm->nx = atoi( argv[i++] );
140:        if((argc--) > 1) pm->ny = atoi( argv[i++] );
141:        if((argc--) > 1) pm->pl = atof( argv[i++] );
142:        if((argc--) > 1) strcpy( pm->f2, argv[i++] );
143:        if((argc--) > 1) pm->ax = atoi( argv[i++] );
144:        if((argc--) > 1) pm->ay = atoi( argv[i++] );
145:        if((argc--) > 1) strcpy( pm->f3, argv[i++] );
146:        if((argc--) > 1) pm->px = atoi( argv[i++] );
147:        if((argc--) > 1) pm->pa = atoi( argv[i++] );
148:     }
149:     else {
150:        usage(argc, argv);
151:     }
152:
153: }
154:
155: main(int argc, char *argv[] )
156: {
157:     int     i;
158:     Param   *pm;
159:     CIJ     *cf, *cb;
160:
161:     pm = (Param *)malloc(sizeof(Param));
162:     getparameter(argc, argv, pm);
163:
164:     pm->img = (float *)malloc((unsigned long)pm->nx*pm->ny*sizeof(float));
165:     pm->att = (float *)malloc((unsigned long)pm->ax*pm->ay*sizeof(float));
166:     pm->prj = (float *)malloc((unsigned long)pm->px*pm->pa*sizeof(float));
167:     cf = (CIJ *)malloc(pm->nx*pm->ny*pm->pa*sizeof(CIJ));
168:     cb = (CIJ *)malloc(pm->nx*pm->ny*pm->pa*sizeof(CIJ));
169:
170:     printf(" *** Read Image & attenuation data    ***\n");
171:     read_data(pm->f1, pm->img, pm->nx*pm->ny);
172:     read_data(pm->f2, pm->att, pm->ax*pm->ay);
173:     for(i = 0 ; i < pm->ax*pm->ay ; i++)
174:        pm->att[i] *= (float)pm->pl;          // 線減弱係数単位変換(1/cm)⇒(1/pixel)
175:
176:     printf(" *** Making Projection ***\n");
177:     make_cij_spect(cf, cb, pm->nx, pm->ny, pm->px, pm->pa, pm->att, pm->ax, pm->ay);
178:     forward_projection(pm->prj, pm->px, pm->pa, pm->img, pm->nx, pm->ny, pm->pl, cf);
179:
180:     printf(" *** Write Image data     ***\n");
181:     write_data(pm->f3, pm->prj, pm->px*pm->pa);
182:
183:     free(pm->img);
184:     free(pm->att);
185:     free(pm->prj);
186:     free(cf);
187:     free(cb);
188:     free(pm);
```

[P3-07mkprj_spect_img.c]

```
189: }
190:
191: void forward_projection(float *prj, int px, int pa, float *img, int nx, int ny, double lxy, CIJ *c)
192: // 投影を行う関数
193: // float    *prj;    作成される投影データ
194: // int      px;      投影データの動径方向の数
195: // int      pa;      投影データの角度方向の数
196: // float    *img;    元の画像データ
197: // int      nx;      画像データの幅（x方向）
198: // int      ny;      画像データの高さ（y方向）
199: // double   lxy;     画像データのピクセル実長（1/cm）
200: // CIJ      *c;      １画素が１検出器に検出される検出確率
201: {
202:     int    i, j, k;
203:     float  *p;
204:     CIJ    *cc;
205:
206:     for(i = 0 ; i < px*pa ; i++)
207:         prj[i] = 0;
208:     for(p = prj, cc = c, i = 0 ; i < pa ; i++, p+=px, cc+=nx*ny) {
209:         for(j = 0 ; j < nx*ny ; j++) {
210:             for(k = 0 ; k < NI ; k++) {
211:                 p[cc[j].x+k] += (float)(cc[j].c[k]*img[j]*lxy);
212:             }
213:         }
214:     }
215: }
216:
217: void read_data(char *fi, float *img, int size)
218: {
219:     FILE   *fp;
220:
221:     /* open file and write data */
222:     if((fp = fopen(fi, "rb")) == NULL) {
223:         fprintf( stderr," Error : file open [%s].\n", fi);
224:         exit(1);
225:     }
226:     fread(img, sizeof(float), size, fp);
227:     fclose(fp);
228: }
229:
230: void write_data(char *fi, float *img, int size)
231: {
232:     FILE   *fp;
233:
234:     /* open file and write data */
235:     if((fp = fopen(fi, "wb")) == NULL) {
236:         fprintf( stderr," Error : file open [%s].\n", fi);
237:         exit(1);
238:     }
239:     fwrite(img, sizeof(float), size, fp);
240:     fclose(fp);
241: }
```

プログラム【3-7】画像からのSPECT投影データ作成（4）

106 ── SPECT画像再構成の基礎

[P3-08mkspectfan.c]

プログラム【3-8】 楕円データからSPECTファンビーム投影データ作成関数（1）

```
 1: /*  mkspectfan.c   (Program 3-8)  */
 2:
 3: #include <stdio.h>
 4: #include <stdlib.h>
 5: #include <math.h>
 6: #define PI 3.14159265358979
 7:
 8: typedef struct phan_data {    /* Phantom data */
 9:     double   xo;       /* X Coordinate */
10:     double   yo;       /* Y Coordinate */
11:     double   a;        /* Minor Axis */
12:     double   b;        /* Major Axis */
13:     double   ph;       /* Rotation angle */
14:     double   de;       /* Density */
15:     double   at;       /* Attenuation (/cm) */
16:     struct   phan_data *next; /* next self pointer */
17: } PH_DATA;
18:
19: double    calcus(int, float *, float *, float *);
20:
21: void make_projection_spect_fan(float *prj, int px, int pa, double pl, double L0, double Ld, double w, int rd, PH_DATA *pd)
22: // 楕円データからSPECTの投影データの作成
23: // float   *prj;   作成される投影データ
24: // int     px;     投影データの動径方向の数
25: // int     pa;     投影データの角度方向の数（360度）
26: // double  pl;     投影データの動径方向のピクセル実長（cm/pixel）
27: // double  L0;     焦点から回転中心までの距離（cm）
28: // double  Ld;     焦点から検出器までの距離（cm）
29: // double  w;      画像領域の幅（cm）
30: // int     rd;     回転方向（1:左回り[counter clockwise]，-1:右回り[clockwise]）
31: // PH_DATA *pd;    楕円データの構造体のポインタ
32: {
33:     int     i, j, k, l, kmin, kosu, rk, nn;
34:     short   *e, *pp, *pr, *rank;
35:     float   *ka, *kf, *kg, *ra, *rb;
36:     double  theta, ph, x, xf, al, x1, y1, tp, co, si, ramin;
37:     double  a2, b2, alpha, beta, ganma, sq;
38:     double  rad = PI/180.;
39:     double  s;
40:     PH_DATA *now;
41:
42:     for(now = pd, nn = 0; now != NULL; now = now->next) {
43:         now->xo *= w/2 ; // cmに変換 (±1.0 ⇒ ±w/2)
44:         now->yo *= w/2 ; // cmに変換
45:         now->a  *= w/2 ; // cmに変換
46:         now->b  *= w/2 ; // cmに変換
47:         nn++;            // 楕円の数
48:     }
49:     e    = (short *)malloc((unsigned long)nn*sizeof(short));
50:     rank = (short *)malloc((unsigned long)nn*sizeof(short));
51:     pp   = (short *)malloc((unsigned long)2*nn*sizeof(short));
52:     pr   = (short *)malloc((unsigned long)2*nn*sizeof(short));
53:     ka   = (float *)malloc((unsigned long)2*nn*sizeof(float));
54:     kf   = (float *)malloc((unsigned long)2*nn*sizeof(float));
55:     kg   = (float *)malloc((unsigned long)2*nn*sizeof(float));
56:     ra   = (float *)malloc((unsigned long)nn*sizeof(float));
57:     rb   = (float *)malloc((unsigned long)nn*sizeof(float));
58:
59:     for(i = 0 ; i < pa ; i++) {
60:         theta = 2*PI*i/pa;
61:         for(j = 0 ; j < px ; j++) {
62:             s = 0.;
63:             xf = (j-px/2)*pl;  // cmに変換
64:             al = atan2(xf, Ld);              // ファンビームの検出器の位置（角度）
65:             x  = L0*xf/sqrt(xf*xf+Ld*Ld); // パラレルビームの動径位置に換算
66:             for(k = 0 ; k < nn*2 ; k++) {
67:                 ka[k] = 0.;
68:                 kf[k] = 0.;
69:                 kg[k] = 0.;
70:                 pp[k] = 0;
71:             }
72:             for(now = pd, k = 0; now != NULL; now = now->next, k++) {
73:                 // 投影線と楕円との交点のY座標の計算
74:                 ra[k] = 0.;
```

第3章 SPECTの投影データ —— 107

[P3-08mkspectfan.c]

プログラム【3-8】楕円データからSPECTファンビーム投影データ作成関数（2）

```
 75:            rb[k] = 0.;
 76:            e[k] = 0;
 77:            ph = rad*now->ph;    // 度からラジアンへ変換
 78:            x1 = now->xo*cos(ph)+now->yo*sin(ph);
 79:            y1 = -now->xo*sin(ph)+now->yo*cos(ph);
 80:            tp = theta+rd*al-ph;          // 角度をパラレルビームに換算
 81:            co = cos(tp);
 82:            si = sin(tp);
 83:            a2 = now->a*now->a;
 84:            b2 = now->b*now->b;
 85:            alpha = a2*co*co+b2*si*si;
 86:            beta = (a2-b2)*co*si*x+b2*si*x1-a2*co*y1;
 87:            ganma = b2*(x*co-x1)*(x*co-x1)+a2*(x*si-y1)*(x*si-y1)-a2*b2;
 88:            sq = beta*beta-alpha*ganma;
 89:            if((k == 0) && (sq <= 0.0))     break;
 90:            if(sq > 0.0) {
 91:               sq = sqrt(sq);
 92:               ra[k] = (float)(-(beta+sq)/alpha);  // 交点のY座標(Y1)
 93:               rb[k] = (float)((-beta+sq)/alpha);  // 交点のY座標(Y2)
 94:               e[k] = 2;
 95:            }
 96:         }
 97:         kosu = 0;
 98:         if((k != 0) || (sq > 0.0)) {
 99:            for(k = 0 ; k < nn ; k++)  kosu += e[k];
100:            for(l = 0 ; l < kosu ; l++) {  // 交点のY座標の順序づけ
101:               ramin = 1000.0;
102:               kmin = 0;
103:               for(k = 0;k < nn;k++){
104:                  if((e[k] == 2) && (ra[k] < ramin)){
105:                     ramin = ra[k];
106:                     kmin = k; rk = 1;
107:                  }
108:                  else if((e[k] == 1) && (rb[k] < ramin)){
109:                     ramin = rb[k];
110:                     kmin = k; rk = -1;
111:                  }
112:               }
113:               pp[l] = kmin;
114:               pr[l] = rk;
115:               e[kmin]--;
116:            }
117:            rk = -1;
118:            for(l = 0 ; l < kosu-1 ; l++) {  // 交点の順序をキーに並べ替え
119:               if(pr[l] == 1) {
120:                  rk++;
121:                  rank[rk] = pp[l];
122:                  ka[l] = ra[pp[l]];
123:               }
124:               else {
125:                  rk--;
126:                  ka[l] = rb[pp[l]];
127:               }
128:               now = pd;
129:               for(k = 0 ; k < rank[rk] ; k++)
130:                  now = now->next;
131:               kf[l] = (float)now->de;
132:               kg[l] = (float)now->at;
133:            }
134:            ka[kosu-1] = rb[pp[kosu-1]];
135:            s = calcus(kosu, ka, kf, kg);
136:         }
137:         prj[i*px+j] = (float)s;
138:      }
139:   }
140:   free(e);
141:   free(rank);
142:   free(pp);
143:   free(pr);
144:   free(ka);
145:   free(kf);
146:   free(kg);
147:   free(ra);
148:   free(rb);
149: }
```

[P3-08mkspectfan.c]

プログラム【3-8】 楕円データからSPECTファンビーム投影データ作成関数（3）

```
150:
151: double calcus(int k, float *y, float *de, float *mu)
152: // 1投影の計算
153: // int    k;      投影線と楕円との交点の数
154: // float *y;      交点のY座標
155: // float *de;     交点間の線源濃度
156: // float *mu;     交点間の線減弱係数
157: {
158:     int    i;
159:     double s, g;
160:
161:     g = 0;
162:     s = de[0]/mu[0]*(1-exp(-mu[0]*(y[1]-y[0])));
163:     for(i = 1 ; i < k-1 ; i++) {
164:         g += mu[i-1]*(y[i]-y[i-1]);
165:         s += exp(-g)*de[i]/mu[i]*(1-exp(-mu[i]*(y[i+1]-y[i])));
166:     }
167:     return  s;
168: }
```

[P3-09mkprj_spect_fan.c]

```c
1: /*  mkprj_spect_fan.c (Program 3-9)    */
2:
3: /* --- プログラムの説明 ---
4:     楕円データからSPECTファンビーム投影データを作成するプログラム.
5:
6: 入力:
7:     1. 楕円データのファイル名
8:     2. 出力される投影データのファイル名
9:     3. 投影データの動径方向の数（検出器の数）
10:    4. 投影データの角度方向の数（投影数）
11:    5. ピクセル実長（cm/pixel）
12:    6. 焦点から回転中心までの長さ（cm）
13:    7. 焦点から検出器までの長さ（cm）
14:    8. 画像領域の幅の長さ（cm）
15:    9. 投影の回転方向（1: 左回り, -1: 右回り）
16:
17: 出力:
18:     楕円データから作成したSPECTファンビーム投影データのファイル
19:
20: 必要なファイル:
21:     mkspectfan.c  (P3-08:ファンビームのSPECT投影データを楕円データから作成する関数のファイ
    ル)
22:
23: */
24:
25: #include <stdio.h>
26: #include <stdlib.h>
27: #include <string.h>
28:
29: #define PI 3.14159265358979
30: #define PN 10       /* number of parameters + 1 */
31:
32: typedef struct phan_data {  /* Phantom data */
33:     double  xo;     /* X Coordinate */
34:     double  yo;     /* Y Coordinate */
35:     double  a;      /* Minor Axis */
36:     double  b;      /* Major Axis */
37:     double  ph;     /* Rotation angle */
38:     double  de;     /* Density */
39:     double  at;     /* Attenuation (/cm) */
40:     struct phan_data *next; /*  next self pointer */
41: } PH_DATA;
42:
43: typedef struct {
44:     char    f1[50]; /* input file name */
45:     char    f2[50]; /* output file name */
46:     float   *prj;   /* projection data */
47:     int     px;     /* number of bins */
48:     int     pa;     /* number of projections */
49:     double  pl;     /* pixel length */
50:     double  fo;     /* focus origin length (cm) */
51:     double  fd;     /* focus detecter length (cm) */
52:     double  aw;     /* image area width (cm) */
53:     int     rd;     /* rotate direction (1: counter clockwise, -1: clockwise) */
54:     PH_DATA *pd;    /* pointer of Phantom data */
55: } Param;
56:
57: char *menu[PN] = {
58:     "Make Fan-beam Projection data for SPECT",
59:     "Input   file name <.pmt>        ",
60:     "Output file name <float>        ",
61:     "   Number of bins               ",
62:     "   Number of projections        ",
63:     "   Pixel length (cm)            ",
64:     "focus origin length (cm)        ",
65:     "focus detecter length (cm)      ",
66:     "Image area width (cm)           ",
67:     "Rotate direction (1: counter clockwise, -1: clockwise) ",
68:     };
69:
70: void read_phantom_data(char *, PH_DATA *);
71: void write_data(char *, float *, int);
72: void make_projection_spect_fan(float *, int, int, double, double, double, double, int,
    PH_DATA *);
73:
```

[P3-09mkprj_spect_fan.c]

```c
 74: void usage(int argc, char **argv)
 75: {
 76:     int   i;
 77:
 78:     fprintf( stderr,"\nUSAGE:\n");
 79:     fprintf( stderr,"\nNAME\n");
 80:     fprintf( stderr,"\n  %s - %s\n", argv[0], menu[0]);
 81:     fprintf( stderr,"\nSYNOPSIS\n");
 82:     fprintf( stderr,"\n  %s [-h] parameters...\n", argv[0]);
 83:     fprintf( stderr,"\nPARAMETERS\n");
 84:     for(i = 1 ; i < PN ; i++)
 85:         fprintf( stderr,"\n %3d. %s\n", i, menu[i]);
 86:     fprintf( stderr,"\n");
 87:     fprintf( stderr,"\nFLAGS\n");
 88:     fprintf( stderr,"\n  -h  Print Usage (this comment).\n");
 89:     fprintf( stderr,"\n");
 90:     exit(1);
 91: }
 92:
 93: void getparameter(int argc, char **argv, Param *pm)
 94: {
 95:     int   i;
 96:     char  dat[256];
 97:
 98:     /* default parameter value */
 99:     sprintf( pm->f1, "P3-03shepp_spect.pmt");
100:     sprintf( pm->f2, "n0.prj");
101:     pm->px = 128;
102:     pm->pa = 128;
103:     pm->pl = 0.36;
104:     pm->fo = 20.0;
105:     pm->fd = 40.0;
106:     pm->aw = 20.0;
107:     pm->rd = 1;
108:
109:     i = 0;
110:     if( argc == 1+i ) {
111:         fprintf( stdout, "\n%s\n\n", menu[i++] );
112:         fprintf( stdout, " %s [%s] :", menu[i++], pm->f1 );
113:         if(*gets(dat) != '\0')   strcpy(pm->f1, dat);
114:         fprintf( stdout, " %s [%s] :", menu[i++], pm->f2 );
115:         if(*gets(dat) != '\0')   strcpy(pm->f2, dat);
116:         fprintf( stdout, " %s [%d] :", menu[i++], pm->px );
117:         if(*gets(dat) != '\0')   pm->px = atoi(dat);
118:         fprintf( stdout, " %s [%d] :", menu[i++], pm->pa );
119:         if(*gets(dat) != '\0')   pm->pa = atoi(dat);
120:         fprintf( stdout, " %s [%f] :", menu[i++], pm->pl );
121:         if(*gets(dat) != '\0')   pm->pl = atof(dat);
122:         fprintf( stdout, " %s [%f] :", menu[i++], pm->fo );
123:         if(*gets(dat) != '\0')   pm->fo = atof(dat);
124:         fprintf( stdout, " %s [%f] :", menu[i++], pm->fd );
125:         if(*gets(dat) != '\0')   pm->fd = atof(dat);
126:         fprintf( stdout, " %s [%f] :", menu[i++], pm->aw );
127:         if(*gets(dat) != '\0')   pm->aw = atof(dat);
128:         fprintf( stdout, " %s [%d] :", menu[i++], pm->rd );
129:         if(*gets(dat) != '\0')   pm->rd = atoi(dat);
130:     }
131:     else if ( argc == PN+i ) {
132:         fprintf( stderr, "\n%s [%s]\n", argv[i++], menu[0] );
133:         if((argc--) > 1) strcpy( pm->f1, argv[i++] );
134:         if((argc--) > 1) strcpy( pm->f2, argv[i++] );
135:         if((argc--) > 1) pm->px = atoi( argv[i++] );
136:         if((argc--) > 1) pm->pa = atoi( argv[i++] );
137:         if((argc--) > 1) pm->pl = atof( argv[i++] );
138:         if((argc--) > 1) pm->fo = atof( argv[i++] );
139:         if((argc--) > 1) pm->fd = atof( argv[i++] );
140:         if((argc--) > 1) pm->aw = atof( argv[i++] );
141:         if((argc--) > 1) pm->rd = atoi( argv[i++] );
142:     }
143:     else {
144:         usage(argc, argv);
145:     }
146:
147: }
148:
```

[P3-09mkprj_spect_fan.c]

```c
149: main(int argc, char *argv[] )
150: {
151:     Param   *pm;
152: 
153:     pm = (Param *)malloc(sizeof(Param));
154:     getparameter(argc, argv, pm);
155: 
156:     pm->prj = (float *)malloc((unsigned long)pm->px*pm->pa*sizeof(float));
157: 
158:     printf(" *** Read Phantom data    ***¥n");
159:     pm->pd = (PH_DATA *)malloc(sizeof(PH_DATA));
160:     pm->pd->next = NULL;
161:     read_phantom_data(pm->f1, pm->pd);
162: 
163:     printf(" *** Making Projections ***¥n");
164:     make_projection_spect_fan(pm->prj, pm->px, pm->pa, pm->pl, pm->fo, pm->fd, pm->aw,
     pm->rd, pm->pd);
165: 
166:     printf(" *** Write Image data     ***¥n");
167:     write_data(pm->f2, pm->prj, pm->px*pm->pa);
168: 
169:     free(pm->prj);
170:     free(pm);
171: }
172: 
173: void read_phantom_data(char *fi, PH_DATA *now)
174: {
175:     int     i, k, flag;
176:     char    dat[256];
177:     double  w[7];
178:     FILE    *fp;
179: 
180:     /* open Phantom parameter file */
181:     if((fp = fopen(fi, "r")) == NULL) {
182:         fprintf( stderr, "Error: file open [%s].¥n", fi);
183:         exit(1);
184:     }
185: 
186:     /* Input Phatom parameters */
187:     flag = 0;
188:     while(fgets(dat,256,fp) != NULL) {
189:         if(*dat=='#'){
190:             printf("         ");
191:             printf(dat);
192:             continue;
193:         }
194:         for(i = 0 ; i < 7 ; i++) w[i] = 0;
195:         k = 0;
196:         for(i = 0 ; i < 7 ; i++) {
197:             while((dat[k] == ' ')||(dat[k] == '¥t')) k++;
198:             w[i] = atof(dat+k);
199:             while((dat[k] != ' ')&&(dat[k] != '¥t')) k++;
200:         }
201:         if(flag) {
202:             now->next = (PH_DATA *)malloc(sizeof(PH_DATA));
203:             now = now->next;
204:             now->next = NULL;
205:         }
206:         now->xo = w[0];
207:         now->yo = w[1];
208:         now->a  = w[2];
209:         now->b  = w[3];
210:         now->ph = w[4];
211:         now->de = w[5];
212:         now->at = w[6];
213:         flag++;
214:         printf("* %2d *", flag);
215:         printf("%8.4f,", now->xo);
216:         printf("%8.4f,", now->yo);
217:         printf("%8.4f,", now->a);
218:         printf("%8.4f,", now->b);
219:         printf("%8.4f,", now->ph);
220:         printf("%8.4f,", now->de);
221:         printf("%8.4f¥n", now->at);
222:     }
```

[P3-09mkprj_spect_fan.c]

プログラム【3-9】SPECTファンビーム投影データ作成（4）

```
223:     printf("\n");
224:     fclose(fp);
225: }
226:
227: void write_data(char *fi, float *img, int size)
228: {
229:     FILE    *fp;
230:
231:     /* open file and write data */
232:     if((fp = fopen(fi, "wb")) == NULL) {
233:         fprintf( stderr," Error : file open [%s].\n", fi);
234:         exit(1);
235:     }
236:     fwrite(img, sizeof(float), size, fp);
237:     fclose(fp);
238: }
```

〈第4章〉
SPECTの画像再構成

〔第1節〕 再構成問題

SPECTの画像再構成問題には，図4-1に示すような被写体内でのγ線の減弱と散乱，そして深さに依存する検出器特性の3つの問題がある．

1番目の減弱の問題は，SPECTの画像再構成問題のなかで最も大きな問題で，被写体内から放出されたγ線が，被写体内で減弱を受けてしまうために，被写体外で検出されるγ線の量が，被写体内で放出されたγ線の量と異なってしまうというものである．PETでは，一度の崩壊過程で180°反対方向に2つの光子が放出されるので，減弱の補正は比較的単純に行うことができる．しかし，SPECTの場合は一度の崩壊過程で1つの光子しか放出しないので，減弱の補正は非常に厄介な問題となる．

2番目の散乱の問題は，γ線が被写体内で散乱することによって放出された方向と別な方向に向きを変えられてしまい，そのまま減弱せずに検出器で検出されることがあるため，その分実際の検出されるべき値よりも大きな値が検出されてしまう問題である．これは，あらかじめどのくらいの値が検出されたかによって，その値における散乱による増加量を求めておき，その量を検出された値から差し引くことによって補正が行われている．

3番目の問題は，SPECTでは，γ線を検出する前にそれをコリメートする必要があり，そのコリメータの特性によったコリメータからの距離に依存して変化するPSF（point spread function）が生じてしまう問題である．一般には，検出器のPSF特性は場所に依存せずに一定でなければならないが，コリメータを用いる場合，どうしても検出器からの距離によってその特性は変わってきてしまう．よって，この場合は検出器から離れるにしたがい分解能が悪くなっていくことが考えられる．この問題については，繰り返しの方法を用いて減弱補正を行うと同時に，この特性による補正を行うといったものが報告されている．

このように，SPECTの画像再構成問題には大きく3つの問題があるが，ここではそのなかでも最も大きな問題である減弱補正の問題に焦点をあてて説明する．この減弱補正の問題は，SPECTの初期の段階からさまざまな議論がなされ，そしてさまざまな方法が提案されてきた．また，なんの仮定もなしに純粋に測定データから再構成を行おうとすると，求めるべき量はRIの濃度分布に加えてRIの線減弱係数分布も求めなければならなくなり，それは不完全問題となり一意に解くことは一般には不可能になる．そこで一般には，いくつかの実用的な仮定を用いて解いていく．この仮定は，線減弱係数が一定であることや，被写体の輪郭や線減弱係数分布が既知であるなどといったものである．

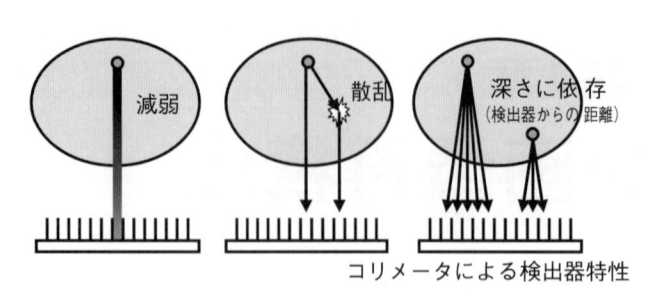

図4-1 SPECTの画像再構成における3つの問題
減弱と散乱と深さに依存した検出器特性.

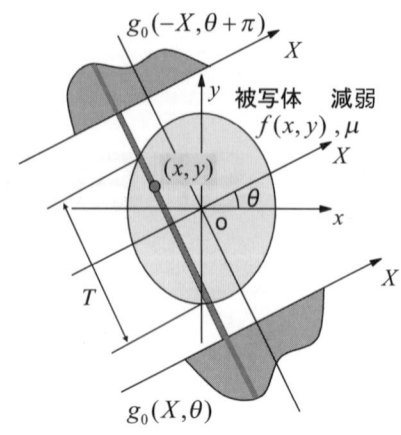

図4-2 前補正法の座標系

〔第2節〕 前補正法

得られた測定データに減弱の補正を加えてから，X線CTの画像再構成法によって画像を得る方法，すなわちフィルタ補正逆投影の前に減弱を補正する方法を前補正法（pre-correction method）という．この方法は，以下の3つのことを基本として導かれたものである．

① 被写体の断面が円または楕円である．
② 断層面内のRIの分布が一様である．
③ 断層面内でのγ線の線減弱係数μが一定である．

SPECTの測定データは，γ線が被写体内で減弱するため，検出器に近い部分から放出されたγ線の情報を多く含んでいる．よって前補正法では，互いに180°方向の対向する測定データを平均化し，それにあるファクターをかけて投影データをつくる．平均化には対向する測定データの算術平均あるいは幾何平均を利用するものがある．具体的には，次のような補正式が提案されている．

図4-2に示すように，ある測定データ$g_0(X, \theta)$に対して，それと対向する測定データは$g_0(-X, \theta+\pi)$と表される．これらの算術平均，幾何平均をそれぞれ$g_A(X, \theta)$，$g_G(X, \theta)$として，補正された投影データを$g_C(X, \theta)$とすると，以下のような式になる．

★ 算術平均を用いたもの

$$g_C(X,\theta) = \frac{2}{2-\mu T} g_A(X,\theta) \tag{4-1}$$

Kayの方法

$$g_C(X,\theta) = \frac{4}{1+e^{-\mu T}+2e^{-\mu T/2}} g_A(X,\theta) \tag{4-2}$$

ただし，

$$g_A(X,\theta) = \frac{g_0(X,\theta) + g_0(-X,\theta+\pi)}{2} \tag{4-3}$$

★ 幾何平均を用いたもの
Budingerの方法

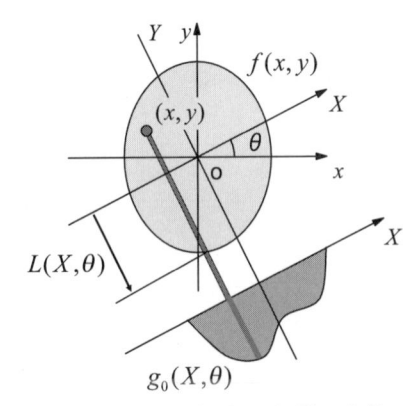

図4-3 被写体の回転中心を通る直線から輪郭までの長さ $L(X, \theta)$

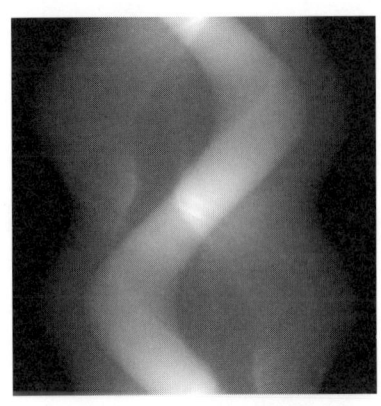

図4-4 楕円データから T の値を算出して Sorenson の前補正法で補正した投影データ

$$g_C(X,\theta) = \frac{e^{\mu T/2} f\mu T}{2\sinh(f\mu T/2)} g_G(X,\theta) \tag{4-4}$$

Sorenson の方法

$$g_C(X,\theta) = \frac{\mu T}{1-e^{-\mu T}} g_G(X,\theta) \tag{4-5}$$

Keyes の方法

$$g_C(X,\theta) = \frac{2}{1+e^{-\mu T}+2e^{-\mu T/2}} g_G(X,\theta) \tag{4-6}$$

ただし，

$$g_G(X,\theta) = \sqrt{g_0(X,\theta) \cdot g_0(-X,\theta+\pi)} \tag{4-7}$$

ここで，T は投影データが被写体を通過する長さ，f は長さ T のうち RI が分布している割合を表し，ともに X と θ の関数である．また両者とも対向する値は等しくなる．幾何平均は算術平均に比べて，極端に大きな，または極端に小さな値の影響を抑える効果がある．

前補正法をプログラムにするには T の長さを求める必要がある．楕円のデータについて，**図4-3**に示すような被写体の中心線から輪郭までの長さ $L(X, \theta)$ を求めるプログラムをプログラム4-1に示す．このプログラム4-1を用いて，前補正法で最も用いられている (4-5) 式の Sorenson の方法で投影データを補正するプログラムをプログラム4-2に示す．このプログラム4-2を用いて，**図3-5**に示す Shepp ファントムの投影データを補正したデータのサイノグラムを**図4-4**に示す．**図3-5**に示した減弱を補正されていない投影データからプログラム2-5に示した FBP 法で再構成した画像を**図4-5**に示す．この再構成画像では，減弱の影響を受け，中心部分の値が落ち込んでいる．次に**図4-4**に示した補正された投影データから FBP 法で再構成した画像を**図4-6**に示す．減弱の影響が補正され，中央部分の落ち込みがなくなっている．

また，T の長さを求めるのに，楕円データがない場合に投影データの輪郭から $L(X, \theta)$ を求めるプログラムをプログラム4-3に示す．このプログラム4-3を用いて，Sorenson の方法で投影データを補正するプログラムをプログラム4-4に示す．このプログラム4-4を用いて，Shepp ファントムの投影データを補正したデータのサイノグラムを**図4-7**に示す．その補正された投影データから FBP 法で再構成し

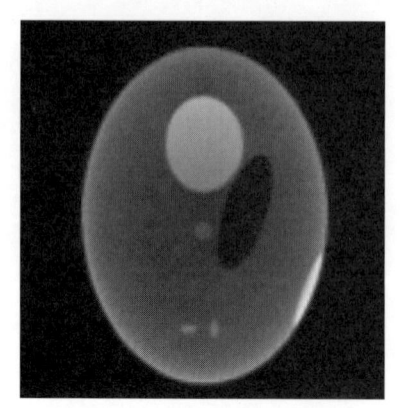

図4-5 減弱を補正せずに
FBP法で再構成した画像

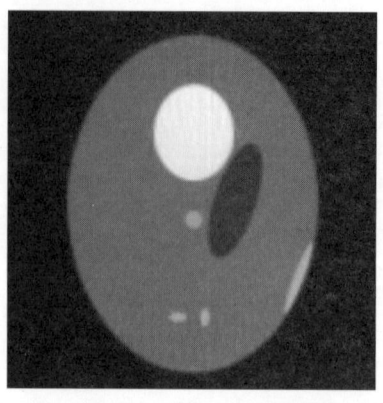

図4-6 Sorensonの前補正法で補正した図4-4
に示した投影データから再構成した画像
輪郭の長さTは楕円データから算出している．

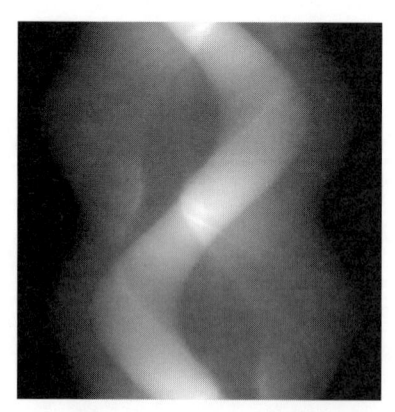

図4-7 投影データからTの値を算出して
Sorensonの前補正法で補正した投影データ

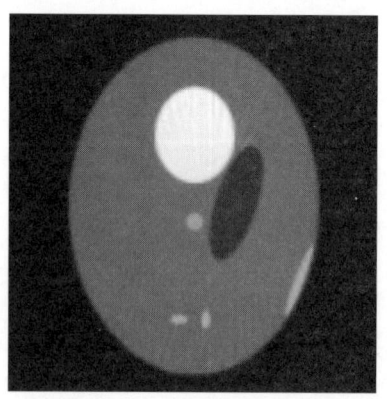

図4-8 Sorensonの前補正法で補正した図4-7に
示した投影データから再構成した画像
輪郭の長さTは投影データから算出している．

た画像を図4-8に示す．楕円データがなくても投影データの輪郭を用いればほとんど変わらずに再構成することができる．

〔第3節〕 後補正法

X線CTの画像再構成法によって得られた画像に対して，画素ごとにその減弱の補正を行う方法，すなわちフィルタ補正逆投影の後に減弱を補正する方法を後補正法（post-correction method）という．この方法は，Changらによって示された．

強度Aの点線源が，一定の線減弱係数μを持つ被写体内の点$Q(x_p, y_q)$に存在すると仮定する．投影データ$g(X, \theta)$は，

$$g(X,\theta) = A\delta(X-[x_p\cos\theta + y_q\sin\theta])e^{-\mu s} \tag{4-8}$$

となり，減弱の補正を行わないで，そのまま測定データを投影データとしてX線CTの画像再構成法を行うと，再構成画像$f(x, y)$はフィルタ補正逆投影法によって，

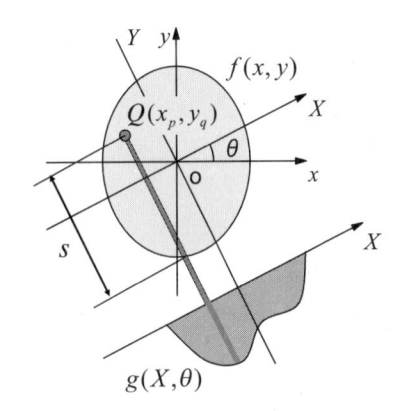

図4-9 後補正法の座標系

$$f(x,y) = \frac{1}{2(2\pi)^2} \int_0^{2\pi} \int_{-\infty}^{\infty} A e^{-\mu s} e^{i\omega[(x-x_p)\cos\theta + (y-y_q)\sin\theta]} |\omega| d\omega d\theta \tag{4-9}$$

となる．よって，点Qにおける再構成画像の強度$f(x_p, y_q)$は，

$$f(x_p, y_q) = \frac{1}{2(2\pi)^2} \int_0^{2\pi} \int_{-\infty}^{\infty} e^{-\mu s} |\omega| d\omega d\theta \tag{4-10}$$

と書ける．ここでsは図4-9に示すように点Qから角度θ方向への被写体の境界までの距離であり，x，y，θの関数である．明らかにこの場合は減弱の補正が可能で，上の画像に，

$$\begin{aligned}C(x_p, y_q) &= \frac{f^{\mu=0}(x,y)}{f^{\mu>0}(x,y)} \\ &= \frac{1}{\frac{1}{2\pi} \int_0^{2\pi} e^{-\mu s} d\theta}\end{aligned} \tag{4-11}$$

で与えられる補正マトリクス$C(x_p, y_q)$を掛けることで減弱は完全に補正される．つまり，得られた画像の画素ごとに点状線源を仮定し，(4-11)式で定義される補正マトリクス$C(x_p, y_q)$を求め，掛け合わせることにより画像全体の減弱を補正しようとするものである．しかし，実際には線源が広がりを持っているため，完全には補正しきれず歪んだ画像しか得られない．このためChangらは繰り返しによる方法が必要であるとしている．

前節で示した被写体の中心線から輪郭までの長さ$L(X, \theta)$を求めるプログラムで$L(X, \theta)$が求められていると仮定して，Changの補正マトリクスを作成するプログラムをプログラム4-5に示す．楕円データから$L(X, \theta)$を求め，Changの補正マトリクスを作成し，FBP法で作成した画像から減弱の影響を補正するプログラムをプログラム4-6に示す．図4-5で示した画像をもとに，プログラム4-6を用いて補正を行った後の画像を図4-10に示す．

また，楕円データがない場合に投影データの輪郭から$L(X, \theta)$を求めるプログラムを用いて，Changの後補正法で画像を補正するプログラムをプログラム4-7に示す．このプログラム4-7を用いて，補正を行った後の画像を図4-11に示す．この場合も投影データの輪郭からほとんど変わらずに再構成することができる．どちらの画像も被写体の周辺に値が盛り上がるような歪みが見られる．

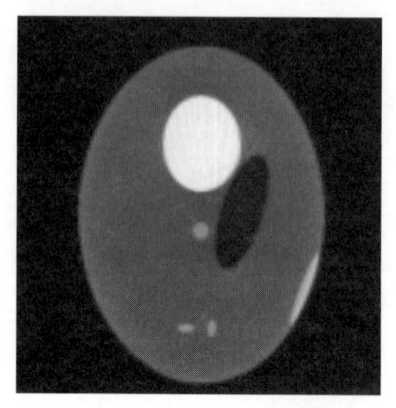

図4-10　Sheppファントムの投影データを
そのままFBP法で再構成した図4-5を
もとにしてChangの後補正法で補正した画像
輪郭までの長さsは楕円データから算出している．

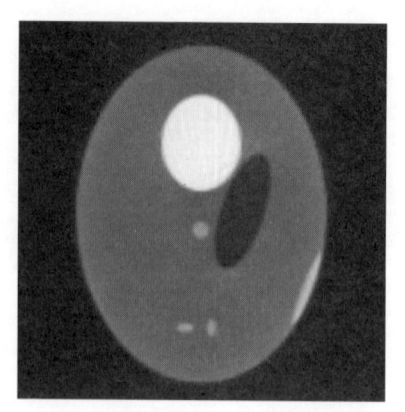

図4-11　Sheppファントムの投影データを
そのままFBP法で再構成した図4-5を
もとにしてChangの後補正法で補正した画像
輪郭までの長さsは投影データから算出している．

〔第4節〕　一様減弱における解析解

　減弱項を含むRadon変換の逆問題における解析解は，TretiakとBelliniとInouyeの3つの方法が提案され，Metzらと工藤らによって別々にそれらを統合する方法が提案されている．この節では，Inouyeの方法に基づいて導かれた数学的に厳密に解かれた画像再構成法を示す．また，この節で示すアルゴリズムを用いれば，統合された方法も同じようにプログラムとして作成することができる．

　X座標に対応する周波数空間の座標をγで表し，$g(X, \theta)$をXに関して1次元フーリエ変換した関数を$G(\gamma, \theta)$とすると，

$$G(\gamma,\theta) = \int_{-\infty}^{\infty} g(X,\theta) e^{-i\gamma X} dX$$
$$= \int_{-\infty}^{\infty} \int_{-\infty}^{\infty} f(x,y) e^{-i(\gamma X - i\mu Y)} dX\, dY \tag{4-12}$$

と表される．ここで，実空間(x, y)に対応する周波数空間の座標を(ξ, η)で表し，求めたいRIの濃度分布$f(x, y)$の2次元フーリエ変換を$F(\xi, \eta)$とすると，

$$F(\xi,\eta) = \int_{-\infty}^{\infty} \int_{-\infty}^{\infty} f(x,y) e^{-i(\xi x + \eta y)} dx\, dy \tag{4-13}$$

と定義される．ここで(4-12)式と(4-13)式を比較すると，$g(\gamma, \theta)$はX，Yの周波数成分が各々γ，$-i\mu$である$f(x, y)$の2次元フーリエ変換であることがわかる．ただし，(4-12)式の座標系は(4-13)式の座標系より角度θだけ回転している．

　次に，(4-12)式と(4-13)式の周波数成分を極座標系で表現する．まず式で，直交座標系(X, Y)の周波数成分$(\gamma, -i\mu)$を，極座標系(ω, ν)を用いて表す．すなわち，

$$\begin{cases} \gamma = \omega \cos \nu \\ -i\mu = \omega \sin \nu \end{cases} \tag{4-14}$$

ここで，ω，νは一般に複素数である．これにより，ω，νについて解くと，

$$\begin{cases} \omega = \sqrt{\gamma^2 - \mu^2} \\ \nu = \dfrac{i}{2}\ln\dfrac{\gamma-\mu}{\gamma+\mu} \equiv i\phi \end{cases} \quad (4\text{-}15)$$

となる．よって (4-14) 式を (4-12) 式に代入し，被写体に固定した座標系に直すと，

$$\begin{aligned}G(\gamma,\theta) &= \int_{-\infty}^{\infty}\int_{-\infty}^{\infty} f(x,y) e^{-i[\omega\cos\nu(x\cos\theta+y\sin\theta)+\omega\sin\nu(-x\sin\theta+y\cos\theta)]} dx\,dy \\ &= \int_{-\infty}^{\infty}\int_{-\infty}^{\infty} f(x,y) e^{-i\omega[x\cos(\theta+\nu)+y\sin(\theta+\nu)]} dx\,dy \end{aligned} \quad (4\text{-}16)$$

となる．さらに (4-13) 式を極座標系で表すと，

$$\begin{cases} \xi = \omega\cos\theta \\ \eta = \omega\sin\theta \end{cases} \quad (4\text{-}17)$$

より，

$$F(\omega\cos\theta,\omega\sin\theta) = \int_{-\infty}^{\infty}\int_{-\infty}^{\infty} f(x,y) e^{-i\omega(x\cos\theta+y\sin\theta)} dx\,dy \quad (4\text{-}18)$$

と書くことができる．ここで (4-16) 式と (4-18) 式を比較すると，

$$\begin{aligned} G(\gamma,\theta) &= F(\omega\cos[\theta+\nu],\omega\sin[\theta+\nu]) \\ &= F(\omega\cos[\theta+i\phi],\omega\sin[\theta+i\phi]) \end{aligned} \quad (4\text{-}19)$$

の関係が導き出せる．このことから直交座標で表された関数 $F(\xi,\eta)$ を極座標で表した関数 $F(\omega,\psi)$ に置き換えて考えると，減弱ありのデータ $G(\gamma,\theta)$ と減弱なしのデータ $F(\omega,\psi)$ が，

$$G(\gamma,\theta) = F(\omega,\psi) \quad (4\text{-}20)$$

となるとき，

$$\begin{cases} \omega = \sqrt{\gamma^2-\mu^2} \\ \psi \equiv \theta+\nu = \theta+i\phi = \theta+\dfrac{i}{2}\ln\dfrac{\gamma-\mu}{\gamma+\mu} \end{cases} \quad (4\text{-}21)$$

の関係で結び付けられていることがわかる．さらに ω は $\omega \geq 0$ で求まればよいので実数で表され，角度のずれ ν は純虚数（ϕ は実数）で表されていることがいえる．よって，(4-20) 式で角度成分 ψ が複素数で与えられている $F(\omega,\psi)$ の値が，実数の角度成分 Θ を持った $F(\omega,\Theta)$ にどう対応しているかを求めるのがここでのポイントである．

$G(\gamma,\theta)$，$F(\omega,\Theta)$ はそれぞれ θ，Θ に関して周期 2π の周期関数であり，以下のように表すことができる．

$$G(\gamma,\theta) = G(\gamma,\theta+2m\pi) \quad (4\text{-}22)$$

$$F(\omega,\Theta) = F(\omega,\Theta+2m\pi) \quad (4\text{-}23)$$

ここで，m は整数である．したがって，それぞれはフーリエ級数展開することができ，このフーリエ級数展開係数を各々 $G_n(\gamma)$，$F_n(\omega)$ とすると，

$$G(\gamma,\theta) = \sum_{n=-\infty}^{\infty} G_n(\gamma) e^{in\theta} \tag{4-24}$$

$$F(\omega,\Theta) = \sum_{n=-\infty}^{\infty} F_n(\omega) e^{in\Theta} \tag{4-25}$$

ここで,

$$G_n(\gamma) = \frac{1}{2\pi} \int_0^{2\pi} G(\gamma,\theta) e^{-in\theta} d\theta \tag{4-26}$$

$$F_n(\omega) = \frac{1}{2\pi} \int_0^{2\pi} F(\omega,\Theta) e^{-in\Theta} d\Theta \tag{4-27}$$

である．(4-25) 式の右辺の Θ を複素数の $\psi \equiv \theta + i\phi$ で置き換えると,

$$F(\omega,\Theta) = \sum_{n=-\infty}^{\infty} F_n(\omega) e^{in\theta - n\phi} \tag{4-28}$$

となる．(4-24) 式と (4-28) 式を比較すると，それぞれのフーリエ級数展開係数の関係は，

$$\begin{aligned}F_n(\omega) &= G_n(\gamma) e^{n\phi} \\ &= G_n(\gamma) e^{\frac{n}{2}\ln\frac{\gamma-\mu}{\gamma+\mu}} \\ &= G_n(\gamma) \left[\frac{\gamma-\mu}{\gamma+\mu}\right]^{\frac{n}{2}}\end{aligned} \tag{4-29}$$

となり，これにより $F_n(\omega)$ をフーリエ合成し，(4-25) 式より $F(\omega, \Theta)$ を求めることができる．よって，$F(\omega, \Theta)$ は全空間で完全に定まることになるので，これを最終的に2次元フーリエ逆変換することにより，求めるべきRIの濃度分布である $f(x, y)$ は得られることになる．2次元フーリエ逆変換の式は，

$$f(x,y) = \frac{1}{(2\pi)^2} \int_{-\infty}^{\infty} \int_{-\infty}^{\infty} F(\xi,\eta) e^{i(\xi x + \eta y)} d\xi d\eta \tag{4-30}$$

となる．

この画像再構成を実際に行うとき，計算が安定に行われる必要がある．(4-29) 式において，n が正の数のときには安定に $F_n(\omega)$ を求めることができるが，n が負の数のときには ω が小さい値をとるところで，n の絶対値が大きくなると，

$$F_n(\omega) = G_n(\gamma) \left[\frac{\sqrt{\omega^2+\mu^2} - \mu}{\sqrt{\omega^2+\mu^2} + \mu}\right]^{\frac{n}{2}} \tag{4-31}$$

のべき乗の値が発散してしまい，非常に大きな値を掛け合わせることになる．結果としてこれがノイズの増幅，計算エラーを引き起こす原因となってしまう．よって，安定な n の正の数の $F_n(\omega)$ のみを用いてフーリエ合成する方が有利である．

そこで，$F(\omega, \Theta)$ のフーリエ合成の式を考える．

$$F(\omega,\Theta) = \sum_{n=-\infty}^{\infty} F_n(\omega) e^{in\Theta} \tag{4-32}$$

ここで，値の実部，虚部をそれぞれRe{・}，Im{・}で表すものとし，$F_n(\omega)$の実部，虚部をそれぞれRe{$F_n(\omega)$}とIm{$F_n(\omega)$}で表すとフーリエ合成の式は次のようになる．

$$\mathrm{Re}\{F(\omega,\Theta)\} = \sum_{n=-\infty}^{\infty} [\mathrm{Re}\{F_n(\omega)\}\cos n\Theta - \mathrm{Im}\{F_n(\omega)\}\sin n\Theta]$$

$$\mathrm{Im}\{F(\omega,\Theta)\} = \sum_{n=-\infty}^{\infty} [\mathrm{Re}\{F_n(\omega)\}\sin n\Theta + \mathrm{Im}\{F_n(\omega)\}\cos n\Theta] \tag{4-33}$$

ここで実関数$f(x, y)$の2次元フーリエ変換の複素共役条件，

$$\begin{pmatrix} \mathrm{Re}\{F(\omega,\Theta)\} = \mathrm{Re}\{F(\omega,\Theta+\pi)\} \\ \mathrm{Im}\{F(\omega,\Theta)\} = -\mathrm{Im}\{F(\omega,\Theta+\pi)\} \end{pmatrix} \tag{4-34}$$

を用いると，

・nが偶数のとき

$$\begin{pmatrix} \mathrm{Re}\{F_n(\omega)\} = \mathrm{Re}\{F_{(-n)}(\omega)\} \\ \mathrm{Im}\{F_n(\omega)\} = -\mathrm{Im}\{F_{(-n)}(\omega)\} \end{pmatrix} \tag{4-35}$$

・nが奇数のとき

$$\begin{pmatrix} \mathrm{Re}\{F_n(\omega)\} = -\mathrm{Re}\{F_{(-n)}(\omega)\} \\ \mathrm{Im}\{F_n(\omega)\} = \mathrm{Im}\{F_{(-n)}(\omega)\} \end{pmatrix} \tag{4-36}$$

となることがわかる．

したがって，フーリエ合成はnが正の数の$F_n(\omega)$だけで可能となり，

$$\mathrm{Re}\{F(\omega,\Theta)\} = \mathrm{Re}\{F_0(\omega)\} + 2\cdot\sum_{n=2}^{even}[\mathrm{Re}\{F_n(\omega)\}\cos n\Theta - \mathrm{Im}\{F_n(\omega)\}\sin n\Theta]$$

$$\mathrm{Im}\{F(\omega,\Theta)\} = 2\cdot\sum_{n=1}^{odd}[\mathrm{Re}\{F_n(\omega)\}\sin n\Theta + \mathrm{Im}\{F_n(\omega)\}\cos n\Theta] \tag{4-37}$$

で与えられる．ここで，even, oddはそれぞれnが正の数の偶数，奇数の和を示している．このようにして，(4-29)式を含めてフーリエ合成を安定に計算することができる．

この解析解のプログラムをプログラム4-8に示す．またこのプログラムは，プログラム4-9に示す補正用の関数のほか，プログラム2-1のFFT，プログラム2-3の逆投影，プログラム4-3の投影から輪郭の長さを出す関数が必要となる．再構成の基本的な手順はこの節で説明したInouyeの方法に基づいているが，InouyeとBelliniとMetzとTretiakの4つの方法から選択して再構成ができるようになっている．Tretiakの方法は不安定なので，フーリエ合成の次数を20次でカットしている．Inouyeの方法でSheppファントムを再構成した画像を図4-12に示す．このプログラムでは，輪郭の補正を投影から算出する方法をとっているが，非常にきれいに再構成されている．

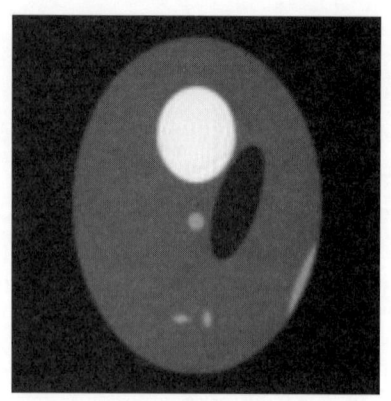

図4-12　解析解のInouyeの方法で
Sheppファントムを再構成した画像

〔第5節〕　逐次近似法

　解析的に解くことが難しい問題に対して有効な方法として，逐次近似法（iterative method）と呼ばれるものがある．これは，初めに任意の画像（例えば平坦な分布の画像）を仮定する．次に，その推定されたRIの濃度分布からつくられる投影を計算し，これを実測投影と比較して差があればこの差を小さくするように画像を逐次に修正していく方法である．逐次近似法には一般に，不完全投影や被写体内のγ線の線減弱係数の分布が不均一なときにも計算が実行できる．

　また最近では放射型CTの画像再構成問題に，統計的方法を用いようとする試みがさかんに行われている．Sheppらは，放射型CTに適するEM（expectation maximization）アルゴリズムを提案している．そして，MillerらがそれをSPECTに応用している．エントロピーの概念を用いて，それを最大にするように画像を修正していく方法（maximum entropy method）や，確率におけるベイズの定理を応用した方法も提案されている．これらも前と同様に初期分布を与え，実測値をもとにして各画素の値がとる条件つき確率を最大となる方向へ，繰り返しの方法を用いて修正していく統計的な方法である．この特徴は，近似の収束性が保証され，データが統計雑音を含む場合でも「統計的に最も確からしい画像（最尤推定画像）」に限りなく近づくことが証明されていることと，画像の非負値性が保たれていることである．

　しかし実際問題として，逐次近似を無限に繰り返すことは不可能であり，ある一定の分解能が得られた時点でその操作を停止する必要がある．逐次近似を途中で停止すると，分解能はきわめて不均一で場所により大きく異なってしまうことがある．またこの場合にも，計算時間が長くなることが問題となる．

〔第6節〕　繰り返しのChangの方法

　Changの後補正法で再構成した画像には，周辺部に歪みが見られるので，それを修正するために繰り返しの方法が提案されている．繰り返しの方法は，以下の手順で行う．
　① Changの後補正法で再構成する．
　② 再構成した画像を再投影する．
　③ 真の投影データとの差分をとる．

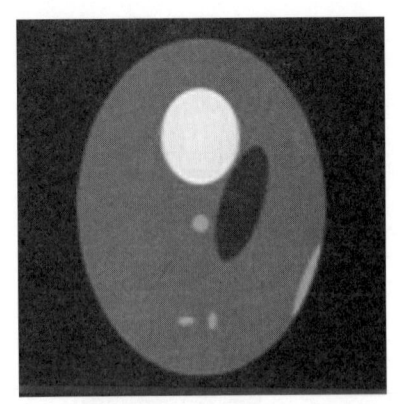

図4-13　繰り返しのChangの方法で1回の繰り返しを行った再構成画像

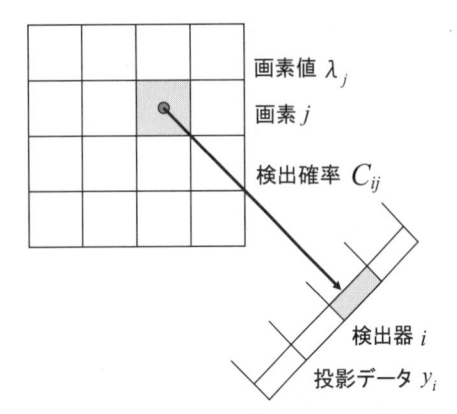

図4-14　ML-EM法における画像と検出器の関係

④　その差分データをChangの後補正法で再構成する．
⑤　その再構成データを最初の再構成画像に加算する．

以降，②から⑤の処理を繰り返すことによって，繰り返しの回数を増やすことができる．通常，1回か2回繰り返すことによって歪みをなくすことができる．

繰り返しのChangの方法で再構成するプログラムをプログラム4-10に示す．このプログラムでは，FFTのプログラム2-1，逆投影のプログラム2-3，FBP法のプログラム2-4，画像データを回転させるプログラム3-4，画像データからSPECTの投影データを作成するプログラム3-6，投影から輪郭のデータを求めるプログラム4-3，Changの補正マトリクスの算出するプログラム4-5のプログラムを使用する．このプログラムを用いて1回の繰り返しを行った再構成画像を図4-13に示す．被写体の周辺に見られた歪みが軽減されている．

〔第7節〕　ML-EM法

ML-EM法の統計学的な理論に関しては，すでにいろいろな解説が存在するのでここでは省略する．ML-EM法の計算式は，以下のような逐次式で表される．

$$\lambda_j^{(k+1)} = \frac{\lambda_j^{(k)}}{\sum_{i=1}^{n} C_{ij}} \sum_{i=1}^{n} \frac{y_i C_{ij}}{\sum_{j'=1}^{m} C_{ij'} \lambda_{j'}^{(k)}} \tag{4-38}$$

ここで，kは繰り返し回数を表す．jは再構成画像の画素を表し，1から画素数の最後mまで通し番号で表す．例えば画像サイズが64×64なら，$j = 1 \sim 4096$（$= 64 \times 64$）である．一方，iは検出器上の画素番号で，角度方向のデータも含めてn個の一連のデータと考える．1つの角度の検出器の数が64で投影方向数が64なら$i = 1 \sim 4096$となる．λ_jはある画素jのRI濃度（あるいは，これに比例する量），y_iは検出器iでの投影データ，C_{ij}は画素jから放出された光子が検出器iに到達する割合（検出確率）である．以上の関係図を図4-14に示す．

（4-38）式は，投影，逆投影，総確率での規格化，再構成値の更新の計算要素に分解できる．k回目の画像から$k+1$回目の画像を（4-38）式にしたがって作成する様子を図4-15に示す．また，プログラムにする際の計算手順を以下に示す．

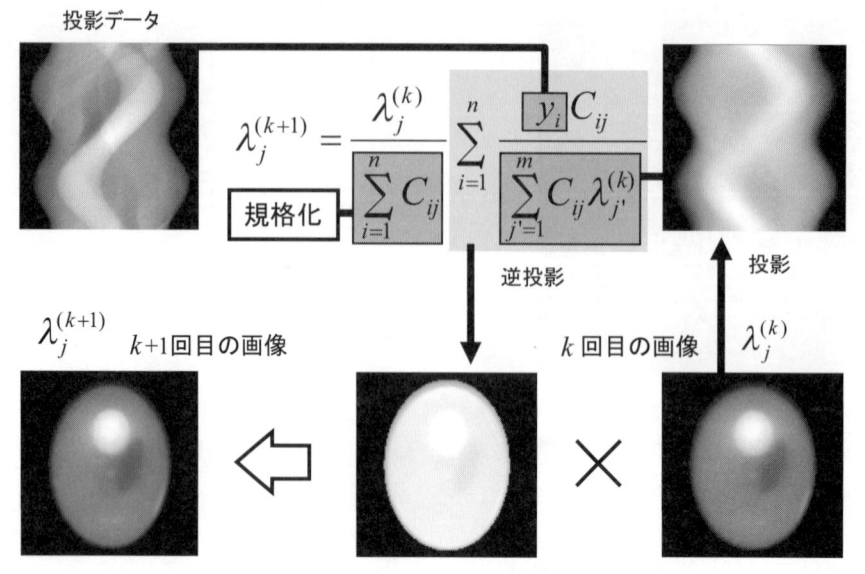

**図4-15　ML-EM法の繰り返しでk回目の画像から
$k+1$回目の画像を導き出す方法**

k回目の画像から投影を計算し，実測の投影データとの比を求める．その比を逆投影し，修正用の画像を作成する．その際規格化を行う．その画像とk回目の画像を掛け合わせて$k+1$回目の画像を作成する．

① 検出確率C_{ij}を計算する．
② 初期画像を仮定する．
③ 初期画像から投影を計算する．
④ 投影データy_iと，③で計算した投影との比を計算する．
⑤ ④で計算された比を逆投影する．
⑥ 逆投影画像を確率の総和で規格化する．
⑦ 逆投影画像を初期画像$\lambda_j^{(k)}$に掛けて更新画像$\lambda_j^{(k+1)}$を作成する．
⑧ 更新画像を初期画像として③に戻る．

以上の計算手順を繰り返すことによって，λ_jはRI分布画像に近づいていく．繰り返しの打ち切りに関しては，経験的に行っているのが現状である．また初期値としては「正の値であること」という制限はあるが，一般には一様分布を仮定する．

検出確率C_{ij}に実際の測定系で起こりうる物理現象を組み込んでおけば，この影響を補正して画像再構成することができる．これがML-EM法の柔軟性を高くしている．例えば，

① 画素jから出た光子が検出器iに到達するまでの減弱の割合（減弱補正）
② コリメータによって画素jから出た光子が距離に依存して広がりを持つので，それも考慮した割合（深さに依存する分解能補正）

があげられる．①に関しては，画像からSPECTの投影データを作成する際に使ったプログラムを使用できる．また②の深さに依存する検出器特性の補正に関しては，第5章で述べる．

①を考慮したML-EM法のプログラムをプログラム4-11に示す．このプログラムでは，画像データを回転させるプログラム3-4と画像データからSPECTの投影データへの検出確率を求めるプログラム3-6を利用する．これらのプログラムを利用してML-EM法を実行するプログラムをプログラム4-12に示す．

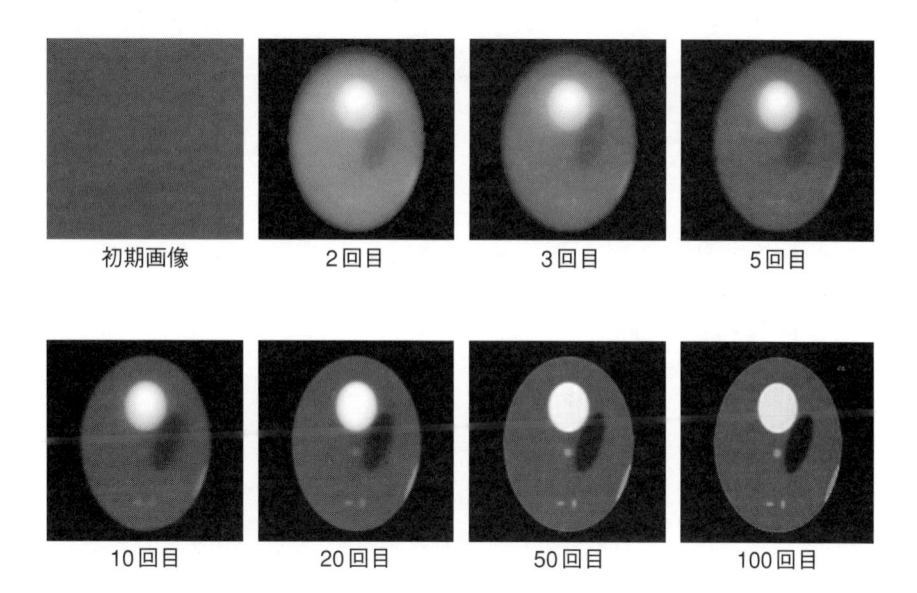

図4-16 ML-EM法における初期画像から100回目までの繰り返しの途中画像
徐々に原画像に近付いていく様子がわかる．

Sheppファントムの投影データからML-EM法で再構成した画像を**図4-16**に示す．初期画像と繰り返しの回数が2，3，5，10，20，50，100回の画像を並べて表示している．繰り返しの回数を重ねるごとに原画像に近付いていく様子が見られる．

〔第8節〕 OS-EM法

OS-EM法は投影データをいくつかの組（サブセット）に分割しておき，このサブセットに属するデータだけで，投影，逆投影，比較，更新を行い，それをサブセットごとに繰り返す方法である．計算手順を以下に示す．
　① 検出確率 C_{ij} を計算する．
　② 初期画像を仮定する．
　③ 初期画像をあるサブセットに属する角度に対してのみ投影を計算する．
　④ 同じサブセットに属する投影データ y_i と，③で計算した投影との比を計算する．
　⑤ ④で計算された比をサブセットに属する角度に対してのみ逆投影する．
　⑥ 逆投影画像を確率の総和で規格化する．
　⑦ 逆投影画像を初期画像 $\lambda_j^{(k)}$ に掛けて更新画像 $\lambda_j^{(k+1)}$ を作成する．
　⑧ 更新画像を初期画像として③に戻り，次のサブセットに移る．すべてのサブセットの計算が終わったら，最初のサブセットに戻して③に戻る．

OS-EM法では，サブセットに分けることによって1回の繰り返しで画像を更新する回数が多くなり，結果として速く収束する．画像の更新回数＝（サブセット数）×（繰り返し回数）の関係が成り立ち，一般にこの更新回数が同じであれば，ほぼ同様な再構成画像が得られる．サブセット数や使用する順序などは特に決まった規則はないが，なるべく離れた角度の投影データごとにサブセットを構成する

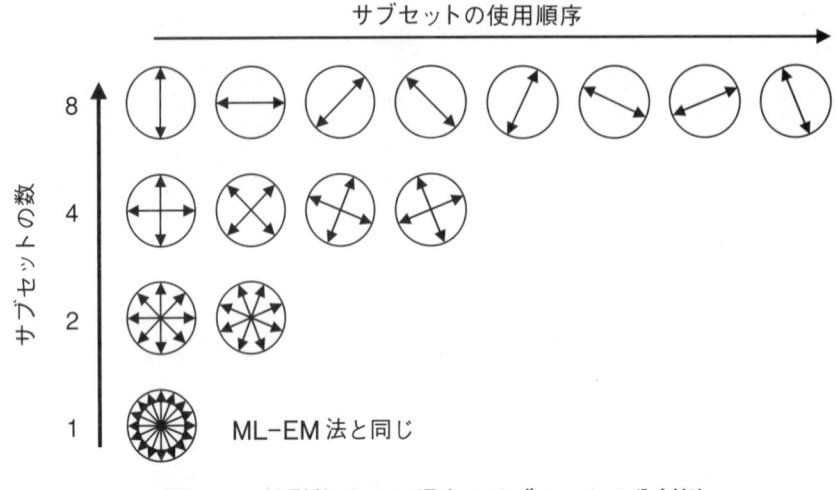

図4-17　投影数が16の場合のサブセットの分割例

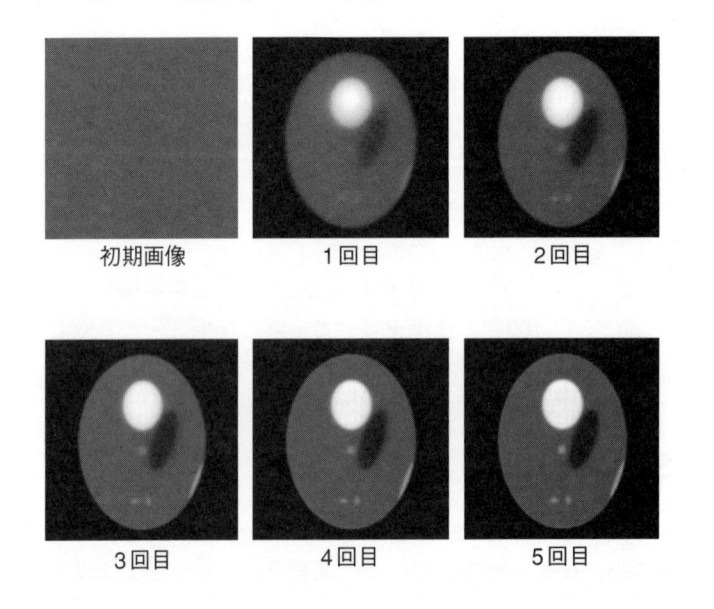

図4-18　OS-EM法における初期画像から5回目までの繰り返しの画像
ML-EM法に比べ，収束が速い．

のが良いといわれている．サブセットが1の場合は，一度にすべての角度の投影データを使うことになるので，ML-EM法と一致する．投影数が16の場合のサブセットの分割例を**図4-17**に示す．

　OS-EM法のプログラムをプログラム4-13に示す．このプログラムでは，画像データを回転させるプログラム3-4と画像データからSPECTの投影データへの検出確率を求めるプログラム3-6を利用する．これらのプログラムを利用してOS-EM法を実行するプログラムを，プログラム4-14に示す．Sheppファントムの投影データからOS-EM法で再構成した画像を**図4-18**に示す．サブセットの数は8で計算している．初期画像と繰り返しの回数が1，2，3，4，5回の画像を並べて表示している．ML-EM法に比べ，少ない回数で原画像に近づく様子が見られる．

第4章 SPECTの画像再構成 —— 127

[P4-01outline_ellipse.c]

プログラム【4-1】 楕円データから輪郭の長さを求める関数（1）

```
 1: /*  outline_ellipse.c   (Program 4-1)   */
 2:
 3: #include <math.h>
 4: #define  PI  3.14159265358979
 5:
 6: typedef struct phan_data {    /* Phantom data */
 7:     double  xo;      /* X Coordinate */
 8:     double  yo;      /* Y Coordinate */
 9:     double  a;       /* Minor Axis */
10:     double  b;       /* Major Axis */
11:     double  ph;      /* Rotation angle */
12:     double  de;      /* Density */
13:     double  at;      /* Attenuation (/cm) */
14:     struct phan_data  *next; /* next self pointer */
15: } PH_DATA;
16:
17: void ellipse_outline(float *len, int px, int pa, double pl, double w, PH_DATA *pd)
18: // 楕円データから被写体の中心線からの輪郭までの長さを求める関数
19: // float   *len;   輪郭までの長さのデータ (cm)
20: // int     px;     データの動径方向の数
21: // int     pa;     データの角度方向の数（360度）
22: // double  pl;     投影の動径方向のピクセル実長 (cm/pixel)
23: // double  w;      画像領域の幅 (cm)
24: // PH_DATA *pd;    楕円データの構造体のポインタ
25: {
26:     int       i, j;
27:     double    theta, ph, x, x1, y1, tp, co, si;
28:     double    a2, b2, alpha, beta, ganma, sq;
29:     double    rad = PI/180.;
30:     PH_DATA   *now;
31:
32:     now = pd; // 1番最初の楕円データ（外側の楕円）
33:     now->xo *= w/2; // cmに変換（±1.0 ⇒ ±w/2）
34:     now->yo *= w/2; // cmに変換
35:     now->a  *= w/2; // cmに変換
36:     now->b  *= w/2; // cmに変換
37:
38:     for(i = 0 ;i < pa ; i++) {
39:        theta = 2*PI*i/pa;
40:        for(j = 0 ; j < px ; j++) {
41:           x = (j-px/2)*pl;   // cmに変換
42:           // 投影線と楕円との交点のY座標の計算
43:           ph = rad*now->ph;   // 度からラジアンへ変換
44:           x1 = now->xo*cos(ph)+now->yo*sin(ph);
45:           y1 = -now->xo*sin(ph)+now->yo*cos(ph);
46:           tp = theta-ph;
47:           co = cos(tp);
48:           si = sin(tp);
49:           a2 = now->a*now->a;
50:           b2 = now->b*now->b;
51:           alpha = a2*co*co+b2*si*si;
52:           beta  = (a2-b2)*co*si*x+b2*si*x1-a2*co*y1;
53:           ganma = b2*(x*co-x1)*(x*co-x1)+a2*(x*si-y1)*(x*si-y1)-a2*b2;
54:           sq = beta*beta-alpha*ganma;
55:           if(sq > 0.0) {
56:              sq = sqrt(sq);
57:              len[i*px+j] = (float)((beta+sq)/alpha);   // 交点のY座標(-Y1)
58:           }
59:           else
60:              len[i*px+j] = 0;
61:        }
62:     }
63: }
```

プログラム【4-2】 前補正法① (1)

[P4-02sorenson_ellipse.c]

```
 1: /*   sorenson_ellipse.c (Program 4-2)    */
 2:
 3: /* --- プログラムの説明 ---
 4:    前補正 (Sorenson) 法でSPECTの画像再構成をするプログラム.
 5:    (楕円データから輪郭補正をする)
 6:
 7: 入力：
 8:    1. SPECTの投影データのファイル名
 9:    2. 前補正法で修正した投影データのファイル名
10:    3. 投影データの動径方向の数（検出器の数）
11:    4. 投影データの角度方向の数（投影数）
12:    5. 楕円データのファイル名
13:    6. 線減弱係数 (1/cm)
14:    7. 投影の動径方向のピクセル実長 (cm/pixel)
15:    8. 画像領域の長さ (cm)
16:
17: 出力：
18:    前補正法で修正した投影データのファイル
19:
20: 必要なファイル：
21:    outline_ellipse.c  (P4-01:楕円データから輪郭の長さを求める関数のファイル)
22:
23: */
24:
25: #include <stdio.h>
26: #include <stdlib.h>
27: #include <string.h>
28: #include <math.h>
29:
30: #define  PN  9        /* number of parameters + 1 */
31:
32: typedef struct phan_data {    /* Phantom data */
33:     double   xo;      /* X Coordinate */
34:     double   yo;      /* Y Coordinate */
35:     double   a;       /* Minor Axis */
36:     double   b;       /* Major Axis */
37:     double   ph;      /* Rotation angle */
38:     double   de;      /* Density */
39:     double   at;      /* Attenuation (/cm) */
40:     struct   phan_data  *next;  /* next self pointer */
41: } PH_DATA;
42:
43: typedef struct {
44:     char     f1[50];  /* float original projection file name */
45:     char     f2[50];  /* float corrected projection file name */
46:     float    *prj;    /* projection matrix pointer */
47:     int      px;      /* number of bins */
48:     int      pa;      /* number of projections */
49:     char     f3[50];  /* Ellipse data File Name */
50:     double   at;      /* Attenuation Coefficient (Uniform) */
51:     double   pl;      /* pixel length */
52:     double   aw;      /* image area width (cm) */
53:     PH_DATA  *pd;     /* pointer of Phantom data */
54: } Param;
55:
56: char *menu[PN] = {
57:    "Pre-correction Method <Sorenson> from ellipse data",
58:    "Original  Projection File Name <float>",
59:    "Corrected Projection File Name <float>",
60:    "   Number of bins                    ",
61:    "   Number of projections             ",
62:    "Ellipse data File Name          <pmt> ",
63:    "Attenuation Coefficient         ",
64:    "Pixel length (cm)               ",
65:    "Image area width (cm)           "
66:    };
67:
68: void read_phantom_data(char *, PH_DATA *);
69: void read_data(char *, float *, int);
70: void write_data(char *, float *, int);
71: void Pre_Correction_ellipse(float *, int, int, double, double, double, PH_DATA *);
72: void ellipse_outline(float *, int, int, double, double, PH_DATA *);
73:
74: void usage(int argc, char **argv)
75: {
```

第4章 SPECTの画像再構成 —— 129

[P4-02sorenson_ellipse.c]

プログラム【4-2】 前補正法①(2)

```
 76:    int   i;
 77:
 78:    fprintf( stderr,"\nUSAGE:\n");
 79:    fprintf( stderr,"\nNAME\n");
 80:    fprintf( stderr,"\n  %s - %s\n", argv[0], menu[0]);
 81:    fprintf( stderr,"\nSYNOPSIS\n");
 82:    fprintf( stderr,"\n  %s [-h] parameters...\n", argv[0]);
 83:    fprintf( stderr,"\nPARAMETERS\n");
 84:    for( i = 1 ; i < PN ; i++)
 85:       fprintf( stderr,"\n %3d. %s\n", i, menu[i]);
 86:    fprintf( stderr,"\n");
 87:    fprintf( stderr,"\nFLAGS\n");
 88:    fprintf( stderr,"\n  -h  Print Usage (this comment).\n");
 89:    fprintf( stderr,"\n");
 90:    exit(1);
 91: }
 92:
 93: void getparameter(int argc, char **argv, Param *pm)
 94: {
 95:    int   i;
 96:    char  dat[256];
 97:
 98:    /* default parameter value */
 99:    sprintf( pm->f1, "n0.prj");
100:    sprintf( pm->f2, "n1.prj");
101:    pm->px = 128;
102:    pm->pa = 128;
103:    sprintf( pm->f3, "shepp.pmt");
104:    pm->at = 0.15;
105:    pm->pl = 0.15625;
106:    pm->aw = 20.;
107:
108:    i = 0;
109:    if( argc == 1+i ) {
110:       fprintf( stdout, "\n%s\n\n", menu[i++] );
111:       fprintf( stdout, " %s [%s] :", menu[i++], pm->f1 );
112:       if(*gets(dat) != '\0')  strcpy(pm->f1, dat);
113:       fprintf( stdout, " %s [%s] :", menu[i++], pm->f2 );
114:       if(*gets(dat) != '\0')  strcpy(pm->f2, dat);
115:       fprintf( stdout, " %s [%d] :", menu[i++], pm->px );
116:       if(*gets(dat) != '\0')  pm->px = atoi(dat);
117:       fprintf( stdout, " %s [%d] :", menu[i++], pm->pa );
118:       if(*gets(dat) != '\0')  pm->pa = atoi(dat);
119:       fprintf( stdout, " %s [%s] :", menu[i++], pm->f3 );
120:       if(*gets(dat) != '\0')  strcpy(pm->f3, dat);
121:       fprintf( stdout, " %s [%f] :", menu[i++], pm->at );
122:       if(*gets(dat) != '\0')  pm->at = atof(dat);
123:       fprintf( stdout, " %s [%f] :", menu[i++], pm->pl );
124:       if(*gets(dat) != '\0')  pm->pl = atof(dat);
125:       fprintf( stdout, " %s [%f] :", menu[i++], pm->aw );
126:       if(*gets(dat) != '\0')  pm->aw = atof(dat);
127:    }
128:    else if ( argc == PN+i ) {
129:       fprintf( stderr, "\n%s [%s]\n", argv[i++], menu[0] );
130:       if((argc--) > 1) strcpy( pm->f1, argv[i++] );
131:       if((argc--) > 1) strcpy( pm->f2, argv[i++] );
132:       if((argc--) > 1) pm->px = atoi( argv[i++] );
133:       if((argc--) > 1) pm->pa = atoi( argv[i++] );
134:       if((argc--) > 1) strcpy( pm->f3, argv[i++] );
135:       if((argc--) > 1) pm->at = atof( argv[i++] );
136:       if((argc--) > 1) pm->pl = atof( argv[i++] );
137:       if((argc--) > 1) pm->aw = atof( argv[i++] );
138:    }
139:    else {
140:       usage(argc, argv);
141:    }
142:
143: }
144:
145: main(int argc, char *argv[] )
146: {
147:    Param  *pm;
148:
149:    pm = (Param *)malloc(sizeof(Param));
150:    getparameter(argc, argv, pm);
```

[P4-02sorenson_ellipse.c]

```
151:
152:     pm->prj = (float *)malloc((unsigned long)pm->px*pm->pa*sizeof(float));
153:
154:     printf(" *** Read projection & phantom data    ***¥n");
155:     read_data(pm->f1, pm->prj, pm->px*pm->pa);
156:     pm->pd = (PH_DATA *)malloc(sizeof(PH_DATA));
157:     pm->pd->next = NULL;
158:     read_phantom_data(pm->f3, pm->pd);
159:
160:     printf(" *** Pre-Correction Method   ***¥n");
161:     Pre_Correction_ellipse(pm->prj, pm->px, pm->pa, pm->at, pm->pl, pm->aw, pm->pd);
162:
163:     printf(" *** Write corrected projection data    ***¥n");
164:     write_data(pm->f2, pm->prj, pm->px*pm->pa);
165:
166:     free(pm->prj);
167:     free(pm);
168: }
169:
170: void read_phantom_data(char *fi, PH_DATA *now)
171: {
172:     int     i, k, flag;
173:     char    dat[256];
174:     double  w[7];
175:     FILE    *fp;
176:
177:     /* open Phantom parameter file */
178:     if((fp = fopen(fi, "r")) == NULL) {
179:        fprintf( stderr, "Error: file open [%s].¥n", fi);
180:        exit(1);
181:     }
182:
183:     /* Input Phatom parameters */
184:     flag = 0;
185:     while(fgets(dat,256,fp) != NULL) {
186:        if(*dat=='#'){
187:           printf("        ");
188:           printf(dat);
189:           continue;
190:        }
191:        for(i = 0 ; i < 7 ; i++) w[i] = 0;
192:        k = 0;
193:        for(i = 0 ; i < 7 ; i++) {
194:           while((dat[k] == ' ')||(dat[k] == '¥t')) k++;
195:           w[i] = atof(dat+k);
196:           while((dat[k] != ' ')&&(dat[k] != '¥t')) k++;
197:        }
198:        if(flag) {
199:           now->next = (PH_DATA *)malloc(sizeof(PH_DATA));
200:           now = now->next;
201:           now->next = NULL;
202:        }
203:        now->xo = w[0];
204:        now->yo = w[1];
205:        now->a  = w[2];
206:        now->b  = w[3];
207:        now->ph = w[4];
208:        now->de = w[5];
209:        now->at = w[6];
210:        flag++;
211:        printf(" * %2d *", flag);
212:        printf("%8.4f,", now->xo);
213:        printf("%8.4f,", now->yo);
214:        printf("%8.4f,", now->a);
215:        printf("%8.4f,", now->b);
216:        printf("%8.4f,", now->ph);
217:        printf("%8.4f,", now->de);
218:        printf("%8.4f¥n", now->at);
219:     }
220:     printf("¥n");
221:     fclose(fp);
222: }
223:
224: void read_data(char *fi, float *prj, int size)
225: {
```

[P4-02sorenson_ellipse.c]

```
226:    FILE    *fp;
227:
228:    /* open file and read data */
229:    if((fp = fopen(fi, "rb")) == NULL) {
230:       fprintf( stderr," Error : file open [%s].\n", fi);
231:       exit(1);
232:    }
233:    fread(prj, sizeof(float), size, fp);
234:    fclose(fp);
235: }
236:
237: void write_data(char *fi, float *img, int size)
238: {
239:    FILE    *fp;
240:
241:    /* open file and write data */
242:    if((fp = fopen(fi, "wb")) == NULL) {
243:       fprintf( stderr," Error : file open [%s].\n", fi);
244:       exit(1);
245:    }
246:    fwrite(img, sizeof(float), size, fp);
247:    fclose(fp);
248: }
249:
250: void Pre_Correction_ellipse(float *prj, int px, int pa, double at, double pl, double aw, PH_DATA *pd)
251: // Sorensonの前補正法で投影データを補正する関数
252: // float    *prj;    /* projection matrix pointer */
253: // int      px;      /* Number of Bins */
254: // int      pa;      /* Number of Projections */
255: // double   at;      /* Attenuation Coefficient (Uniform) */
256: // double   pl;      /* Pixel Length */
257: // double   aw;      /* ellipse area width (cm) */
258: // PH_DATA  *pd;     /* ellipse data */
259: {
260:    int     i,j;
261:    float *len;
262:
263:    len = (float *)malloc((unsigned long)px*pa*sizeof(float));
264:
265:    ellipse_outline(len, px, pa, pl, aw, pd);
266:
267:    for(i = 0 ; i < pa/2 ; i++) {
268:       for(j = 1 ; j < px ; j++) {
269:          len[i*px+j] += len[(i+pa/2)*px+px-j];
270:          len[(i+pa/2)*px+px-j] = len[i*px+j];
271:       }
272:    }
273:
274:    // Geometric Mean [sqrt(a*b)]
275:    for(i = 0 ; i < pa/2 ; i++){
276:       for(j = 1 ; j < px ; j++) {
277:          prj[i*px+j] =
278:             (float)(sqrt(prj[i*px+j]*prj[(i+pa/2)*px+px-j]));
279:          prj[(i+pa/2)*px+px-j] = prj[i*px+j];
280:       }
281:    }
282:
283:    for(i = 0 ; i < px*pa ; i++) {
284:       if(len[i] == 0.)  continue;
285:       else    prj[i] *= (float)(at*len[i]/(1-exp(-at*len[i])));
286:    }
287:
288:    free(len);
289: }
```

[P4-03outline_proj.c]

```
 1: /* outline_proj.c  (Program 4-3)   */
 2:
 3: #include <stdio.h>
 4: #include <stdlib.h>
 5: #include <math.h>
 6: #define  PI  3.14159265358979
 7:
 8: void DefineOutline(short *img, int im, float *prj, int px, int pa, double tr)
 9: // しきい値 (tr) を用いて、projectionから凸体の被写体領域 (2値化) を算出する
10: // short    *img;    算出した被写体領域のデータ
11: // int       im;     被写体領域の幅と高さ
12: // float    *prj;    投影データ
13: // int       px;     投影データの動径方向の数
14: // int       pa;     投影データの角度方向の数
15: // double    tr;     被写体領域を算出する際に用いるしきい値の割合
16: //                   (投影データの最大値に対する割合)
17: {
18:     int      i, j, k, ix;
19:     double   x0, cx, cy, th, tx, ty, max;
20:     float    *pr;
21:
22:     for(i = 0 ; i < im*im ; i++)
23:         img[i] = 0;
24:     max = prj[0];
25:     for(i = 1 ; i < px*pa ; i++)
26:         max = prj[i] > (float)max ? prj[i] : max;
27:     max *= tr;
28: // fprintf( stderr, " max = %f¥n", max );
29:     for(i = 0 ; i < pa ; i++) {
30:         th = 2*i*PI/pa;
31:         cx = cos(th);
32:         cy = -sin(th);
33:         x0 = (-cx-cy)*im/2+px/2;
34:         pr = prj+i*px;
35:         for(j = 0, ty = x0 ; j < im ; j++, ty += cy) {
36:             for(k = 0, tx = ty ; k < im ; k++, tx += cx) {
37:                 ix = (int)tx;
38:                 if(ix < 0 || ix > px-2) continue;
39:                 if(pr[ix+1] < (float)max && pr[ix] < (float)max)
40:                     img[j*im+k] = 1;
41:             }
42:         }
43:     }
44:     for(i = 0 ; i < im*im ; i++)
45:         img[i] = img[i] == 0 ? 1 : 0;
46: }
47:
48: void DefineXOYO(short *d1, int im, float *xo, float *yo, int *cxy)
49: // 被写体領域を多角形近似する
50: // 多角形の頂点の座標が(xo[], yo[])の配列に入力され
51: // 頂点の数がcxyに入力される
52: // short    *d1;     2値化した被写体領域
53: // int       im;     被写体領域の幅と高さ
54: // float    *xo;     算出した凸型多角形のx座標
55: // float    *yo;     算出した凸型多角形のy座標
56: // int      *cxy;    多角形の頂点の数
57: {
58:     int      i, j, cnt, cd, cu, *juc, jc;
59:     double   a, b, gx, gy, ax, ay, bx, by, cx, cy, rx, ry, ju;
60:     float    *xu, *yu;
61:
62:     juc = (int   *)malloc((unsigned long)2*im*sizeof(int  ));
63:     xu  = (float *)malloc((unsigned long)2*im*sizeof(float));
64:     yu  = (float *)malloc((unsigned long)2*im*sizeof(float));
65:
66:     *cxy = 0;
67:     for(i = 1 ; i < im-1 ; i++) {
68:         for(j = im-2 ; j > 0 ; j--) {
69:             if(d1[j*im+i] == 0)     continue;
70:             cnt = d1[(j-1)*im+i]+d1[(j+1)*im+i]+d1[j*im+i-1]+d1[j*im+i+1];
71:             if(cnt > 2)  continue;
72:             if(d1[(j+1)*im+i+1] > 0 && d1[(j-1)*im+i-1] > 0)
73:                 continue;
74:             if(d1[(j-1)*im+i+1] > 0 && d1[(j+1)*im+i-1] > 0)
75:                 continue;
```

第4章 SPECTの画像再構成 —— 133

[P4-03outline_proj.c]

プログラム【4-3】投影データから輪郭の長さを求める関数（2）

```
 76:            (*cxy)++;
 77:            xo[(*cxy)-1] = (float)(i-im/2);
 78:            yo[(*cxy)-1] = (float)(im/2-j);
 79:          }
 80:        }
 81:
 82:        a = (yo[(*cxy)-1]-yo[0])/(xo[(*cxy)-1]-xo[0]);
 83:        b = (xo[(*cxy)-1]*yo[0]-xo[0]*yo[(*cxy)-1])/(xo[(*cxy)-1]-xo[0]);
 84:        cd = 1; cu = 0;
 85:        for(i = 1 ; i < (*cxy)-1 ; i++) {
 86:          if(yo[i] > a*xo[i]+b) {
 87:            cu++;
 88:            xu[cu-1] = xo[i];
 89:            yu[cu-1] = yo[i];
 90:          }
 91:          else {
 92:            cd++;
 93:            xo[cd-1] = xo[i];
 94:            yo[cd-1] = yo[i];
 95:          }
 96:        }
 97:        cd++;
 98:        xo[cd-1] = xo[(*cxy)-1];
 99:        yo[cd-1] = yo[(*cxy)-1];
100:        for(i = 0 ; i < cu ; i++) {
101:          xo[cd+i] = xu[cu-i-1];
102:          yo[cd+i] = yu[cu-i-1];
103:        }
104:
105:        /*****/
106:        /* G */
107:        /*****/
108:        gx = gy = 0;
109:        for(i = 0 ; i < (*cxy) ; i++) {
110:          gx += xo[i];
111:          gy += xo[i];
112:        }
113:        gx /= (*cxy);
114:        gy /= (*cxy);
115:
116:        /* vector */
117:        jc = 1;
118:        juc[0] = 0;
119:        while(jc) {
120:          jc = 0;
121:          for(i = 1 ; i < (*cxy)-1 ; i++) {
122:            juc[i] = 0;
123:            ax = xo[i-1]-xo[i];
124:            ay = yo[i-1]-yo[i];
125:            a = sqrt(ax*ax+ay*ay);
126:            ax /= a; ay /= a;
127:            bx = xo[i+1]-xo[i];
128:            by = yo[i+1]-yo[i];
129:            a = sqrt(bx*bx+by*by);
130:            bx /= a; by /= a;
131:            cx = ax+bx;
132:            cy = ay+by;
133:            a = sqrt(cx*cx+cy*cy);
134:            if(a != 0) {cx /= a; cy /= a;}
135:            rx = gx-xo[i];
136:            ry = gy-yo[i];
137:            a = sqrt(rx*rx+ry*ry);
138:            rx /= a; ry /= a;
139:            ju = cx*rx+cy*ry;
140:            if(ju > 0.) continue;
141:            juc[i] = 1;
142:            jc++;
143:          }
144:          for(i = 1 ; i < (*cxy)-1 ; i++) {
145:            if(juc[i] == 1) {
146:              for(j = i ; j < (*cxy)-1 ; j++) {
147:                xo[j] = xo[j+1];
148:                yo[j] = yo[j+1];
149:                juc[j] = juc[j+1];
150:              }
```

[P4-03outline_proj.c]

```
151:                   (*cxy)--;
152:                   i--;
153:                }
154:             }
155:          }
156:
157:          free(juc);
158:          free(xu);
159:          free(yu);
160:       }
161:
162:       void Calculate_L(float *ll, int px, int pa, int im, float *xo, float *yo, int cxy)
163:       // 近似された多角形から"L-length"を算出する
164:       // L-lengthは投影データに対応した動径方向と角度方向の2次元配列で
165:       // 原点を通るその角度の直線から輪郭までの長さに相当する
166:       // float   *ll;    算出された輪郭までの長さのデータ
167:       // int     px;     投影データの動径方向の数
168:       // int     pa;     投影データの角度方向の数
169:       // int     im;     被写体領域の幅と高さ
170:       // float   *xo;    輪郭から算出した凸型多角形のx座標
171:       // float   *yo;    輪郭から算出した凸型多角形のy座標
172:       // int     *cxy;   多角形の頂点の数
173:       {
174:          int     i, j, k, ct, cnt, xf, xe;
175:          float   xx, yy, x0, x1, e0, e1, si, co;
176:          float   *xt, *yt;
177:          double  th;
178:
179:          xt = (float *)malloc((unsigned long)2*px*sizeof(float));
180:          yt = (float *)malloc((unsigned long)2*px*sizeof(float));
181:
182:          for(i = 0 ; i < px*pa ; i++)
183:             ll[i] = 0;
184:          for(k = 0 ; k < pa ; k++) {
185:             th = 2*PI*k/pa;
186:             si = (float)sin(th);
187:             co = (float)cos(th);
188:             x0 = xo[0]*co+yo[0]*si;
189:             for(i = 0 ; i < cxy ; i++) {
190:                x1 = xo[1]*co+yo[1]*si;
191:                if(x0 < x1)     break;
192:                xx = xo[0]; yy = yo[0];
193:                for(j = 1 ; j < cxy ; j++) {
194:                   xo[j-1] = xo[j];
195:                   yo[j-1] = yo[j];
196:                }
197:                xo[cxy-1] = (float)xx; yo[cxy-1] = (float)yy;
198:                x0 = x1;
199:             }
200:             xt[0] = (float)( xo[0]*co+yo[0]*si+im/2);
201:             yt[0] = (float)(-xo[0]*si+yo[0]*co);
202:             ct = 0;
203:             for(i = 1 ; i < cxy ; i++) {
204:                if((xx = xo[i]*co+yo[i]*si+im/2) > xt[i-1]) {
205:                   xt[i] = (float)xx;
206:                   yt[i] = (float)(-xo[i]*si+yo[i]*co);
207:                   ct++;
208:                }
209:                else    break;
210:             }
211:             xf = (int)xt[0];
212:             xe = (int)xt[ct];
213:             xt[ct+1] = (float)(xo[ct+1]*co+yo[ct+1]*si+im/2);
214:
215:             if(yt[0] < 0)  ll[k*px+xf] = -yt[0]/2;
216:             x0 = xt[0]; x1 = xt[1];
217:             cnt = 1;
218:             for(i = xf+1 ; i < xe+1 ; i++) {
219:                if(x1 < (double)i) {
220:                   cnt++;
221:                   x0 = x1;
222:                   x1 = xt[cnt];
223:                   i--;
224:                   continue;
225:                }
```

[P4-03outline_proj.c]

プログラム【4-3】投影データから輪郭の長さを求める関数（4）

```
226:            e0 = i-x0;
227:            e1 = x1-i;
228:            ll[k*px+i] = (float)(-(yt[cnt-1]*e1+yt[cnt]*e0)/(x1-x0));
229:          }
230:          if(yt[ct] < 0)   ll[k*px+xe+1] = -yt[ct]/2;
231:        }
232:        free(xt);
233:        free(yt);
234: }
235:
236: void projection_outline(float *len, float *prj, int px, int pa, double pl, double tr)
237: // 投影データから被写体の中心線からの輪郭までの長さを計算する関数
238: // float   *len;     輪郭までの長さのデータ（cm）
239: // float   *prj;     投影データ
240: // int     px;       投影データの動径方向の数
241: // int     pa;       投影データの角度方向の数
242: // double  pl;       投影の動径方向のピクセル実長（cm/pixel）
243: // double  tr;       しきい値の割合
244: {
245:    int      i, cxy;
246:    short    *img;
247:    float    *xo, *yo;
248:
249:    img = (short *)malloc((unsigned long)px*px*sizeof(short));
250:    xo  = (float *)malloc((unsigned long)2*px*sizeof(float));
251:    yo  = (float *)malloc((unsigned long)2*px*sizeof(float));
252:
253:    printf(" ***  Define Object Outline  ***¥n");
254:    DefineOutline(img, px, prj, px, pa, tr);
255:
256:    printf(" ***  Define Object aria  ***¥n");
257:    DefineXOYO(img, px, xo, yo, &cxy);
258:
259:    printf(" ***  Calculate L-length  ***¥n");
260:    Calculate_L(len, px, pa, px, xo, yo, cxy);
261:
262:    for(i = 0 ; i < px*pa ; i++)
263:        len[i] *= (float)pl;
264:
265:    free(img);
266:    free(xo);
267:    free(yo);
268: }
```

プログラム【4-4】 前補正法② (1)

[P4-04sorenson_proj.c]

```c
1: /*  sorenson_proj.c  (Program 4-4)  */
2:
3: /* --- プログラムの説明 ---
4:    前補正(Sorenson)法でSPECTの画像再構成をするプログラム．
5:    (投影データから輪郭補正をする)
6:
7:    入力:
8:      1. SPECTの投影データのファイル名
9:      2. 前補正法で修正した投影データのファイル名
10:     3. 投影データの動径方向の数 (検出器の数)
11:     4. 投影データの角度方向の数 (投影数)
12:     5. 線減弱係数 (1/cm)
13:     6. 投影の動径方向のピクセル実長 (cm/pixel)
14:     7. 投影から輪郭を検出するためのしきい値
15:
16:    出力:
17:      前補正法で修正した投影データのファイル
18:
19:    必要なファイル:
20:      outline_proj.c  (P4-03:投影データから輪郭の長さを求める関数のファイル)
21:
22: */
23:
24: #include <stdio.h>
25: #include <stdlib.h>
26: #include <string.h>
27: #include <math.h>
28:
29: #define  PN  8
30:
31: typedef struct {
32:     char    f1[50]; /* float original projection file name */
33:     char    f2[50]; /* float corrected projection file name */
34:     float   *prj;   /* projection matrix pointer */
35:     int     px;     /* Number of Bins */
36:     int     pa;     /* Number of Projections */
37:     double  at;     /* Attenuation Coefficient (Uniform) */
38:     double  pl;     /* Pixel Length */
39:     double  tr;     /* Trancation ratio (for define outline) */
40: } Param;
41:
42: char *menu[PN] = {
43:     "Pre-correction Method <Sorenson> from projection",
44:     "Original  Projection File Name <float>",
45:     "Corrected Projection File Name <float>",
46:     "   Number of Bins                      ",
47:     "   Number of Projections               ",
48:     "Attenuation Coefficient                ",
49:     "Pixel Length                           ",
50:     "Trancation ratio                       ",
51: };
52:
53: void read_data(char *, float *, int);
54: void write_data(char *, float *, int);
55: void Pre_Correction(float *, int, int, double, double, double);
56: void projection_outline(float *, float *, int, int, double, double);
57:
58: void usage(int argc, char **argv)
59: {
60:     int   i;
61:
62:     fprintf( stderr,"\nUSAGE:\n");
63:     fprintf( stderr,"\nNAME\n");
64:     fprintf( stderr,"\n  %s - %s\n", argv[0], menu[0]);
65:     fprintf( stderr,"\nSYNOPSIS\n");
66:     fprintf( stderr,"\n  %s [-h] parameters...\n", argv[0]);
67:     fprintf( stderr,"\nPARAMETERS\n");
68:     for( i = 1 ; i < PN ; i++)
69:         fprintf( stderr,"\n %3d. %s\n", i, menu[i]);
70:     fprintf( stderr,"\n");
71:     fprintf( stderr,"\nFLAGS\n");
72:     fprintf( stderr,"\n  -h  Print Usage (this comment).\n");
73:     fprintf( stderr,"\n");
74:     exit(1);
75: }
```

[P4-04sorenson_proj.c]

```
 76:
 77: getparameter(int argc, char **argv, Param *pm)
 78: {
 79:     int    i;
 80:     char   dat[256];
 81:
 82:     /* default parameter value */
 83:     sprintf( pm->f1, "n0.prj");
 84:     sprintf( pm->f2, "n1.prj");
 85:     pm->px = 128;
 86:     pm->pa = 128;
 87:     pm->at = 0.15;
 88:     pm->pl = 0.15625;
 89:     pm->tr = 0.03;
 90:
 91:     i = 0;
 92:     if (argc == 1) {
 93:        fprintf( stdout, "\n%s\n\n", menu[i++]);
 94:        fprintf( stdout, "  %s [%s] :", menu[i++], pm->f1 );
 95:        if(*gets(dat) != '\0')  strcpy(pm->f1, dat);
 96:        fprintf( stdout, "  %s [%s] :", menu[i++], pm->f2 );
 97:        if(*gets(dat) != '\0')  strcpy(pm->f2, dat);
 98:        fprintf( stdout, "  %s [%d] :", menu[i++], pm->px );
 99:        if(*gets(dat) != '\0')  pm->px = atoi(dat);
100:        fprintf( stdout, "  %s [%d] :", menu[i++], pm->pa );
101:        if(*gets(dat) != '\0')  pm->pa = atoi(dat);
102:        fprintf( stdout, "  %s [%f] :", menu[i++], pm->at );
103:        if(*gets(dat) != '\0')  pm->at = atof(dat);
104:        fprintf( stdout, "  %s [%f] :", menu[i++], pm->pl );
105:        if(*gets(dat) != '\0')  pm->pl = atof(dat);
106:        fprintf( stdout, "  %s [%f] :", menu[i++], pm->tr );
107:        if(*gets(dat) != '\0')  pm->tr = atof(dat);
108:     }
109:     else if (argc == PN) {
110:        fprintf( stderr, "\n%s [%s]\n\n", argv[i++], menu[0]);
111:        if((argc--) > 1) strcpy( pm->f1, argv[i++] );
112:        if((argc--) > 1) strcpy( pm->f2, argv[i++] );
113:        if((argc--) > 1) pm->px = atoi( argv[i++] );
114:        if((argc--) > 1) pm->pa = atoi( argv[i++] );
115:        if((argc--) > 1) pm->at = atof( argv[i++] );
116:        if((argc--) > 1) pm->pl = atof( argv[i++] );
117:        if((argc--) > 1) pm->tr = atof( argv[i++] );
118:     }
119:     else {
120:        usage(argc, argv);
121:     }
122: }
123:
124: main(int argc, char **argv )
125: {
126:     Param   *pm;
127:
128:     pm = (Param *)malloc(sizeof(Param));
129:     getparameter(argc, argv, pm);
130:
131:     pm->prj = (float *)malloc((unsigned long)pm->px*pm->pa*sizeof(float));
132:
133:     printf(" *** Read projection data    ***\n");
134:     read_data(pm->f1, pm->prj, pm->px*pm->pa);
135:
136:     printf(" *** Pre-Correction Method   ***\n");
137:     Pre_Correction(pm->prj, pm->px, pm->pa, pm->at, pm->pl, pm->tr);
138:
139:     printf(" *** Write corrected projection data   ***\n");
140:     write_data(pm->f2, pm->prj, pm->px*pm->pa);
141:
142:     free(pm->prj);
143:     free(pm);
144: }
145:
146: void read_data(char *fi, float *prj, int size)
147: {
148:     FILE   *fp;
149:
150:     /* open file and read data */
```

プログラム【4-4】 前補正法② (2)

プログラム【4-4】前補正法②（3）

[P4-04sorenson_proj.c]

```
151:    if((fp = fopen(fi, "rb")) == NULL) {
152:       fprintf( stderr," Error : file open [%s].¥n", fi);
153:       exit(1);
154:    }
155:    fread(prj, sizeof(float), size, fp);
156:    fclose(fp);
157: }
158:
159: void write_data(char *fi, float *prj, int size)
160: {
161:    FILE    *fp;
162:
163:    /* open file and write data */
164:    if((fp = fopen(fi, "wb")) == NULL) {
165:       fprintf( stderr," Error : file open [%s].¥n", fi);
166:       exit(1);
167:    }
168:    fwrite(prj, sizeof(float), size, fp);
169:    fclose(fp);
170: }
171:
172: void Pre_Correction(float *prj, int px, int pa, double at, double pl, double tr)
173: // Sorensonの前補正法で投影データを補正する関数
174: // float   *prj;     /* projection matrix pointer */
175: // int     px;       /* Number of Bins */
176: // int     pa;       /* Number of Projections */
177: // double  at;       /* Attenuation Coefficient (Uniform) */
178: // double  pl;       /* Pixel Length */
179: // double  tr;       /* Trancation ratio (for define outline) */
180: {
181:    int     i,j;
182:    float *len;
183:
184:    len = (float *)malloc((unsigned long)px*pa*sizeof(float));
185:
186:    projection_outline(len, prj, px, pa, pl, tr);
187:
188:    for(i = 0 ; i < pa/2 ; i++) {
189:       for(j = 1 ; j < px ; j++) {
190:          len[i*px+j] += len[(i+pa/2)*px+px-j];
191:          len[(i+pa/2)*px+px-j] = len[i*px+j];
192:       }
193:    }
194:
195:    // Geometric Mean [sqrt(a*b)]
196:    for(i = 0 ; i < pa/2 ; i++){
197:       for(j = 1 ; j < px ; j++) {
198:          prj[i*px+j] = (float)(sqrt(prj[i*px+j]*prj[(i+pa/2)*px+px-j]));
199:          prj[(i+pa/2)*px+px-j] = prj[i*px+j];
200:       }
201:    }
202:
203:    for(i = 0 ; i < px*pa ; i++) {
204:       if(len[i] == 0.)   continue;
205:       else    prj[i] *= (float)(at*len[i]/(1-exp(-at*len[i])));
206:    }
207:
208:    free(len);
209: }
```

[P4-05changmatrix.c]

プログラム【4-5】補正マトリクス作成（1）

```
 1: /*  changmatrix.c  (Program 4-5)  */
 2:
 3: #include <math.h>
 4: #define  PI   3.14159265358979
 5:
 6: void chang_matrix(float *cmx, int nx, int ny, short *mtx, float *len, int px, int pa,
       double at, double pl)
 7: // changの後補正法の補正マトリクスを作成する関数
 8: // float   *cmx;    補正マトリクスのデータ
 9: // int     nx;      補正マトリクスの幅
10: // int     ny;      補正マトリクスの高さ
11: // short   *mtx;    画像の存在領域
12: // float   *len;    被写体領域の中心線から輪郭までの長さ
13: // int     px;      輪郭データの動径方向の数
14: // int     pa;      輪郭データの角度方向の数
15: // double  at;      線減弱係数(1/cm)
16: // double  pl;      ピクセル実長(cm/pixel)
17: {
18:     int     i, j, k;
19:     int     ix, ix0, ix1;
20:     double  x, y, co, si, th, xx, yy, x0, x1;
21:
22:     for(i = 0 ; i < nx*ny ; i++)
23:         cmx[i] = 0;
24:     for(k = 0 ; k < pa ; k++) {
25:         th = 2*PI*k/pa;
26:         co = cos(th);
27:         si = sin(th);
28:         for(i = 0 ; i < ny ; i++) {
29:             y = ny/2-i;
30:             for(j = 0 ; j < nx ; j++) {
31:                 if(mtx[i*nx+j] == 0) continue;
32:                 x = j-nx/2;
33:                 xx = x*co+y*si;
34:                 yy = -x*si+y*co;
35:                 ix = (int)xx;
36:                 x0 = xx-ix;
37:                 x1 = 1.-x0;
38:                 ix0 = ix+pa/2;
39:                 ix1 = ix0+1;
40:                 if(ix0 < 0 || ix1 > pa-1) continue;
41:                 cmx[i*nx+j] += (float)(exp(-at*(x1*len[k*px+ix0]+x0*len[k*px+ix1]+yy*pl))/pa);
42:             }
43:         }
44:     }
45: }
```

[P4-06chang_ellipse.c]

```c
  1: /*  chang_ellipse.c (Program 4-6)    */
  2:
  3: /* --- プログラムの説明 ---
  4:    後補正 (Chang) 法でSPECTの画像再構成をするプログラム.
  5:    (楕円データから輪郭補正をする)
  6:
  7: 入力 :
  8:    1. SPECT投影データをFBP法で再構成した画像データのファイル名
  9:    2. 後補正法で修正した画像データのファイル名
 10:    3. 画像データの幅 (x方向)
 11:    4. 画像データの高さ (y方向)
 12:    5. 楕円データのファイル名
 13:    6. 線減弱係数 (1/cm)
 14:    7. 投影の動径方向のピクセル実長 (cm/pixel)
 15:    8. 画像領域の長さ (cm)
 16:
 17: 出力 :
 18:    後補正法で修正した画像データのファイル
 19:
 20: 必要なファイル :
 21:    outline_ellipse.c  (P4-01:楕円データから輪郭の長さを求める関数のファイル)
 22:    changmatrix.c      (P4-05:changの補正マトリクスを求める関数のファイル)
 23:
 24: */
 25:
 26: #include <stdio.h>
 27: #include <stdlib.h>
 28: #include <string.h>
 29: #include <math.h>
 30: #define  PI   3.14159265358979
 31:
 32: #define  PN   9     /* number of parameters + 1 */
 33:
 34: typedef struct phan_data {    /* Phantom data */
 35:     double   xo;     /*  X Coordinate */
 36:     double   yo;     /*  Y Coordinate */
 37:     double   a;      /*  Minor Axis */
 38:     double   b;      /*  Major Axis */
 39:     double   ph;     /*  Rotation angle */
 40:     double   de;     /*  Density */
 41:     double   at;     /*  Attenuation (/cm) */
 42:     struct  phan_data *next; /*  next self pointer */
 43: } PH_DATA;
 44:
 45: typedef struct {
 46:     char     f1[50]; /* float original image file name */
 47:     char     f2[50]; /* float corrected image file name */
 48:     float    *img;   /* image matrix pointer */
 49:     int      nx;     /* number of x-direction */
 50:     int      ny;     /* number of y-direction */
 51:     char     f3[50]; /* Ellipse data File Name */
 52:     double   at;     /* Attenuation Coefficient (Uniform) */
 53:     double   pl;     /* pixel length */
 54:     double   aw;     /* image area width (cm) */
 55:     PH_DATA  *pd;    /* pointer of Phantom data */
 56: } Param;
 57:
 58: char *menu[PN] = {
 59:    "Post-correction Method <Chang> from ellipse data",
 60:    "Original  Image File Name <float>",
 61:    "Corrected Image File Name <float>",
 62:    "   Number of x-direction             ",
 63:    "   Number of y-direction             ",
 64:    "Ellipse data File Name <pmt>",
 65:    "Attenuation Coefficient              ",
 66:    "Pixel length (cm)                    ",
 67:    "Image area width (cm)                ",
 68:    };
 69:
 70: void read_phantom_data(char *, PH_DATA *);
 71: void read_data(char *, float *, int);
 72: void write_data(char *, float *, int);
 73: void Post_Correction_ellipse(float *, int, int, double, double, double, PH_DATA *);
 74: void ellipse_outline(float *, int, int, double, double, PH_DATA *);
 75: void chang_matrix(float *, int, int, short *, float *, int, int, double, double);
```

[P4-06chang_ellipse.c]

```
 76:
 77: void usage(int argc, char **argv)
 78: {
 79:    int   i;
 80:
 81:    fprintf( stderr,"\nUSAGE:\n");
 82:    fprintf( stderr,"\nNAME\n");
 83:    fprintf( stderr,"\n  %s - %s\n", argv[0], menu[0]);
 84:    fprintf( stderr,"\nSYNOPSIS\n");
 85:    fprintf( stderr,"\n  %s [-h] parameters...\n", argv[0]);
 86:    fprintf( stderr,"\nPARAMETERS\n");
 87:    for(i = 1 ; i < PN ; i++)
 88:       fprintf( stderr,"\n %3d. %s\n", i, menu[i]);
 89:    fprintf( stderr,"\n");
 90:    fprintf( stderr,"\nFLAGS\n");
 91:    fprintf( stderr,"\n  -h  Print Usage (this comment).\n");
 92:    fprintf( stderr,"\n");
 93:    exit(1);
 94: }
 95:
 96: void getparameter(int argc, char **argv, Param *pm)
 97: {
 98:    int   i;
 99:    char  dat[256];
100:
101:    /* default parameter value */
102:    sprintf( pm->f1, "n0.img");
103:    sprintf( pm->f2, "n1.img");
104:    pm->nx = 128;
105:    pm->ny = 128;
106:    sprintf( pm->f3, "shepp.pmt");
107:    pm->at = 0.15;
108:    pm->pl = 0.15625;
109:    pm->aw = 20.;
110:
111:    i = 0;
112:    if( argc == 1+i ) {
113:       fprintf( stdout, "\n%s\n\n", menu[i++] );
114:       fprintf( stdout, " %s [%s] :", menu[i++], pm->f1 );
115:       if(*gets(dat) != '\0')  strcpy(pm->f1, dat);
116:       fprintf( stdout, " %s [%s] :", menu[i++], pm->f2 );
117:       if(*gets(dat) != '\0')  strcpy(pm->f2, dat);
118:       fprintf( stdout, " %s [%d] :", menu[i++], pm->nx );
119:       if(*gets(dat) != '\0')  pm->nx = atoi(dat);
120:       fprintf( stdout, " %s [%d] :", menu[i++], pm->ny );
121:       if(*gets(dat) != '\0')  pm->ny = atoi(dat);
122:       fprintf( stdout, " %s [%s] :", menu[i++], pm->f3 );
123:       if(*gets(dat) != '\0')  strcpy(pm->f3, dat);
124:       fprintf( stdout, " %s [%f] :", menu[i++], pm->at );
125:       if(*gets(dat) != '\0')  pm->at = atof(dat);
126:       fprintf( stdout, " %s [%f] :", menu[i++], pm->pl );
127:       if(*gets(dat) != '\0')  pm->pl = atof(dat);
128:       fprintf( stdout, " %s [%f] :", menu[i++], pm->aw );
129:       if(*gets(dat) != '\0')  pm->aw = atof(dat);
130:    }
131:    else if ( argc == PN+i ) {
132:       fprintf( stderr, "\n%s [%s]\n", argv[i++], menu[0] );
133:       if((argc--) > 1) strcpy( pm->f1, argv[i++] );
134:       if((argc--) > 1) strcpy( pm->f2, argv[i++] );
135:       if((argc--) > 1) pm->nx = atoi( argv[i++] );
136:       if((argc--) > 1) pm->ny = atoi( argv[i++] );
137:       if((argc--) > 1) strcpy( pm->f3, argv[i++] );
138:       if((argc--) > 1) pm->at = atof( argv[i++] );
139:       if((argc--) > 1) pm->pl = atof( argv[i++] );
140:       if((argc--) > 1) pm->aw = atof( argv[i++] );
141:    }
142:    else {
143:       usage(argc, argv);
144:    }
145: }
146:
147: main(int argc, char *argv[] )
148: {
149:    Param  *pm;
150:
```

[P4-06chang_ellipse.c]

```
151:    pm = (Param *)malloc(sizeof(Param));
152:    getparameter(argc, argv, pm);
153:
154:    pm->img = (float *)malloc((unsigned long)pm->nx*pm->ny*sizeof(float));
155:
156:    printf(" *** Read image & phantom data   ***\n");
157:    read_data(pm->f1, pm->img, pm->nx*pm->ny);
158:    pm->pd = (PH_DATA *)malloc(sizeof(PH_DATA));
159:    pm->pd->next = NULL;
160:    read_phantom_data(pm->f3, pm->pd);
161:
162:    printf(" *** Post-Correction Method  ***\n");
163:    Post_Correction_ellipse(pm->img, pm->nx, pm->ny, pm->at, pm->pl, pm->aw, pm->pd);
164:
165:    printf(" *** Write corrected image data   ***\n");
166:    write_data(pm->f2, pm->img, pm->nx*pm->ny);
167:
168:    free(pm->img);
169:    free(pm);
170: }
171:
172: void read_phantom_data(char *fi, PH_DATA *now)
173: {
174:    int     i, k, flag;
175:    char    dat[256];
176:    double  w[7];
177:    FILE    *fp;
178:
179:    /* open Phantom parameter file */
180:    if((fp = fopen(fi, "r")) == NULL) {
181:       fprintf( stderr, "Error: file open [%s].\n", fi);
182:       exit(1);
183:    }
184:
185:    /* Input Phatom parameters */
186:    flag = 0;
187:    while(fgets(dat,256,fp) != NULL) {
188:       if(*dat=='#'){
189:          printf("          ");
190:          printf(dat);
191:          continue;
192:       }
193:       for(i = 0 ; i < 7 ; i++) w[i] = 0;
194:       k = 0;
195:       for(i = 0 ; i < 7 ; i++) {
196:          while((dat[k] == ' ')||(dat[k] == '\t')) k++;
197:          w[i] = atof(dat+k);
198:          while((dat[k] != ' ')&&(dat[k] != '\t')) k++;
199:       }
200:       if(flag) {
201:          now->next = (PH_DATA *)malloc(sizeof(PH_DATA));
202:          now = now->next;
203:          now->next = NULL;
204:       }
205:       now->xo = w[0];
206:       now->yo = w[1];
207:       now->a  = w[2];
208:       now->b  = w[3];
209:       now->ph = w[4];
210:       now->de = w[5];
211:       now->at = w[6];
212:       flag++;
213:       printf("* %2d *", flag);
214:       printf("%8.4f,",  now->xo);
215:       printf("%8.4f,",  now->yo);
216:       printf("%8.4f,",  now->a);
217:       printf("%8.4f,",  now->b);
218:       printf("%8.4f,",  now->ph);
219:       printf("%8.4f,",  now->de);
220:       printf("%8.4f\n", now->at);
221:    }
222:    printf("\n");
223:    fclose(fp);
224: }
225:
```

[P4-06chang_ellipse.c]

```
226: void read_data(char *fi, float *prj, int size)
227: {
228:     FILE    *fp;
229:
230:     /* open file and read data */
231:     if((fp = fopen(fi, "rb")) == NULL) {
232:         fprintf( stderr," Error : file open [%s].\n", fi);
233:         exit(1);
234:     }
235:     fread(prj, sizeof(float), size, fp);
236:     fclose(fp);
237: }
238:
239: void write_data(char *fi, float *img, int size)
240: {
241:     FILE    *fp;
242:
243:     /* open file and write data */
244:     if((fp = fopen(fi, "wb")) == NULL) {
245:         fprintf( stderr," Error : file open [%s].\n", fi);
246:         exit(1);
247:     }
248:     fwrite(img, sizeof(float), size, fp);
249:     fclose(fp);
250: }
251:
252: void Post_Correction_ellipse(float *img, int nx, int ny, double at, double pl, double aw, PH_DATA *pd)
253: // Changの後補正法で画像を補正する関数
254: // float    *img;   /* Image matrix pointer */
255: // int      nx;     /* Number of x-direction */
256: // int      ny;     /* Number of y-direction */
257: // double   at;     /* Attenuation Coefficient (Uniform) */
258: // double   pl;     /* Pixel Length */
259: // double   aw;     /* ellipse area width (cm) */
260: // PH_DATA  *pd;    /* ellipse data */
261: {
262:     int     i, j, px, pa;
263:     short   *mtx;
264:     float   *len, *cmx;
265:     double  rad, x, y, x1, y1;
266:
267:     // 被写体領域の中心線から輪郭までの長さの算出
268:     px = pa = nx;
269:     len = (float *)malloc((unsigned long)px*pa*sizeof(float));
270:     ellipse_outline(len, px, pa, pl, aw, pd);
271:
272:     // 画像の存在領域の算出
273:     mtx = (short *)malloc((unsigned long)nx*ny*sizeof(short));
274:     rad = -PI*pd->ph/180.;
275:     for(i = 0 ; i < ny ; i++) {
276:         y1 = (ny/2-i)*2/(double)ny-pd->yo;
277:         for(j = 0 ; j < nx ; j++) {
278:             x1 = (j-nx)*2/(double)nx-pd->xo;
279:             x = x1*cos(rad)-y1*sin(rad);
280:             y = x1*sin(rad)+y1*cos(rad);
281:             if(x*x/(pd->a*pd->a)+y*y/(pd->b*pd->b) <= 1.)
282:                 mtx[i*nx+j] = 1;
283:             else
284:                 mtx[i*nx+j] = 0;
285:         }
286:     }
287:
288:     // 補正マトリクスの算出
289:     cmx = (float *)malloc((unsigned long)nx*ny*sizeof(float));
290:     chang_matrix(cmx, nx, ny, mtx, len, px, pa, at, pl);
291:
292:     // 補正マトリクスによる画像の補正
293:     for(i = 0 ; i < nx*ny ; i++)
294:         if(cmx[i] != 0.)
295:             img[i] /= cmx[i];
296:     free(len);
297:     free(mtx);
298:     free(cmx);
299: }
```

[P4-07chang_proj.c]

```c
 1: /*  chang_proj.c  (Program 4-7)  */
 2:
 3: /* --- プログラムの説明 ---
 4:    後補正(Chang)法でSPECTの画像再構成をするプログラム.
 5:    (投影データから輪郭補正をする)
 6:
 7: 入力:
 8:    1. SPECT投影データをFBP法で再構成した画像データのファイル名
 9:    2. 後補正法で修正した画像データのファイル名
10:    3. 画像データの幅 (x方向)
11:    4. 画像データの高さ (y方向)
12:    5. SPECT投影データのファイル名
13:    6. 投影データの動径方向の数 (検出器の数)
14:    7. 投影データの角度方向の数 (投影数)
15:    8. 線減弱係数 (1/cm)
16:    9. 投影の動径方向のピクセル実長 (cm/pixel)
17:    10. 投影から輪郭を検出するためのしきい値
18:
19: 出力:
20:    後補正法で修正した画像データのファイル
21:
22: 必要なファイル:
23:    outline_proj.c  (P4-03:投影データから輪郭の長さを求める関数のファイル)
24:    changmatrix.c   (P4-05:changの補正マトリクスを求める関数のファイル)
25:
26: */
27:
28: #include <stdio.h>
29: #include <stdlib.h>
30: #include <string.h>
31: #include <math.h>
32:
33: #define  PN  11      /* number of parameters + 1 */
34:
35: typedef struct {
36:     char    f1[50]; /* float original image file name */
37:     char    f2[50]; /* float corrected image file name */
38:     float   *img;   /* image matrix pointer */
39:     int     nx;     /* number of x-direction */
40:     int     ny;     /* number of y-direction */
41:     char    f3[50]; /* float projection file name */
42:     float   *prj;   /* projection data */
43:     int     px;     /* Number of Bins */
44:     int     pa;     /* Number of Projections */
45:     double  at;     /* Attenuation Coefficient (Uniform) */
46:     double  pl;     /* Pixel Length */
47:     double  tr;     /* Trancation ratio (for define outline) */
48: } Param;
49:
50: char *menu[PN] = {
51:     "Post-correction Method <Chang> from projection",
52:     "Original  Image File Name <float>",
53:     "Corrected Image File Name <float>",
54:     "   Number of x-direction    ",
55:     "   Number of y-direction    ",
56:     "Projection File Name     <float>",
57:     "   Number of Bins          ",
58:     "   Number of Projections   ",
59:     "Attenuation Coefficient   ",
60:     "Pixel Length              ",
61:     "Trancation ratio          ",
62: };
63:
64: void read_data(char *, float *, int);
65: void write_data(char *, float *, int);
66: void Post_Correction(float *, int, int, float *, int, int, double, double, double);
67: void projection_outline(float *, float *, int, int, double, double);
68: void chang_matrix(float *, int, int, short *, float *, int, int, double, double);
69: void DefineOutline(short *, int, float *, int, int, double);
70:
71: void usage(int argc, char **argv)
72: {
73:     int  i;
74:
75:     fprintf( stderr,"\nUSAGE:\n");
```

[P4-07chang_proj.c]

プログラム【4-7】後補正法②（2）

```
 76:        fprintf( stderr,"¥nNAME¥n");
 77:        fprintf( stderr,"¥n  %s - %s¥n", argv[0], menu[0]);
 78:        fprintf( stderr,"¥nSYNOPSIS¥n");
 79:        fprintf( stderr,"¥n  %s [-h] parameters...¥n", argv[0]);
 80:        fprintf( stderr,"¥nPARAMETERS¥n");
 81:        for(i = 1 ; i < PN ; i++)
 82:            fprintf( stderr,"¥n %3d. %s¥n", i, menu[i]);
 83:        fprintf( stderr,"¥n");
 84:        fprintf( stderr,"¥nFLAGS¥n");
 85:        fprintf( stderr,"¥n  -h  Print Usage (this comment).¥n");
 86:        fprintf( stderr,"¥n");
 87:        exit(1);
 88: }
 89:
 90: getparameter(int argc, char **argv, Param *pm)
 91: {
 92:     int    i;
 93:     char   dat[256];
 94:
 95:     /* default parameter value */
 96:     sprintf( pm->f1, "n0.img");
 97:     sprintf( pm->f2, "n1.img");
 98:     pm->nx = 128;
 99:     pm->ny = 128;
100:     sprintf( pm->f3, "n0.prj");
101:     pm->px = 128;
102:     pm->pa = 128;
103:     pm->at = 0.15;
104:     pm->pl = 0.15625;
105:     pm->tr = 0.03;
106:
107:     i = 0;
108:     if (argc == 1) {
109:         fprintf( stdout, "¥n%s¥n¥n", menu[i++]);
110:         fprintf( stdout, " %s [%s] :", menu[i++], pm->f1);
111:         if(*gets(dat) != '¥0')  strcpy(pm->f1, dat);
112:         fprintf( stdout, " %s [%s] :", menu[i++], pm->f2);
113:         if(*gets(dat) != '¥0')  strcpy(pm->f2, dat);
114:         fprintf( stdout, " %s [%d] :", menu[i++], pm->nx );
115:         if(*gets(dat) != '¥0')  pm->nx = atoi(dat);
116:         fprintf( stdout, " %s [%d] :", menu[i++], pm->ny );
117:         if(*gets(dat) != '¥0')  pm->ny = atoi(dat);
118:         fprintf( stdout, " %s [%s] :", menu[i++], pm->f3);
119:         if(*gets(dat) != '¥0')  strcpy(pm->f3, dat);
120:         fprintf( stdout, " %s [%d] :", menu[i++], pm->px);
121:         if(*gets(dat) != '¥0')  pm->px = atoi(dat);
122:         fprintf( stdout, " %s [%d] :", menu[i++], pm->pa);
123:         if(*gets(dat) != '¥0')  pm->pa = atoi(dat);
124:         fprintf( stdout, " %s [%f] :", menu[i++], pm->at);
125:         if(*gets(dat) != '¥0')  pm->at = atof(dat);
126:         fprintf( stdout, " %s [%f] :", menu[i++], pm->pl);
127:         if(*gets(dat) != '¥0')  pm->pl = atof(dat);
128:         fprintf( stdout, " %s [%f] :", menu[i++], pm->tr);
129:         if(*gets(dat) != '¥0')  pm->tr = atof(dat);
130:     }
131:     else if (argc == PN) {
132:         fprintf( stderr, "¥n%s [%s]¥n¥n", argv[i++], menu[0]);
133:         if((argc--) > 1) strcpy( pm->f1, argv[i++] );
134:         if((argc--) > 1) strcpy( pm->f2, argv[i++] );
135:         if((argc--) > 1) pm->nx = atoi( argv[i++] );
136:         if((argc--) > 1) pm->ny = atoi( argv[i++] );
137:         if((argc--) > 1) strcpy( pm->f3, argv[i++] );
138:         if((argc--) > 1) pm->px = atoi( argv[i++] );
139:         if((argc--) > 1) pm->pa = atoi( argv[i++] );
140:         if((argc--) > 1) pm->at = atof( argv[i++] );
141:         if((argc--) > 1) pm->pl = atof( argv[i++] );
142:         if((argc--) > 1) pm->tr = atof( argv[i++] );
143:     }
144:     else {
145:         usage(argc, argv);
146:     }
147: }
148:
149: main(int argc, char **argv )
150: {
```

[P4-07chang_proj.c]

```
151:    Param   *pm;
152:
153:    pm  = (Param *)malloc(sizeof(Param));
154:    getparameter(argc, argv, pm);
155:
156:    pm->img = (float *)malloc((unsigned long)pm->nx*pm->ny*sizeof(float));
157:    pm->prj = (float *)malloc((unsigned long)pm->px*pm->pa*sizeof(float));
158:
159:    printf(" *** Read image and projection data   ***\n");
160:    read_data(pm->f1, pm->img, pm->nx*pm->ny);
161:    read_data(pm->f3, pm->prj, pm->px*pm->pa);
162:
163:    printf(" *** Post-Correction Method   ***\n");
164:    Post_Correction(pm->img, pm->nx, pm->ny, pm->prj, pm->px, pm->pa, pm->at, pm->pl,
    pm->tr);
165:
166:    printf(" *** Write corrected image data   ***\n");
167:    write_data(pm->f2, pm->img, pm->nx*pm->ny);
168:
169:    free(pm->img);
170:    free(pm->prj);
171:    free(pm);
172: }
173:
174: void read_data(char *fi, float *prj, int size)
175: {
176:    FILE   *fp;
177:
178:    /* open file and read data */
179:    if((fp = fopen(fi, "rb")) == NULL) {
180:       fprintf( stderr," Error : file open [%s].\n", fi);
181:       exit(1);
182:    }
183:    fread(prj, sizeof(float), size, fp);
184:    fclose(fp);
185: }
186:
187: void write_data(char *fi, float *prj, int size)
188: {
189:    FILE   *fp;
190:
191:    /* open file and write data */
192:    if((fp = fopen(fi, "wb")) == NULL) {
193:       fprintf( stderr," Error : file open [%s].\n", fi);
194:       exit(1);
195:    }
196:    fwrite(prj, sizeof(float), size, fp);
197:    fclose(fp);
198: }
199:
200: void Post_Correction(float *img, int nx, int ny, float *prj, int px, int pa, double at,
     double pl, double tr)
201: // Changの後補正法で画像を補正する関数
202: // float   *img;   /* Image matrix pointer */
203: // int     nx;     /* Number of x-direction */
204: // int     ny;     /* Number of y-direction */
205: // float   *prj;   /* Projection data */
206: // int     px;     /* Number of bins */
207: // int     pa;     /* Number of projections */
208: // double  at;     /* Attenuation Coefficient (Uniform) */
209: // double  pl;     /* Pixel Length */
210: // double  tr;     /* Trancation ratio (for define outline) */
211: {
212:    int    i;
213:    short  *mtx;
214:    float  *len, *cmx;
215:
216:    // 被写体領域の中心線から輪郭までの長さの算出
217:    len = (float *)malloc((unsigned long)px*pa*sizeof(float));
218:    projection_outline(len, prj, px, pa, pl, tr);
219:
220:    // 画像の存在領域の算出
221:    mtx = (short *)malloc((unsigned long)nx*ny*sizeof(short));
222:    DefineOutline(mtx, nx, prj, px, pa, tr);
223:
```

[P4-07chang_proj.c]

```
224:        // 補正マトリクスの算出
225:        cmx = (float *)malloc((unsigned long)nx*ny*sizeof(float));
226:        chang_matrix(cmx, nx, ny, mtx, len, px, pa, at, pl);
227:
228:        // 補正マトリクスによる画像の補正
229:        for(i = 0 ; i < nx*ny ; i++)
230:            if(cmx[i] != 0.)
231:                img[i] /= cmx[i];
232:
233:        free(len);
234:        free(mtx);
235:        free(cmx);
236: }
```

プログラム【4-7】後補正法②（4）

プログラム【4-8】 解析解（1）

[P4-08analytic.c]

```
 1: /*  analytic.c  (Program 4-8)  */
 2:
 3: /* --- プログラムの説明 ---
 4:    解析解の方法でSPECTの画像再構成をするプログラム.
 5:
 6: 入力:
 7:    1. SPECTの投影データのファイル名
 8:    2. 投影データの動径方向の数（検出器の数）
 9:    3. 投影データの角度方向の数（投影数）
10:    4. ゼロを付加した投影データの動径方向の数
11:    5. FFT用に内挿した投影データの角度方向の数
12:    6. 出力する画像データのファイル名
13:    7. 画像データの幅（x方向）
14:    8. 画像データの高さ（y方向）
15:    9. 線減弱係数（1/cm）
16:    10. 投影の動径方向のピクセル実長（cm/pixel）
17:    11. 投影から輪郭を検出するためのしきい値
18:    12. 再構成の方法（Inouye[0],Bellini[1],Metz[2],Tretiak[3]）
19:
20: 出力:
21:    解析解で再構成した画像データのファイル
22:
23: 必要なファイル:
24:    fft.c              (P2-01:フーリエ変換の関数のファイル)
25:    backproj.c         (P2-03:逆投影の関数のファイル)
26:    outline_ellipse.c  (P4-01:楕円データから輪郭の長さを求める関数のファイル)
27:    modify.c           (P4-09:解析解に用いる関数のファイル)
28:
29: */
30:
31: #include <stdio.h>
32: #include <stdlib.h>
33: #include <string.h>
34: #include <math.h>
35:
36: #define  PN  13
37:
38: typedef struct {
39:     char    f1[50]; /* projection file name */
40:     float   *prj;   /* projection data */
41:     int     px;     /* Number of Bins */
42:     int     pa;     /* Number of Projections */
43:     float   *prz;   /* zero padded projection data (real) */
44:     float   *piz;   /* zero padded projection data (imaginary) */
45:     int     zx;     /* Number of Zero padded bins */
46:     int     za;     /* Number of Projections 2^ */
47:     char    f2[50]; /* image file name */
48:     float   *img;   /* image data */
49:     int     nx;     /* Number of x-direction */
50:     int     ny;     /* Number of y-direction */
51:     double  at;     /* Attenuation Coefficient (Uniform) */
52:     double  pl;     /* Pixel Length */
53:     double  tr;     /* Trancation ratio (for define outline) */
54:     int     ib;     /* reconstruction type Inouye[0],Bellini[1],Metz[2],Tretiak[3]*/
55: } Param;
56:
57: char *menu[PN] = {
58:    "Analytical Method from projection",
59:    "Projection File Name   <float> ",
60:    "    Number of Bins              ",
61:    "    Number of Projections       ",
62:    "    Number of Zero padded bins  ",
63:    "    Number of Projections (FFT) ",
64:    "Image File Name        <float> ",
65:    "    Number of x-direction       ",
66:    "    Number of y-direction       ",
67:    "Attenuation Coefficient         ",
68:    "Pixel Length                    ",
69:    "Trancation ratio                ",
70:    "Inouye[0],Bellini[1],Metz[2],Tretiak[3]:",
71: };
72:
73: void read_data(char *, float *, int);
74: void write_data(char *, float *, int);
75: void DataConv(float *, int, int, float *, int);
```

[P4-08analytic.c]

```c
 76:    void projection_outline(float *, float *, int, int, double, double);
 77:    void FFTInit(int , float *, float *, unsigned short *);
 78:    void FFT(int , int, float *, float *, float *, float *, unsigned short *);
 79:    void FqShift(float *, float *, int, int, double, double);
 80:    void Modify(float *, float *, int, int, double, double, int);
 81:    void FourierComp(float *, float *, int, int);
 82:    void Conjugate(float *, float *, int, int);
 83:    void Filter(float *, int, double);
 84:    void BackProjection(int, float *, int, int, double, double, float *, int, int, double);
 85:
 86:    void usage(int argc, char **argv)
 87:    {
 88:        int   i;
 89:
 90:        fprintf( stderr,"\nUSAGE:\n");
 91:        fprintf( stderr,"\nNAME\n");
 92:        fprintf( stderr,"\n  %s - %s\n", argv[0], menu[0]);
 93:        fprintf( stderr,"\nSYNOPSIS\n");
 94:        fprintf( stderr,"\n  %s [-h] parameters...\n", argv[0]);
 95:        fprintf( stderr,"\nPARAMETERS\n");
 96:        for(i = 1 ; i < PN ; i++)
 97:            fprintf( stderr,"\n %3d. %s\n", i, menu[i]);
 98:        fprintf( stderr,"\n");
 99:        fprintf( stderr,"\nFLAGS\n");
100:        fprintf( stderr,"\n  -h  Print Usage (this comment).\n");
101:        fprintf( stderr,"\n");
102:        exit(1);
103:    }
104:
105:    getparameter(int argc, char **argv, Param *pm)
106:    {
107:        int   i;
108:        char  dat[256];
109:
110:        /* default parameter value */
111:        sprintf( pm->f1, "n0.prj");
112:        pm->px = 128;
113:        pm->pa = 128;
114:        pm->zx = 512;
115:        pm->za = 128;
116:        sprintf( pm->f2, "n1.img");
117:        pm->nx = 128;
118:        pm->ny = 128;
119:        pm->at = 0.15;
120:        pm->pl = 0.15625;
121:        pm->tr = 0.03;
122:        pm->ib = 0;
123:
124:        i = 0;
125:        if (argc == 1) {
126:            fprintf( stdout, "\n%s\n\n", menu[i++]);
127:            fprintf( stdout, " %s [%s] :", menu[i++], pm->f1 );
128:            if(*gets(dat) != '\0')  strcpy(pm->f1, dat);
129:            fprintf( stdout, " %s [%d] :", menu[i++], pm->px );
130:            if(*gets(dat) != '\0')  pm->px = atoi(dat);
131:            fprintf( stdout, " %s [%d] :", menu[i++], pm->pa );
132:            if(*gets(dat) != '\0')  pm->pa = atoi(dat);
133:            fprintf( stdout, " %s [%d] :", menu[i++], pm->zx );
134:            if(*gets(dat) != '\0')  pm->zx = atoi(dat);
135:            fprintf( stdout, " %s [%d] :", menu[i++], pm->za );
136:            if(*gets(dat) != '\0')  pm->za = atoi(dat);
137:            fprintf( stdout, " %s [%s] :", menu[i++], pm->f2 );
138:            if(*gets(dat) != '\0')  strcpy(pm->f2, dat);
139:            fprintf( stdout, " %s [%d] :", menu[i++], pm->nx );
140:            if(*gets(dat) != '\0')  pm->nx = atoi(dat);
141:            fprintf( stdout, " %s [%d] :", menu[i++], pm->ny );
142:            if(*gets(dat) != '\0')  pm->ny = atoi(dat);
143:            fprintf( stdout, " %s [%f] :", menu[i++], pm->at );
144:            if(*gets(dat) != '\0')  pm->at = atof(dat);
145:            fprintf( stdout, " %s [%f] :", menu[i++], pm->pl );
146:            if(*gets(dat) != '\0')  pm->pl = atof(dat);
147:            fprintf( stdout, " %s [%f] :", menu[i++], pm->tr );
148:            if(*gets(dat) != '\0')  pm->tr = atof(dat);
149:            fprintf( stdout, " %s [%d] :", menu[i++], pm->ib );
150:            if(*gets(dat) != '\0')  pm->ib = atoi(dat);
```

[P4-08analytic.c]

```
151:    }
152:    else if (argc == PN) {
153:        fprintf( stderr, "¥n%s [%s]¥n¥n", argv[i++], menu[0]);
154:        if((argc--) > 1) strcpy( pm->f1, argv[i++] );
155:        if((argc--) > 1) pm->px = atoi( argv[i++] );
156:        if((argc--) > 1) pm->pa = atoi( argv[i++] );
157:        if((argc--) > 1) pm->zx = atoi( argv[i++] );
158:        if((argc--) > 1) pm->za = atoi( argv[i++] );
159:        if((argc--) > 1) strcpy( pm->f2, argv[i++] );
160:        if((argc--) > 1) pm->nx = atoi( argv[i++] );
161:        if((argc--) > 1) pm->ny = atoi( argv[i++] );
162:        if((argc--) > 1) pm->at = atof( argv[i++] );
163:        if((argc--) > 1) pm->pl = atof( argv[i++] );
164:        if((argc--) > 1) pm->tr = atof( argv[i++] );
165:        if((argc--) > 1) pm->ib = atoi( argv[i++] );
166:    }
167:    else {
168:        usage(argc, argv);
169:    }
170: }
171:
172: main(int argc, char *argv[] )
173: {
174:    int     i, j, t;
175:    float   *len, *xr, *xi, *si, *co;
176:    unsigned short *brv;
177:    Param   *pm;
178:
179:    pm = (Param *)malloc(sizeof(Param));
180:    getparameter(argc, argv, pm);
181:
182:    pm->prj = (float *)malloc((unsigned long)pm->px*pm->pa*sizeof(float));
183:
184:    printf(" *** Read projection data    ***¥n");
185:    read_data(pm->f1, pm->prj, pm->px*pm->pa);
186:
187:    printf(" *** Correct outline    ***¥n");
188:    len = (float *)malloc((unsigned long)pm->px*pm->pa*sizeof(float));
189:    projection_outline(len, pm->prj, pm->px, pm->pa, pm->pl, pm->tr);
190:    for(i = 0 ; i < pm->px*pm->pa ; i++) {
191:        if(len[i] == 0.)     continue;
192:        else    pm->prj[i] *= (float)exp(pm->at*len[i]);
193:    }
194:    free(len);
195:
196:    if(pm->pa != pm->za) {
197:    printf(" *** Data conversion for angle    ***¥n");
198:        pm->prz = (float *)malloc((unsigned long)pm->px*pm->za*sizeof(float));
199:        DataConv(pm->prz, pm->px, pm->za, pm->prj, pm->pa);
200:        free(pm->prj);
201:        pm->prj = (float *)malloc((unsigned long)pm->px*pm->za*sizeof(float));
202:        for(i = 0 ; i < pm->px*pm->za ; i++)
203:            pm->prj[i] = pm->prz[i];
204:        free(pm->prz);
205:    }
206:
207:    switch(pm->ib) {
208:       case 0: printf(">>>Inouye's Method<<<¥n");
209:            t = 0; break;
210:       case 1: printf(">>>Bellini's Method<<<¥n");
211:            t = 1; break;
212:       case 2: printf(">>>Metz & Kudo's Method<<<¥n");
213:            t = 0; break;
214:       case 3: printf(">>>Tretiak's Method<<<¥n");
215:            t = 0; break;
216:       default: printf(">>>Error !!<<<¥n");
217:            exit(1);
218:    }
219:
220:    pm->prz = (float *)malloc((unsigned long)pm->zx*pm->za*(sizeof(float)));
221:    pm->piz = (float *)malloc((unsigned long)pm->zx*pm->za*(sizeof(float)));
222:    for(i = 0 ; i < pm->zx*pm->za ; i++)
223:        pm->prz[i] = pm->piz[i] = 0;
224:
225:    /* Zero Padding and Add projection for Bellini's Method */
```

[P4-08analytic.c]

```
226:      for(i = 0 ; i < pm->za/2 ; i++) {
227:        pm->prz[i*pm->zx+pm->zx/2-pm->px/2] = pm->prj[i*pm->px];
228:        for(j = 1 ; j < pm->px ; j++)
229:          pm->prz[i*pm->zx+j+pm->zx/2-pm->px/2] =
230:            (pm->prj[i*pm->px+j]+t*pm->prj[(i+pm->za/2)*pm->px+pm->px-j])/(1+t);
231:
232:        pm->prz[(i+pm->za/2)*pm->zx+pm->zx/2-pm->px/2] = pm->prj[(i+pm->za/2)*pm->px];
233:        for(j = 1 ; j < pm->px ; j++)
234:          pm->prz[(i+pm->za/2)*pm->zx+j+pm->zx/2-pm->px/2] =
235:            (pm->prj[(i+pm->za/2)*pm->px+j]+t*pm->prj[i*pm->px+pm->px-j])/(1+t);
236:      }
237:      free(pm->prj);
238:
239:      xr=(float *)malloc((unsigned long)pm->zx*(sizeof(float)));
240:      xi=(float *)malloc((unsigned long)pm->zx*(sizeof(float)));
241:      si=(float *)malloc((unsigned long)pm->zx/2*(sizeof(float)));
242:      co=(float *)malloc((unsigned long)pm->zx/2*(sizeof(float)));
243:      brv=(unsigned short *)malloc((unsigned long)pm->zx*(sizeof(short)));
244:
245:      printf(" *** FFT for Rateral    ***¥n");
246:      FFTInit(pm->zx, si, co, brv);
247:      for(i = 0 ; i < pm->za ; i++){
248:        for(j = 0 ; j < pm->zx/2 ; j++){
249:          xr[j] = pm->prz[i*pm->zx+j+pm->zx/2];
250:          xr[j+pm->zx/2] = pm->prz[i*pm->zx+j];
251:        }
252:        for(j = 0 ; j < pm->zx ; j++) xi[j]=0;
253:        FFT(1, pm->zx, xr, xi, si, co, brv);
254:        for(j = 0 ; j < pm->zx ; j++){
255:          pm->prz[i*pm->zx+j] = xr[j];
256:          pm->piz[i*pm->zx+j] = xi[j];
257:        }
258:      }
259:
260:      printf(" *** Frequency Shift    ***¥n");
261:      FqShift(pm->prz, pm->piz, pm->zx, pm->za, pm->at, pm->pl);
262:
263:      printf(" *** FFT for Angle    ***¥n");
264:      FFTInit(pm->za, si, co, brv);
265:      for(j = 0 ; j < pm->zx ; j++){
266:        for(i = 0 ; i < pm->za ; i++){
267:          xr[i] = pm->prz[i*pm->zx+j];
268:          xi[i] = pm->piz[i*pm->zx+j];
269:        }
270:        FFT(1, pm->za, xr, xi, si, co, brv);
271:        for(i = 0 ; i < pm->za ; i++){
272:          pm->prz[i*pm->zx+j] = xr[i];
273:          pm->piz[i*pm->zx+j] = xi[i];
274:        }
275:      }
276:      free(xr);
277:      free(xi);
278:      free(si);
279:      free(co);
280:      free(brv);
281:
282:      printf(" *** Modification    ***¥n");
283:      Modify(pm->prz, pm->piz, pm->zx, pm->za, pm->at, pm->pl, pm->ib);
284:
285:      printf(" *** Fourier Compound    ***¥n");
286:      FourierComp(pm->prz, pm->piz, pm->zx, pm->za);
287:
288:      printf(" *** Conjugate    ***¥n");
289:      Conjugate(pm->prz, pm->piz, pm->zx, pm->za);
290:
291:      printf(" *** Filter & IFT    ***¥n");
292:      FFTInit(pm->zx, si, co, brv);
293:      for(i = 0 ; i < pm->za ; i++){
294:        for(j = 0 ; j < pm->zx ; j++){
295:          xr[j] = pm->prz[i*pm->zx+j];
296:          xi[j] = pm->piz[i*pm->zx+j];
297:        }
298:        Filter(xr, pm->zx, pm->pl);
299:        Filter(xi, pm->zx, pm->pl);
300:        FFT(-1, pm->zx, xr, xi, si, co, brv);
```

プログラム【4-8】 解析解(4)

[P4-08analytic.c]

```
301:        for(j = 0 ; j < pm->zx/2 ; j++){
302:            pm->prz[i*pm->zx+j] = xr[j+pm->zx/2];
303:            pm->prz[i*pm->zx+j+pm->zx/2] = xr[j];
304:        }
305:    }
306:
307:    pm->img = (float *)malloc((unsigned long)pm->nx*pm->ny*(sizeof(float)));
308:
309:    printf(" *** Back Projection    ***\n");
310:    BackProjection(1, pm->img, pm->nx, pm->ny, pm->pl, pm->pl, pm->prz, pm->zx, pm->za, pm->pl);
311:
312:    printf(" *** Write image data   ***\n");
313:    write_data(pm->f2, pm->img, pm->nx*pm->ny);
314:
315:    free(pm->prz);
316:    free(pm->piz);
317:    free(pm->img);
318:    free(pm);
319: }
320:
321: void read_data(char *fi, float *prj, int size)
322: {
323:    FILE   *fp;
324:
325:    /* open file and read data */
326:    if((fp = fopen(fi, "rb")) == NULL) {
327:        fprintf( stderr," Error : file open [%s].\n", fi);
328:        exit(1);
329:    }
330:    fread(prj, sizeof(float), size, fp);
331:    fclose(fp);
332: }
333:
334: void write_data(char *fi, float *prj, int size)
335: {
336:    FILE   *fp;
337:
338:    /* open file and write data */
339:    if((fp = fopen(fi, "wb")) == NULL) {
340:        fprintf( stderr," Error : file open [%s].\n", fi);
341:        exit(1);
342:    }
343:    fwrite(prj, sizeof(float), size, fp);
344:    fclose(fp);
345: }
```

第4章 SPECTの画像再構成 —— 153

[P4-09modify.c]

プログラム【4-9】解析解に使用する関数（1）

```
 1: /*  modify.c  (Program 4-9)  */
 2:
 3: #include <stdio.h>
 4: #include <stdlib.h>
 5: #include <math.h>
 6: #define  PI  3.14159265358979
 7:
 8: void DataConv(float *prz, int px, int za, float *prj, int pa)
 9: // 投影データを内挿して投影数を変更する関数
10: // float   *prz; 内挿して投影数を変更した投影データ
11: // int     px;   投影データの検出器の数
12: // int     za;   内挿した投影データの投影数
13: // float   *prj; 元の投影データ
14: // int     pa;   元の投影データの投影数
15: {
16:    int     i, j, n1, n2, n3, n4;
17:    double  r, t, b1, b2, b3, b4;
18:    float   *d2;
19:
20:    if(za == pa) {
21:       for(i = 0 ; i < px*za ; i++)
22:          prz[i] = prj[i];
23:       return;
24:    }
25:
26:    d2 = (float *)malloc((unsigned long)(pa+3)*px*sizeof(float));
27:    for(i = 0 ; i < px ; i++)
28:       d2[i] = prj[(pa-1)*px+i];
29:    for(i = 0 ; i < pa ; i++)
30:       for(j = 0 ; j < px ; j++)
31:          d2[(i+1)*px+j] = prj[i*px+j];
32:    for(i = 0 ; i < px ; i++) {
33:       d2[(pa+1)*px+i] = prj[i];
34:       d2[(pa+2)*px+i] = prj[px+i];
35:    }
36:    for(i = 0 ; i < za ; i++) {
37:       r = i*pa/(double)za+1;
38:       n2 = (int)r;
39:       t = r-n2;
40:       n1 = n2-1;
41:       n3 = n2+1;
42:       n4 = n2+2;
43:       b1 = -t*(t-1)*(t-2)/6;
44:       b2 = (t+1)*(t-1)*(t-2)/2;
45:       b3 = -(t+1)*t*(t-2)/2;
46:       b4 = (t+1)*t*(t-1)/6;
47:       for(j = 0 ; j < px ; j++) {
48:          prz[i*px+j] = (float)
49:          (b1*d2[n1*px+j]+b2*d2[n2*px+j]
50:          +b3*d2[n3*px+j]+b4*d2[n4*px+j]);
51:       }
52:    }
53:    free(d2);
54: }
55:
56: void FqShift(float *gr, float *gi, int px, int pa, double at, double pl)
57: // 周波数シフトをする関数
58: // float   *gr; 投影データの実部
59: // float   *gi; 投影データの虚部
60: // int     px;  投影データの動径方向の数
61: // int     pa;  投影データの角度方向の数
62: // double  at;  線減弱係数 (1/cm)
63: // double  pl;  投影データの動径方向のピクセル実長 (cm/pixel)
64: {
65:    int     i, j, nr;
66:    double  a, r, rm, t, b1, b2, b3, b4;
67:    float   *er, *ei;
68:
69:    er = (float *)malloc((unsigned long)(px/2+1)*pa*sizeof(float));
70:    ei = (float *)malloc((unsigned long)(px/2+1)*pa*sizeof(float));
71:    at *= px*pl/2;
72:    for(i = 0 ; i < (px/2+1)*pa ; i++)
73:       er[i] = ei[i] = 0;
74:    for(i = 0 ; i < px/2+1 ; i++) {
75:       a = PI*i;
```

[P4-09modify.c]

プログラム【4-9】解析解に使用する関数（2）

```
 76:         rm= sqrt(a*a+at*at);
 77:         r = rm/Pl;
 78:         nr= (int)r;
 79:         t = r-nr;
 80:         b1= -t*(t-1)*(t-2)/6;
 81:         b2= (t+1)*(t-1)*(t-2)/2;
 82:         b3= -(t+1)*t*(t-2)/2;
 83:         b4= (t+1)*t*(t-1)/6;
 84:         if(nr < 1) {
 85:            for(j = 0 ; j < pa ; j++) {
 86:               er[i*pa+j] = (float)(gr[j*px+px-1]*b1+gr[j*px+nr]*b2
 87:                  +gr[j*px+nr+1]*b3 +gr[j*px+nr+2]*b4);
 88:               ei[i*pa+j] = (float)(gi[j*px+px-1]*b1+gi[j*px+nr]*b2
 89:                  +gi[j*px+nr+1]*b3 +gi[j*px+nr+2]*b4);
 90:            }
 91:         }
 92:         else {
 93:            for(j = 0 ; j < pa ; j++){
 94:               er[i*pa+j] = (float)(gr[j*px+nr-1]*b1+gr[j*px+nr]*b2
 95:                  +gr[j*px+nr+1]*b3+gr[j*px+nr+2]*b4);
 96:               ei[i*pa+j] = (float)(gi[j*px+nr-1]*b1+gi[j*px+nr]*b2
 97:                  +gi[j*px+nr+1]*b3+gi[j*px+nr+2]*b4);
 98:            }
 99:         }
100:      }
101:      for(i = 0 ; i < pa ; i++){
102:         for(j = 0 ; j < px/2+1 ; j++) {
103:            gr[i*px+j] = er[j*pa+i];
104:            gi[i*px+j] = ei[j*pa+i];
105:         }
106:         for(j = 1 ; j < px/2 ; j++) {
107:            gr[i*px+px-j] =  er[j*pa+i];
108:            gi[i*px+px-j] = -ei[j*pa+i];
109:         }
110:      }
111:      free(er);
112:      free(ei);
113: }
114:
115: void Modify(float *gr, float *gi, int px, int pa, double at, double pl, int ib)
116: // 投影データに修正を施す関数
117: // float    *gr;  投影データの実部
118: // float    *gi;  投影データの虚部
119: // int      px;   投影データの動径方向の数
120: // int      pa;   投影データの角度方向の数
121: // double   at;   線減弱係数 (1/cm)
122: // double   pl;   投影データの動径方向のピクセル実長 (cm/pixel)
123: // int      ib;   解析解の種類 (Inouye[0],Bellini[1],Metz[2],Tretiak[3])
124: {
125:      int    i, j;
126:      double rm, eth, rma;
127:
128:      at *= px*pl/2;
129:      gi[0] = 0;
130:      for(j = 1 ; j < pa ; j++)
131:         gr[j*px] = gi[j*px] = 0;
132:      for(i = 1 ; i < px/2+1 ; i++){
133:         rm = Pl*i;
134:         rm = sqrt(rm*rm+at*at);
135:         eth= 0.5*log((rm+at)/(rm-at));
136:         rma= (rm-at)/(rm+at);
137:         for(j = 1 ; j < pa/2 ; j++){
138:            if(ib <= 1) {
139:               gr[j*px+i] *= (float)((1.+ib)/(exp(j*eth)+ib*exp(-j*eth)));
140:               gi[j*px+i] *= (float)((1.+ib)/(exp(j*eth)+ib*exp(-j*eth)));
141:            }
142:            else if (ib == 2) {
143:               gr[j*px+i] = (float)((pow(rma,(double)(-j/2.))*gr[j*px+i]
144:                  +pow(-1.,(double)j)*pow(rma,(double)( j/2.))
145:                  *gr[j*px+px-i])
146:                  /(pow(rma,(double)j)+pow(rma,(double)-j)));
147:               gi[j*px+i] = (float)((pow(rma,(double)(-j/2.))*gi[j*px+i]
148:                  +pow(-1.,(double)j)*pow(rma,(double)( j/2.))
149:                  *gi[j*px+px-i])
150:                  /(pow(rma,(double)j)+pow(rma,(double)-j)));
```

[P4-09modify.c]

```
151:            }
152:          else if (ib == 3) {
153:             if(j == 20) break;
154:             gr[j*px+i] = (float)(pow(rma,(double)(j/2.))*gr[j*px+i]/2
155:                +pow(-1.,(double)j)*pow(rma,(double)(-j/2.))
156:                *gr[j*px+px-i]/2);
157:             gi[j*px+i] = (float)(pow(rma,(double)(j/2.))*gi[j*px+i]/2
158:                +pow(-1.,(double)j)*pow(rma,(double)(-j/2.))
159:                *gi[j*px+px-i]/2);
160:          }
161:       }
162:    }
163: }
164:
165: void FourierComp(float *gr, float *gi, int px, int pa)
166: // フーリエ合成の関数
167: // float *gr;   投影データの実部
168: // float *gi;   投影データの虚部
169: // int    px;   投影データの動径方向の数
170: // int    pa;   投影データの角度方向の数
171: {
172:    int     i, j, k;
173:    double  t, tr, ti, kk;
174:    float   *er, *ei;
175:    float   *si, *co;
176:
177:    er = (float *)malloc((unsigned long)pa*(px/2+1)*sizeof(float));
178:    ei = (float *)malloc((unsigned long)pa*(px/2+1)*sizeof(float));
179:    si = (float *)malloc((unsigned long)pa/2*sizeof(float));
180:    co = (float *)malloc((unsigned long)pa/2*sizeof(float));
181:    for(i = 0 ; i < pa ; i++)
182:       for(j = 0 ; j < px/2+1 ; j++) {
183:          er[j*pa+i] = gr[i*px+j];
184:          ei[j*pa+i] = gi[i*px+j];
185:       }
186:    for(i = 0 ; i < pa ; i++) {
187:       t = -i*PI/pa;
188:       for(k = 0 ; k < pa/2 ; k++) {
189:          kk = t*k;
190:          si[k] = (float)sin(kk);
191:          co[k] = (float)cos(kk);
192:       }
193:       gr[i*px] = er[0];
194:       gi[i*px] = 0;
195:       for(j = 1 ; j < px/2+1 ; j++) {
196:          tr = er[j*pa];
197:          for(k = 2 ; k < pa/2 ; k += 2)
198:             tr += 2.*(er[j*pa+k]*co[k]-ei[j*pa+k]*si[k]);
199:          ti = 0;
200:          for(k = 1 ; k < pa/2 ; k += 2)
201:             ti += 2.*(er[j*pa+k]*si[k]+ei[j*pa+k]*co[k]);
202:          gr[i*px+j] = (float)(tr/pa);
203:          gi[i*px+j] = (float)(ti/pa);
204:       }
205:    }
206:    free(er);
207:    free(ei);
208:    free(si);
209:    free(co);
210: }
211:
212: void Conjugate(float *gr, float *gi, int px, int pa)
213: // 共役複素数の計算をする関数
214: // float *gr;   投影データの実部
215: // float *gi;   投影データの虚部
216: // int    px;   投影データの動径方向の数
217: // int    pa;   投影データの角度方向の数
218: {
219:    int     i, j;
220:
221:    for(i = 0 ; i < pa ; i++)
222:       for(j = 0 ; j < px/2 ; j++){
223:          gr[i*px+px-j-1] =  gr[i*px+j+1];
224:          gi[i*px+px-j-1] = -gi[i*px+j+1];
225:       }
```

[P4-09modify.c]

```
226: }
227:
228: void Filter(float *xr, int nx, double pl)
229: // Rampフィルタを掛ける関数
230: // float *xr;   フィルタを掛けるデータ配列 xr[nx]
231: // int    nx;   フィルタを掛けるデータ数
232: // double pl;   データの1ピクセルの長さ(cm)
233: {
234:     int    i;
235:     double h;
236:
237:     h = PI/nx/pl;
238:     for(i = 0 ; i < nx/2 ; i++)
239:         xr[i] *= (float)(i*h);
240:     for(i = nx/2 ; i < nx ; i++)
241:         xr[i] *= (float)((nx-i)*h);
242: }
```

プログラム【4-9】解析解に使用する関数(4)

[P4-10chang_itarate.c]

```
1: /* chang_itarate.c (Program 4-10) */
2:
3: /* --- プログラムの説明 ---
4:    繰り返しの後補正（Chang）法でSPECTの画像再構成をするプログラム．
5:    （投影データから輪郭補正をする）
6:
7: 入力：
8:    1. SPECT投影データをFBP法で再構成した画像データのファイル名
9:    2. SPECT投影データのファイル名
10:   3. 投影データの動径方向の数（検出器の数）
11:   4. 投影データの角度方向の数（投影数）
12:   5. 線減弱係数画像のファイル名
13:   6. 繰り返しの後補正法で再構成した画像データのファイル名
14:   7. 画像データの幅（x方向）
15:   8. 画像データの高さ（y方向）
16:   9. 線減弱係数（1/cm）
17:  10. 投影の動径方向のピクセル実長（cm/pixel）
18:  11. 投影から輪郭を検出するためのしきい値
19:  12. 繰り返しの回数
20:
21: 出力：
22:    繰り返しの後補正法で再構成した画像データのファイル
23:
24: 必要なファイル：
25:    fft.c           (P2-01:フーリエ変換する関数のファイル)
26:    backproj.c      (P2-03:逆投影する関数のファイル)
27:    fbp_function.c  (P2-04:FBP法で用いる関数のファイル)
28:    rotate.c        (P3-04:画像を回転する関数のファイル)
29:    mkcij_spect.c   (P3-06:1画素がSPECT投影データとして投影される値を求める関数のファイル)
30:    outline_proj.c  (P4-03:投影データから輪郭の長さを求める関数のファイル)
31:    changmatrix.c   (P4-05:Changの補正マトリクスを求める関数のファイル)
32:
33: */
34:
35: #include <stdio.h>
36: #include <stdlib.h>
37: #include <string.h>
38: #include <math.h>
39:
40: #define  PN  12     /* number of parameters + 1 */
41: #define  NI  3
42:
43: typedef struct {
44:    int      x;
45:    double   c[NI];
46: } CIJ;
47:
48: typedef struct {
49:    char     f1[50]; /* float projection file name */
50:    float    *prj;   /* projection data */
51:    int      px;     /* Number of Bins */
52:    int      pa;     /* Number of Projections */
53:    char     f2[50]; /* attenuation image file name */
54:    float    *att;   /* attenuation data */
55:    char     f3[50]; /* reconstructed image file name */
56:    float    *img;   /* image matrix pointer */
57:    int      nx;     /* number of x-direction */
58:    int      ny;     /* number of y-direction */
59:    double   at;     /* Attenuation Coefficient (Uniform) */
60:    double   pl;     /* Pixel Length */
61:    double   tr;     /* Trancation ratio (for define outline) */
62:    int      ni;     /* Number of Itaration */
63: } Param;
64:
65: char *menu[PN] = {
66:    "Itarated Post-correction Method <Chang> from projection",
67:    "Projection File Name         <float>",
68:    "   Number of Bins                  ",
69:    "   Number of Projections           ",
70:    "Attenuation Image File Name  <float>",
71:    "Reconstructed Image File Name <float>",
72:    "   Number of x-direction           ",
73:    "   Number of y-direction           ",
74:    "Attenuation Coefficient             ",
75:    "Pixel Length                        ",
```

プログラム【4-10】Changの繰り返しの方法（2）

[P4-10chang_itarate.c]

```
 76:         "Trancation ratio       ",
 77:         "Number of Itaration    ",
 78: };
 79:
 80: void read_data(char *, float *, int);
 81: void write_data(char *, float *, int);
 82: void Post_Correction_ita(float *, int, int, float *, float *, int, int, double, double,
        double, int);
 83: void projection_outline(float *, float *, int, int, double, double);
 84: void chang_matrix(float *, int, int, short *, float *, int, int, double, double);
 85: void make_cij_spect(CIJ *, CIJ *, int, int, int, int, float *, int, int);
 86: void FBP(float *, int, int, double, double, float *, int, int, double);
 87: void forward_projection(float *, int, int, float *, int, int, double, CIJ *);
 88: void DefineOutline(short *, int, float *, int, int, double);
 89:
 90: void usage(int argc, char **argv)
 91: {
 92:     int    i;
 93:
 94:     fprintf( stderr,"\nUSAGE:\n");
 95:     fprintf( stderr,"\nNAME\n");
 96:     fprintf( stderr,"\n  %s - %s\n", argv[0], menu[0]);
 97:     fprintf( stderr,"\nSYNOPSIS\n");
 98:     fprintf( stderr,"\n  %s [-h] parameters...\n", argv[0]);
 99:     fprintf( stderr,"\nPARAMETERS\n");
100:     for(i = 1 ; i < PN ; i++)
101:         fprintf( stderr,"\n %3d. %s\n", i, menu[i]);
102:     fprintf( stderr,"\n");
103:     fprintf( stderr,"\nFLAGS\n");
104:     fprintf( stderr,"\n  -h  Print Usage (this comment).\n");
105:     fprintf( stderr,"\n");
106:     exit(1);
107: }
108:
109: getparameter(int argc, char **argv, Param *pm)
110: {
111:     int    i;
112:     char   dat[256];
113:
114:     /* default parameter value */
115:     sprintf( pm->f1, "n0.prj");
116:     pm->px = 128;
117:     pm->pa = 128;
118:     sprintf( pm->f2, "n0.att");
119:     sprintf( pm->f3, "n1.img");
120:     pm->nx = 128;
121:     pm->ny = 128;
122:     pm->at = 0.15;
123:     pm->pl = 0.15625;
124:     pm->tr = 0.03;
125:     pm->ni = 1;
126:
127:     i = 0;
128:     if (argc == 1) {
129:         fprintf( stdout, "\n%s\n\n", menu[i++]);
130:         fprintf( stdout, " %s [%s] :", menu[i++], pm->f1);
131:         if(*gets(dat) != '\0')   strcpy(pm->f1, dat);
132:         fprintf( stdout, " %s [%d] :", menu[i++], pm->px);
133:         if(*gets(dat) != '\0')   pm->px = atoi(dat);
134:         fprintf( stdout, " %s [%d] :", menu[i++], pm->pa);
135:         if(*gets(dat) != '\0')   pm->pa = atoi(dat);
136:         fprintf( stdout, " %s [%s] :", menu[i++], pm->f2);
137:         if(*gets(dat) != '\0')   strcpy(pm->f2, dat);
138:         fprintf( stdout, " %s [%s] :", menu[i++], pm->f3);
139:         if(*gets(dat) != '\0')   strcpy(pm->f3, dat);
140:         fprintf( stdout, " %s [%d] :", menu[i++], pm->nx );
141:         if(*gets(dat) != '\0')   pm->nx = atoi(dat);
142:         fprintf( stdout, " %s [%d] :", menu[i++], pm->ny );
143:         if(*gets(dat) != '\0')   pm->ny = atoi(dat);
144:         fprintf( stdout, " %s [%f] :", menu[i++], pm->at);
145:         if(*gets(dat) != '\0')   pm->at = atof(dat);
146:         fprintf( stdout, " %s [%f] :", menu[i++], pm->pl);
147:         if(*gets(dat) != '\0')   pm->pl = atof(dat);
148:         fprintf( stdout, " %s [%f] :", menu[i++], pm->tr);
149:         if(*gets(dat) != '\0')   pm->tr = atof(dat);
```

[P4-10chang_itarate.c]

```
150:            fprintf( stdout, " %s [%d] :", menu[i++], pm->ni);
151:            if(*gets(dat) != '\0') pm->ni = atoi(dat);
152:        }
153:        else if (argc == PN) {
154:            fprintf( stderr, "\n%s [%s]\n\n", argv[i++], menu[0]);
155:            if((argc--) > 1) strcpy( pm->f1, argv[i++] );
156:            if((argc--) > 1) pm->px = atoi( argv[i++] );
157:            if((argc--) > 1) pm->pa = atoi( argv[i++] );
158:            if((argc--) > 1) strcpy( pm->f2, argv[i++] );
159:            if((argc--) > 1) strcpy( pm->f3, argv[i++] );
160:            if((argc--) > 1) pm->nx = atoi( argv[i++] );
161:            if((argc--) > 1) pm->ny = atoi( argv[i++] );
162:            if((argc--) > 1) pm->at = atof( argv[i++] );
163:            if((argc--) > 1) pm->pl = atof( argv[i++] );
164:            if((argc--) > 1) pm->tr = atof( argv[i++] );
165:            if((argc--) > 1) pm->ni = atoi( argv[i++] );
166:        }
167:        else {
168:            usage(argc, argv);
169:        }
170: }
171:
172: main(int argc, char **argv )
173: {
174:     Param   *pm;
175:
176:     pm = (Param *)malloc(sizeof(Param));
177:     getparameter(argc, argv, pm);
178:
179:     pm->prj = (float *)malloc((unsigned long)pm->px*pm->pa*sizeof(float));
180:     pm->att = (float *)malloc((unsigned long)pm->nx*pm->ny*sizeof(float));
181:     pm->img = (float *)malloc((unsigned long)pm->nx*pm->ny*sizeof(float));
182:
183:     printf(" *** Read projection & attenuation data    ***\n");
184:     read_data(pm->f1, pm->prj, pm->px*pm->pa);
185:     read_data(pm->f2, pm->att, pm->nx*pm->ny);
186:
187:     printf(" *** Post-Correction Method  ***\n");
188:     Post_Correction_ita(pm->img, pm->nx, pm->ny, pm->att, pm->prj, pm->px, pm->pa, pm->at, pm->pl, pm->tr, pm->ni);
189:
190:     printf(" *** Write corrected image data    ***\n");
191:     write_data(pm->f3, pm->img, pm->nx*pm->ny);
192:
193:     free(pm->prj);
194:     free(pm->att);
195:     free(pm->img);
196:     free(pm);
197: }
198:
199: void read_data(char *fi, float *prj, int size)
200: {
201:     FILE    *fp;
202:
203:     /* open file and read data */
204:     if((fp = fopen(fi, "rb")) == NULL) {
205:         fprintf( stderr," Error : file open [%s].\n", fi);
206:         exit(1);
207:     }
208:     fread(prj, sizeof(float), size, fp);
209:     fclose(fp);
210: }
211:
212: void write_data(char *fi, float *prj, int size)
213: {
214:     FILE    *fp;
215:
216:     /* open file and write data */
217:     if((fp = fopen(fi, "wb")) == NULL) {
218:         fprintf( stderr," Error : file open [%s].\n", fi);
219:         exit(1);
220:     }
221:     fwrite(prj, sizeof(float), size, fp);
222:     fclose(fp);
223: }
```

プログラム【4-10】Changの繰り返しの方法（4）

[P4-10chang_itarate.c]

```
224:
225: void Post_Correction_ita(float *img, int nx, int ny, float *att, float *prj, int px, int
     pa, double at, double pl, double tr, int ni)
226: // 繰り返しのChangの後補正法で画像を補正する関数
227: // float    *img;   /* Image matrix pointer */
228: // int      nx;     /* Number of x-direction */
229: // int      ny;     /* Number of y-direction */
230: // float    *att;   /* Attenuation data */
231: // float    *prj;   /* Projection data */
232: // int      px;     /* Number of bins */
233: // int      pa;     /* Number of projections */
234: // double   at;     /* Attenuation Coefficient (Uniform) */
235: // double   pl;     /* Pixel Length */
236: // double   tr;     /* Trancation ratio (for define outline) */
237: // int      ni;     /* Number of itaration */
238: {
239:     int    i, k;
240:     int    pz = px*4;  // 4倍ゼロパディングしたサンプリング数
241:     short  *mtx;
242:     float  *len, *cmx, *prz, *imz;
243:     CIJ    *cf, *cb;
244:
245:     // 被写体領域の中心線から輪郭までの長さの算出
246:     len = (float *)malloc((unsigned long)px*pa*sizeof(float));
247:     projection_outline(len, prj, px, pa, pl, tr);
248:
249:     // 画像の存在領域の算出
250:     mtx = (short *)malloc((unsigned long)nx*ny*sizeof(short));
251:     DefineOutline(mtx, nx, prj, px, pa, tr);
252:
253:     // 補正マトリクスの算出
254:     cmx = (float *)malloc((unsigned long)nx*ny*sizeof(float));
255:     chang_matrix(cmx, nx, ny, mtx, len, px, pa, at, pl);
256:
257:     // 投影用マトリクスの作成
258:     cf = (CIJ *)malloc(nx*ny*pa*sizeof(CIJ));
259:     cb = (CIJ *)malloc(nx*ny*pa*sizeof(CIJ));
260:     for(i = 0 ; i < nx*ny ; i++)
261:         att[i] *= (float)pl;          // 線減弱係数単位変換(1/cm)⇒(1/pixel)
262:     make_cij_spect(cf, cb, nx, ny, px, pa, att, nx, ny);
263:
264:     // 投影データをChangの方法で再構成
265:     FBP(img, nx, ny, pl, pl, prj, px, pa, pl);
266:     // 補正マトリクスによる画像の補正
267:     for(i = 0 ; i < nx*ny ; i++)
268:         if(cmx[i] != 0.)
269:             img[i] /= cmx[i];
270:
271:     // 繰り返しによる画像の補正
272:     prz = (float *)malloc((unsigned long)px*pa*sizeof(float));
273:     imz = (float *)malloc((unsigned long)nx*ny*sizeof(float));
274:     for(k = 0 ; k < ni ; k++) {
275:         // ② 画像から投影データの作成
276:         forward_projection(prz, px, pa, img, nx, ny, pl, cf);
277:         // ③ 差分データの作成
278:         for(i = 0 ; i < px*pa ; i++)
279:             prz[i] = prj[i]-prz[i];
280:         // ④ 差分データをChangの方法で再構成
281:         FBP(imz, nx, ny, pl, pl, prz, px, pa, pl);
282:         for(i = 0 ; i < nx*ny ; i++)
283:             if(cmx[i] != 0.)
284:                 imz[i] /= cmx[i];
285:         // ⑤ 前の画像に加えて繰り返し画像のを作成
286:         for(i = 0 ; i < px*pa ; i++)
287:             img[i] += imz[i];
288:     }
289:
290:     free(len);
291:     free(mtx);
292:     free(cmx);
293: }
294:
295: void forward_projection(float *prj, int px, int pa, float *img, int nx, int ny, double
     lxy, CIJ *c)
296: // 投影を行う関数
```

[P4-10chang_itarate.c]

```c
297: // float *prj;  作成される投影データ
298: // int    px;   投影データの動径方向の数
299: // int    pa;   投影データの角度方向の数
300: // float *img;  元の画像データ
301: // int    nx;   画像データの幅（x方向）
302: // int    ny;   画像データの高さ（y方向）
303: // float  lxy;  画像データのピクセル実長（1/cm）
304: // CIJ   *c;    1画素が1検出器に検出される検出確率
305: {
306:     int   i, j, k;
307:     float *p;
308:     CIJ   *cc;
309:
310:     for(i = 0 ; i < px*pa ; i++)
311:         prj[i] = 0;
312:     for(p = prj, cc = c, i = 0 ; i < pa ; i++, p+=px, cc+=nx*ny) {
313:         for(j = 0 ; j < nx*ny ; j++) {
314:             for(k = 0 ; k < Nl ; k++) {
315:                 p[cc[j].x+k] += (float)(cc[j].c[k]*img[j]*lxy);
316:             }
317:         }
318:     }
319: }
```

プログラム【4-10】Changの繰り返しの方法（5）

[P4-11mlem.c]

```c
 1: /*  mlem.c  (Program 4-11)  */
 2:
 3: #include <stdio.h>
 4: #include <stdlib.h>
 5: #include <math.h>
 6:
 7: #define NI  3
 8: #define PI  3.14159265358979
 9:
10: typedef struct {
11:     int     x;
12:     double  c[NI];
13: } CIJ;
14:
15: void make_cij_spect(CIJ *, CIJ *, int, int, int, int, float *, int, int);
16:
17: void forward_projection(float *aprj, int px, int pa, float *img, int nx, int ny, double lxy, CIJ *c)
18: // 投影を行う関数
19: // float    *aprj;  作成される投影データ
20: // int       px;    投影データの動径方向の数
21: // int       pa;    投影データの角度方向の数
22: // float    *img;   元の画像データ
23: // int       nx;    画像データの幅（x方向）
24: // int       ny;    画像データの高さ（y方向）
25: // double    lxy;   画像データのピクセル実長（1/cm）
26: // CIJ      *c;     1画素が1検出器に検出される検出確率
27: {
28:     int    i, j, k;
29:     float  *p;
30:     CIJ    *cc;
31:
32:     for(i = 0 ; i < px*pa ; i++)
33:         aprj[i] = 0;
34:     for(p = aprj, cc = c, i = 0 ; i < pa ; i++, p+=px, cc+=nx*ny) {
35:         for(j = 0 ; j < nx*ny ; j++) {
36:             for(k = 0 ; k < NI ; k++) {
37:                 p[cc[j].x+k] += (float)(cc[j].c[k]*img[j]*lxy);
38:             }
39:         }
40:     }
41: }
42:
43: double ml_em_1(int nx, int ny, double lxy, float *rprj, int px, int pa, int ij, CIJ *c)
44: // 1画素への逆投影を求める関数
45: // int       nx;    画像データの幅（x方向）
46: // int       ny;    画像データの高さ（y方向）
47: // double    lxy;   画像データのピクセル実長（1/cm）
48: // float    *rprj;  元の投影データ
49: // int       px;    投影データの動径方向の数
50: // int       pa;    投影データの角度方向の数
51: // int       ij;    画像データの画素番号
52: // CIJ      *c;     1画素が1検出器に検出される検出確率
53: {
54:     int     i, j, k;
55:     double  cc, a = 0, r = 0;
56:
57:     for(i = 0 ; i < pa ; i++) {
58:         j = i*nx*ny+ij;
59:         if(c[j].x <= 0 || c[j].x >= px-2)  continue;
60:         for(k = 0 ; k < NI ; k++) {
61:             cc = c[j].c[k];
62:             r += cc*rprj[i*px+c[j].x+k];
63:             a += cc;
64:         }
65:     }
66:     if(a == 0.)    return 0.;
67:     else           return r/a;
68: }
69:
70: void ML_EM(float *img, int nx, int ny, double lxy, float *prj, int px, int pa, double lp,
      float *att, int ax, int ay, double at, int n)
71: // ML_EM法を実行する関数
72: // float    *img;   作成される画像データ
73: // int       nx;    画像データの幅（x方向）
```

第4章 SPECTの画像再構成 —— 163

[P4-11mlem.c]

```
 74: // int      ny;      画像データの高さ（y方向）
 75: // double   lxy;     画像データのピクセル実長（cm/pixel）
 76: // float    *prj;    元の投影データ
 77: // int      px;      投影データの動径方向の数
 78: // int      pa;      投影データの角度方向の数
 79: // double   lp;      投影データの動径方向のピクセル実長（cm/pixel）
 80: // float    *att;    線減弱係数画像データ
 81: // int      ax;      線減弱係数画像データの幅（x方向）
 82: // int      ay;      線減弱係数画像データの高さ（y方向）
 83: // double   at;      線減弱係数（1/cm）
 84: // int      n;       繰り返しの数
 85: {
 86:     int     i, j;
 87:     char    fi[50];
 88:     float   *aprj, *rprj, *aimg;
 89:     CIJ     *cf, *cb;
 90:     void    write_data(char *, float *, int);
 91:
 92:     aprj = (float *)malloc(px*pa*sizeof(float));
 93:     rprj = (float *)malloc(px*pa*sizeof(float));
 94:     aimg = (float *)malloc(nx*ny*sizeof(float));
 95:     cf = (CIJ *)malloc(nx*ny*pa*sizeof(CIJ));
 96:     cb = (CIJ *)malloc(nx*ny*pa*sizeof(CIJ));
 97:
 98:     // attenuation map (1/cm -> 1/pixel)
 99:     for(i = 0 ; i < ax*ay ; i++)
100:         att[i] *= (float)at;
101:     // ① 検出確率Cijを計算する
102:     printf(" *** Make Cij parameter ***¥n");
103:     make_cij_spect(cf, cb, nx, ny, px, pa, att, ax, ay);
104:
105:     // ml-em itaration
106:     // ② 初期画像を仮定する
107:     for(i = 0 ; i < ny*nx ; i++)
108:         img[i] = 1;
109:     sprintf(fi, "z%03d.img", 0);
110:     write_data(fi, img, nx*ny);    // 初期画像の出力
111:
112:     for(i = 0 ; i < n ; i++) {
113:         fprintf( stderr, "¥r *** ML-EM iteration [%2d/%2d]", i+1, n);
114:         // ③ 初期画像から投影を計算する
115:         forward_projection(aprj, px, pa, img, nx, ny, lxy, cf);
116:         // ④ 投影データyiと、③で計算した投影との比を計算する
117:         for(j = 0 ; j < px*pa ; j++) {
118:             if(aprj[j] == 0.) rprj[j] = 0;
119:             else              rprj[j] = prj[j]/aprj[j];
120:         }
121:         // ⑤ ④で計算された比を逆投影する
122:         // ⑥ 逆投影画像を確率の総和で規格化する
123:         for(j = 0 ; j < nx*ny ; j++) {
124:             if(img[j] == 0.)  aimg[j] = 0;
125:             else  aimg[j] = (float)ml_em_1(nx, ny, lxy, rprj, px, pa, j, cf);
126:         }
127:         // ⑦ 逆投影画像を初期画像λj(k)に掛けて更新画像λj(k+1)を作成する
128:         for(j = 0 ; j < nx*ny ; j++)
129:             img[j] *= aimg[j];
130:
131:         if(i<10 || i%10==9) {   // 途中画像の出力
132:             sprintf(fi, "z%03d.prj", i+1);
133:             write_data(fi, aprj, px*pa);
134:             sprintf(fi, "z%03d.prr", i+1);
135:             write_data(fi, rprj, px*pa);
136:             sprintf(fi, "z%03d.rat", i+1);
137:             write_data(fi, aimg, nx*ny);
138:             sprintf(fi, "z%03d.img", i+1);
139:             write_data(fi, img, nx*ny);
140:         }
141:     }
142:     printf("¥n");
143:     free(aprj);
144:     free(rprj);
145:     free(aimg);
146:     free(cf);
147:     free(cb);
148: }
```

プログラム【4-11】 ML-EM法で使用する関数（2）

[P4-12mlem_spect.c]

```
 1: /*  mlem_spect.c  (Program 4-12)  */
 2:
 3: /* --- プログラムの説明 ---
 4:   ML-EM法でSPECTの画像再構成をするプログラム.
 5:
 6: 入力：
 7:   1. SPECTの投影データのファイル名
 8:   2. 投影データの動径方向の数（検出器の数）
 9:   3. 投影データの角度方向の数（投影数）
10:   4. 投影の動径方向のピクセル実長（cm/pixel）
11:   5. 線減弱係数画像データのファイル名
12:   6. 線減弱係数画像データの幅（x方向）
13:   7. 線減弱係数画像データの高さ（y方向）
14:   8. 線減弱係数画像データのピクセル実長（cm/pixel）
15:   9. 再構成された画像データのファイル名
16:  10. 画像データの幅（x方向）
17:  11. 画像データの高さ（y方向）
18:  12. 画像データのピクセル実長（cm/pixel）
19:  13. 繰り返しの数
20:
21: 出力：
22:   ML-EM法で再構成した画像データのファイル
23:
24: 必要なファイル：
25:     rotate.c        (P3-04:画像を回転する関数のファイル)
26:     mkcij_spect.c   (P3-06:1画素がSPECT投影データとして投影される値を求める関数のファイル)
27:     mlem.c          (P4-11:ML-EM法を実行する関数のファイル)
28:
29: */
30:
31: #include <stdio.h>
32: #include <stdlib.h>
33: #include <string.h>
34:
35: #define  PN  14
36:
37: typedef struct {  // 入力変数
38:     char    f1[50]; /* input file name */
39:     float   *prj;   /* projection data */
40:     int     px;     /* number of bins (X) */
41:     int     pa;     /* number of projections (Thita) */
42:     double  pl;     /* Pixel length of bins */
43:     char    f2[50]; /* input attenuation map file name*/
44:     float   *att;   /* attenuation map */
45:     int     ax;     /* number of matrix (x) */
46:     int     ay;     /* number of matrix (y) */
47:     double  pla;    /* Pixel length of bins */
48:     char    f3[50]; /* output file name */
49:     float   *img;   /* reconstructed image data */
50:     int     nx;     /* number of matrix (x) */
51:     int     ny;     /* number of matrix (y) */
52:     double  plm;    /* Pixel length of matrix */
53:     int     nit;    /* number of iteration */
54: } Param;
55:
56: char *menu[PN] = {  // 入力の際のコメント（入力変数とリンク）
57:     "ML-EM reconstruction",
58:     "Projection file name <float>          ",
59:     "      Number of bins                  ",
60:     "      Number of projections           ",
61:     "      Pixel length of projections (cm)",
62:     "Attenuation Map (/cm) <float>         ",
63:     "      Number of matrix   (x)          ",
64:     "      Number of matrix   (y)          ",
65:     "      Pixel length of matrix (cm)     ",
66:     "Image file name <float>               ",
67:     "      Number of matrix   (x)          ",
68:     "      Number of matrix   (y)          ",
69:     "      Pixel length of matrix (cm)     ",
70:     "Number of iteration                   ",
71:     };
72:
73:
74: void read_data(char *, float *, int);
75: void write_data(char *, float *, int);
```

[P4-12mlem_spect.c]

```
 76: void ML_EM(float *, int, int, double, float *, int, int, double, float *, int, int,
     double, int);
 77:
 78: void usage(int argc, char **argv)
 79: {
 80:     int    i;
 81:
 82:     fprintf( stderr,"\nUSAGE:\n");
 83:     fprintf( stderr,"\nNAME\n");
 84:     fprintf( stderr,"\n  %s - %s\n", argv[0], menu[0]);
 85:     fprintf( stderr,"\nSYNOPSIS\n");
 86:     fprintf( stderr,"\n  %s [-h] parameters...\n", argv[0]);
 87:     fprintf( stderr,"\nPARAMETERS\n");
 88:     for(i = 1 ; i < PN ; i++)
 89:        fprintf( stderr,"\n %3d. %s\n", i, menu[i]);
 90:     fprintf( stderr,"\n");
 91:     fprintf( stderr,"\nFLAGS\n");
 92:     fprintf( stderr,"\n  -h  Print Usage (this comment).\n");
 93:     fprintf( stderr,"\n");
 94:     exit(1);
 95: }
 96:
 97: void getparameter(int argc, char **argv, Param *pm)
 98: {
 99:     int    i;
100:     char   dat[256];
101:
102:     /* default parameter value */
103:     sprintf( pm->f1, "n0.prj");
104:     pm->px = 128;
105:     pm->pa = 128;
106:     pm->pl = 0.15625;
107:     sprintf( pm->f2, "n0.att");
108:     pm->ax = 128;
109:     pm->ay = 128;
110:     pm->pla = 0.15625;
111:     sprintf( pm->f3, "n1.img");
112:     pm->nx = 128;
113:     pm->ny = 128;
114:     pm->plm = 0.15625;
115:     pm->nit = 50;
116:
117:     i = 0;
118:     if( argc == 1+i ) {
119:        fprintf( stdout, "\n%s\n\n", menu[i++] );
120:        fprintf( stdout, " %s [%s] :", menu[i++], pm->f1 );
121:        if(*gets(dat) != '\0')   strcpy(pm->f1, dat);
122:        fprintf( stdout, " %s [%i] :", menu[i++], pm->px );
123:        if(*gets(dat) != '\0')   pm->px = atoi(dat);
124:        fprintf( stdout, " %s [%i] :", menu[i++], pm->pa );
125:        if(*gets(dat) != '\0')   pm->pa = atoi(dat);
126:        fprintf( stdout, " %s [%f] :", menu[i++], pm->pl );
127:        if(*gets(dat) != '\0')   pm->pl = atof(dat);
128:        fprintf( stdout, " %s [%s] :", menu[i++], pm->f2 );
129:        if(*gets(dat) != '\0')   strcpy(pm->f2, dat);
130:        fprintf( stdout, " %s [%i] :", menu[i++], pm->ax );
131:        if(*gets(dat) != '\0')   pm->ax = atoi(dat);
132:        fprintf( stdout, " %s [%i] :", menu[i++], pm->ay );
133:        if(*gets(dat) != '\0')   pm->ay = atoi(dat);
134:        fprintf( stdout, " %s [%f] :", menu[i++], pm->pla );
135:        if(*gets(dat) != '\0')   pm->plm = atof(dat);
136:        fprintf( stdout, " %s [%s] :", menu[i++], pm->f3 );
137:        if(*gets(dat) != '\0')   strcpy(pm->f3, dat);
138:        fprintf( stdout, " %s [%i] :", menu[i++], pm->nx );
139:        if(*gets(dat) != '\0')   pm->nx = atoi(dat);
140:        fprintf( stdout, " %s [%i] :", menu[i++], pm->ny );
141:        if(*gets(dat) != '\0')   pm->ny = atoi(dat);
142:        fprintf( stdout, " %s [%f] :", menu[i++], pm->plm );
143:        if(*gets(dat) != '\0')   pm->plm = atof(dat);
144:        fprintf( stdout, " %s [%i] :", menu[i++], pm->nit );
145:        if(*gets(dat) != '\0')   pm->nit = atoi(dat);
146:     }
147:     else if ( argc == PN+i ) {
148:        fprintf( stderr, "\n%s [%s]\n", argv[i++], menu[0] );
149:        if((argc--) > 1) strcpy( pm->f1, argv[i++] );
```

[P4-12mlem_spect.c]

プログラム【4-12】 ML-EM法 (3)

```
150:        if((argc--) > 1) pm->px = atoi( argv[i++] );
151:        if((argc--) > 1) pm->pa = atoi( argv[i++] );
152:        if((argc--) > 1) pm->pl = atof( argv[i++] );
153:        if((argc--) > 1) strcpy( pm->f2, argv[i++] );
154:        if((argc--) > 1) pm->ax = atoi( argv[i++] );
155:        if((argc--) > 1) pm->ay = atoi( argv[i++] );
156:        if((argc--) > 1) pm->pla = atof( argv[i++] );
157:        if((argc--) > 1) strcpy( pm->f3, argv[i++] );
158:        if((argc--) > 1) pm->nx = atoi( argv[i++] );
159:        if((argc--) > 1) pm->ny = atoi( argv[i++] );
160:        if((argc--) > 1) pm->plm = atof( argv[i++] );
161:        if((argc--) > 1) pm->nit = atoi( argv[i++] );
162:    }
163:    else {
164:        usage(argc, argv);
165:    }
166: }
167:
168: void main(int argc, char *argv[] )
169: {
170:    Param   *pm;
171:
172:    pm = (Param *)malloc(sizeof(Param));
173:    getparameter(argc, argv, pm);
174:
175:    pm->prj = (float *)malloc((unsigned long)pm->px*pm->pa*sizeof(float));
176:    pm->img = (float *)malloc((unsigned long)pm->nx*pm->ny*sizeof(float));
177:    pm->att = (float *)malloc((unsigned long)pm->ax*pm->ay*sizeof(float));
178:
179:    printf(" *** Read Projection data  ***\n");
180:    read_data(pm->f1, pm->prj, pm->px*pm->pa);
181:    read_data(pm->f2, pm->att, pm->ax*pm->ay);
182:
183:    printf(" *** ML-EM reconstruction ***\n");
184:    ML_EM(pm->img, pm->nx, pm->ny, pm->plm, pm->prj, pm->px, pm->pa, pm->pl, pm->att,
  pm->ax, pm->ay, pm->pla, pm->nit);
185:
186:    printf(" *** Write Image data  ***\n");
187:    write_data(pm->f3, pm->img, pm->nx*pm->ny);
188:
189:    free(pm->prj);
190:    free(pm->img);
191:    free(pm->att);
192:    free(pm);
193: }
194:
195: void read_data(char *fi, float *prj, int size)
196: {
197:    FILE    *fp;
198:
199:    /* open file and read data */
200:    if((fp = fopen(fi, "rb")) == NULL) {
201:        fprintf( stderr," Error : file open [%s].\n", fi);
202:        exit(1);
203:    }
204:    fread(prj, sizeof(float), size, fp);
205:    fclose(fp);
206: }
207:
208: void write_data(char *fi, float *prj, int size)
209: {
210:    FILE    *fp;
211:
212:    /* open file and write data */
213:    if((fp = fopen(fi, "wb")) == NULL) {
214:        fprintf( stderr," Error : file open [%s].\n", fi);
215:        exit(1);
216:    }
217:    fwrite(prj, sizeof(float), size, fp);
218:    fclose(fp);
219: }
```

[P4-13osem.c]

プログラム【4-13】OSEM法で使用する関数（1）

```
1:  /* osem.c  (Program 4-13)  */
2:
3:  #include <stdio.h>
4:  #include <stdlib.h>
5:  #include <math.h>
6:
7:  #define  NI  3
8:  #define  PI  3.14159265358979
9:
10: typedef struct {
11:     int     x;
12:     double  c[NI];
13: } CIJ;
14:
15: void make_cij_spect(CIJ *, CIJ *, int, int, int, int, float *, int, int);
16:
17: void forward_projection(float *aprj, int px, int pa, float *img, int nx, int ny, double lxy, CIJ *c, int sub, int subset)
18: // 投影を行う関数
19: // float    *aprj;     作成される投影データ
20: // int      px;        投影データの動径方向の数
21: // int      pa;        投影データの角度方向の数
22: // float    *img;      元の画像データ
23: // int      nx;        画像データの幅（x方向）
24: // int      ny;        画像データの高さ（y方向）
25: // double   lxy;       画像データのピクセル実長 (1/cm)
26: // CIJ      *c;        1画素が1検出器に検出される検出確率
27: // int      sub;       サブセットの番号
28: // int      subset;    サブセットの数
29: {
30:     int     i, j, k;
31:     float   *p;
32:     CIJ     *cc;
33:
34:     for(i = 0 ; i < px*pa ; i++)
35:         aprj[i] = 0;
36:     for(p = aprj+px*sub, cc = c+nx*ny*sub, i = 0 ; i < pa/subset ; i++, p+=px*subset, cc+=nx*ny*subset) {
37:         for(j = 0 ; j < nx*ny ; j++) {
38:             for(k = 0 ; k < NI ; k++) {
39:                 p[cc[j].x+k] += (float)(cc[j].c[k]*img[j]*lxy);
40:             }
41:         }
42:     }
43: }
44:
45: double osem_1(int nx, int ny, double lxy, float *rprj, int px, int pa, int ij, CIJ *c, int sub, int subset)
46: // OSEMで1画素への逆投影を求める関数
47: // int      nx;        画像データの幅（x方向）
48: // int      ny;        画像データの高さ（y方向）
49: // double   lxy;       画像データのピクセル実長 (1/cm)
50: // float    *rprj;     元の投影データ
51: // int      px;        投影データの動径方向の数
52: // int      pa;        投影データの角度方向の数
53: // int      ij;        画像データの画素番号
54: // CIJ      *c;        1画素が1検出器に検出される検出確率
55: // int      sub;       サブセットの番号
56: // int      subset;    サブセットの数
57: {
58:     int     i, j, k;
59:     double  cc, a = 0, r = 0;
60:
61:     for(i = sub ; i < pa ; i+=subset) {
62:         j = i*nx*ny+ij;
63:         for(k = 0 ; k < NI ; k++) {
64:             cc = c[j].c[k];
65:             r += cc*rprj[i*px+c[j].x+k];
66:             a += cc;
67:         }
68:     }
69:     if(a == 0.)   return 0.;
70:     else          return r/a;
71: }
72:
```

[P4-13osem.c]

```
 73: void OSEM(float *img, int nx, int ny, double lxy, float *prj, int px, int pa, double lp,
     float *att, int ax, int ay, double at, int n, int subset)
 74: // OSEM法を実行する関数
 75: // float    *img;       作成される画像データ
 76: // int      nx;         画像データの幅（x方向）
 77: // int      ny;         画像データの高さ（y方向）
 78: // double   lxy;        画像データのピクセル実長（cm/pixel）
 79: // float    *prj;       元の投影データ
 80: // int      px;         投影データの動径方向の数
 81: // int      pa;         投影データの角度方向の数
 82: // double   lp;         投影データの動径方向のピクセル実長（cm/pixel）
 83: // float    *att;       線減弱係数画像データ
 84: // int      ax;         線減弱係数画像データの幅（x方向）
 85: // int      ay;         線減弱係数画像データの高さ（y方向）
 86: // double   at;         線減弱係数（1/cm）
 87: // int      n;          繰り返しの数
 88: // int      subset;     サブセットの数
 89: {
 90:    int      i, j, k, m1, m2, *sub;
 91:    char     fi[50];
 92:    float    *aprj, *rprj, *aimg;
 93:    CIJ      *cf, *cb;
 94:    void     write_data(char *, float *, int);
 95:
 96:    aprj = (float *)malloc(px*pa*sizeof(float));
 97:    rprj = (float *)malloc(px*pa*sizeof(float));
 98:    aimg = (float *)malloc(nx*ny*sizeof(float));
 99:    cf = (CIJ *)malloc(nx*ny*pa*sizeof(CIJ));
100:    cb = (CIJ *)malloc(nx*ny*pa*sizeof(CIJ));
101:
102:    // サブセットの順番を決定する
103:    sub = (int *)malloc(subset*sizeof(int));
104:    k = 0;
105:    for(i = 0 ; i < 32 ; i++)
106:       k += (subset >> i) & 1;
107:    if(k == 1) {
108:       m1 = 0;
109:       sub[m1++] = 0;
110:       for(i = subset, m2 = 1 ; i > 1 ; i/=2, m2*=2) {
111:          for(j = 0 ; j < m2 ; j++)
112:             sub[m1++] = sub[j]+i/2;
113:       }
114:    }
115:    else {
116:       for(i = 0 ; i < pa/subset ; i++)
117:          sub[i] = i;
118:    }
119:    printf("\n subset [");
120:    for(i = 0 ; i < subset ; i++)
121:       printf(" %d", sub[i]);
122:    printf(" ]\n");
123:
124:    // attenuation map (1/cm -> 1/pixel)
125:    for(i = 0 ; i < ax*ay ; i++)
126:       att[i] *= (float)at;
127:    // ① 検出確率Cijを計算する
128:    printf(" *** Make Cij parameter ***\n");
129:    make_cij_spect(cf, cb, nx, ny, px, pa, att, ax, ay);
130:
131:    // ml-em itaration
132:    // ② 初期画像を仮定する
133:    for(i = 0 ; i < ny*nx ; i++)
134:       img[i] = 1;
135:    sprintf(fi, "z%03d.img", 0);
136:    write_data(fi, img, nx*ny);   // 初期画像の出力
137:
138:    for(i = 0 ; i < n ; i++) {
139:       fprintf(stderr, "\r *** OSEM iteration [%2d/%2d]", i+1, n);
140:       for(k = 0 ; k < subset ; k++) {
141:          // ③ 初期画像から投影を計算する
142:          forward_projection(aprj, px, pa, img, nx, ny, lxy, cf, sub[k], subset);
143:          // ④ 投影データyiと、③で計算した投影との比を計算する
144:          for(j = 0 ; j < px*pa ; j++) {
145:             if(aprj[j] == 0.)   rprj[j] = 0;
146:             else                rprj[j] = prj[j]/aprj[j];
```

プログラム【4-13】OSEM法で使用する関数（3）

[P4-13osem.c]

```
147:        }
148:        // ⑤ ④で計算された比を逆投影する
149:        // ⑥ 逆投影画像を確率の総和で規格化する
150:        for(j = 0 ; j < nx*ny ; j++) {
151:            if(img[j] == 0.)  aimg[j] = 0;
152:            else  aimg[j] = (float)osem_1(nx, ny, lxy, rprj, px, pa, j, cb, sub[k], subset);
153:        }
154:        // ⑦ 逆投影画像を初期画像λj(k)に掛けて更新画像λj(k+1)を作成する
155:        for(j = 0 ; j < nx*ny ; j++)
156:            img[j] *= aimg[j];
157:    }
158:    sprintf(fi, "zz%02d.img", i+1);
159:    write_data(fi, img, nx*ny);
160:  }
161:  printf("¥n");
162:
163:  free(aprj);
164:  free(rprj);
165:  free(aimg);
166:  free(cf);
167:  free(cb);
168: }
```

[P4-14osem_spect.c]

```c
1: /* osem_spect.c (Program 4-14) */
2:
3: /* --- プログラムの説明 ---
4:    OSEM法でSPECTの画像再構成をするプログラム.
5:
6: 入力:
7:    1. SPECTの投影データのファイル名
8:    2. 投影データの動径方向の数（検出器の数）
9:    3. 投影データの角度方向の数（投影数）
10:   4. 投影の動径方向のピクセル実長 (cm/pixel)
11:   5. 線減弱係数画像データのファイル名
12:   6. 線減弱係数画像データの幅 (x方向)
13:   7. 線減弱係数画像データの高さ (y方向)
14:   8. 線減弱係数画像データのピクセル実長 (cm/pixel)
15:   9. 再構成された画像データのファイル名
16:  10. 画像データの幅 (x方向)
17:  11. 画像データの高さ (y方向)
18:  12. 画像データのピクセル実長 (cm/pixel)
19:  13. 繰り返しの数
20:  14. サブセット (subset) の数
21:
22: 出力:
23:    OSEM法で再構成した画像データのファイル
24:
25: 必要なファイル:
26:   rotate.c       (P3-04:画像を回転する関数のファイル)
27:   mkcij_spect.c  (P3-06:1画素がSPECT投影データとして投影される値を求める関数のファイル)
28:   osem.c         (P4-13:OSEM法を実行する関数のファイル)
29:
30: */
31:
32: #include <stdio.h>
33: #include <stdlib.h>
34: #include <string.h>
35:
36: #define  PN  15
37:
38: typedef struct { // 入力変数
39:    char    f1[50]; /* input file name */
40:    float   *prj;   /* projection data */
41:    int     px;     /* number of bins (X) */
42:    int     pa;     /* number of projections (Thita) */
43:    double  pl;     /* Pixel length of bins */
44:    char    f2[50]; /* input attenuation map file name*/
45:    float   *att;   /* attenuation map */
46:    int     ax;     /* number of matrix (x) */
47:    int     ay;     /* number of matrix (y) */
48:    double  pla;    /* Pixel length of bins */
49:    char    f3[50]; /* output file name */
50:    float   *img;   /* reconstructed image data */
51:    int     nx;     /* number of matrix (x) */
52:    int     ny;     /* number of matrix (y) */
53:    double  plm;    /* Pixel length of matrix */
54:    int     nit;    /* number of iteration */
55:    int     subset; /* subset (OSEM) */
56: } Param;
57:
58: char *menu[PN] = { // 入力の際のコメント（入力変数とリンク）
59:    "OS-ML reconstruction",
60:    "Projection file name <float>           ",
61:    "     Number of bins                    ",
62:    "     Number of projections             ",
63:    "     Pixel length of projections (cm)  ",
64:    "Attenuation Map (/cm) <float>          ",
65:    "     Number of matrix   (x)            ",
66:    "     Number of matrix   (y)            ",
67:    "     Pixel length of matrix (cm)       ",
68:    "Image file name <float>                ",
69:    "     Number of matrix   (x)            ",
70:    "     Number of matrix   (y)            ",
71:    "     Pixel length of matrix (cm)       ",
72:    "Number of iteration                    ",
73:    "Number of subset                       ",
74: };
75:
```

[P4-14osem_spect.c]

```c
 76:  void read_data(char *, float *, int);
 77:  void write_data(char *, float *, int);
 78:  void OSEM(float *, int, int, double, float *, int, int, double, float *, int, int, double,
       int, int);
 79:
 80:  void usage(int argc, char **argv)
 81:  {
 82:    int   i;
 83:
 84:    fprintf( stderr,"\nUSAGE:\n");
 85:    fprintf( stderr,"\nNAME\n");
 86:    fprintf( stderr,"\n   %s - %s\n", argv[0], menu[0]);
 87:    fprintf( stderr,"\nSYNOPSIS\n");
 88:    fprintf( stderr,"\n   %s [-h] parameters...\n", argv[0]);
 89:    fprintf( stderr,"\nPARAMETERS\n");
 90:    for(i = 1 ; i < PN ; i++)
 91:      fprintf( stderr,"\n %3d. %s\n", i, menu[i]);
 92:    fprintf( stderr,"\n");
 93:    fprintf( stderr,"\nFLAGS\n");
 94:    fprintf( stderr,"\n  -h  Print Usage (this comment).\n");
 95:    fprintf( stderr,"\n");
 96:    exit(1);
 97:  }
 98:
 99:  void getparameter(int argc, char **argv, Param *pm)
100:  {
101:    int   i;
102:    char  dat[256];
103:
104:    /* default parameter value */
105:    sprintf( pm->f1, "n0.prj");
106:    pm->px = 128;
107:    pm->pa = 128;
108:    pm->pl = 0.15625;
109:    sprintf( pm->f2, "n0.att");
110:    pm->ax = 128;
111:    pm->ay = 128;
112:    pm->pla = 0.15625;
113:    sprintf( pm->f3, "n1.img");
114:    pm->nx = 128;
115:    pm->ny = 128;
116:    pm->plm = 0.15625;
117:    pm->nit = 10;
118:    pm->subset = 8;
119:
120:    i = 0;
121:    if( argc == 1+i ) {
122:      fprintf( stdout, "\n%s\n\n", menu[i++] );
123:      fprintf( stdout, " %s [%s] :", menu[i++], pm->f1 );
124:      if(*gets(dat) != '\0')  strcpy(pm->f1, dat);
125:      fprintf( stdout, " %s [%i] :", menu[i++], pm->px );
126:      if(*gets(dat) != '\0')  pm->px = atoi(dat);
127:      fprintf( stdout, " %s [%i] :", menu[i++], pm->pa );
128:      if(*gets(dat) != '\0')  pm->pa = atoi(dat);
129:      fprintf( stdout, " %s [%f] :", menu[i++], pm->pl );
130:      if(*gets(dat) != '\0')  pm->pl = atof(dat);
131:      fprintf( stdout, " %s [%s] :", menu[i++], pm->f2 );
132:      if(*gets(dat) != '\0')  strcpy(pm->f2, dat);
133:      fprintf( stdout, " %s [%i] :", menu[i++], pm->ax );
134:      if(*gets(dat) != '\0')  pm->ax = atoi(dat);
135:      fprintf( stdout, " %s [%i] :", menu[i++], pm->ay );
136:      if(*gets(dat) != '\0')  pm->ay = atoi(dat);
137:      fprintf( stdout, " %s [%f] :", menu[i++], pm->pla );
138:      if(*gets(dat) != '\0')  pm->plm = atof(dat);
139:      fprintf( stdout, " %s [%s] :", menu[i++], pm->f3 );
140:      if(*gets(dat) != '\0')  strcpy(pm->f3, dat);
141:      fprintf( stdout, " %s [%i] :", menu[i++], pm->nx );
142:      if(*gets(dat) != '\0')  pm->nx = atoi(dat);
143:      fprintf( stdout, " %s [%i] :", menu[i++], pm->ny );
144:      if(*gets(dat) != '\0')  pm->ny = atoi(dat);
145:      fprintf( stdout, " %s [%f] :", menu[i++], pm->plm );
146:      if(*gets(dat) != '\0')  pm->plm = atof(dat);
147:      fprintf( stdout, " %s [%i] :", menu[i++], pm->nit );
148:      if(*gets(dat) != '\0')  pm->nit = atoi(dat);
149:      fprintf( stdout, " %s [%d] :", menu[i++], pm->subset );
```

[P4-14osem_spect.c]

```
150:            if(*gets(dat) != '¥0')  pm->subset = atoi(dat);
151:        }
152:        else if ( argc == PN+i ) {
153:            fprintf( stderr, "¥n%s [%s]¥n", argv[i++], menu[0] );
154:            if((argc--) > 1) strcpy( pm->f1, argv[i++] );
155:            if((argc--) > 1) pm->px = atoi( argv[i++] );
156:            if((argc--) > 1) pm->pa = atoi( argv[i++] );
157:            if((argc--) > 1) pm->pl = atof( argv[i++] );
158:            if((argc--) > 1) strcpy( pm->f2, argv[i++] );
159:            if((argc--) > 1) pm->ax = atoi( argv[i++] );
160:            if((argc--) > 1) pm->ay = atoi( argv[i++] );
161:            if((argc--) > 1) pm->pla = atof( argv[i++] );
162:            if((argc--) > 1) strcpy( pm->f3, argv[i++] );
163:            if((argc--) > 1) pm->nx = atoi( argv[i++] );
164:            if((argc--) > 1) pm->ny = atoi( argv[i++] );
165:            if((argc--) > 1) pm->plm = atof( argv[i++] );
166:            if((argc--) > 1) pm->nit = atoi( argv[i++] );
167:            if((argc--) > 1) pm->subset = atoi( argv[i++] );
168:        }
169:        else {
170:            usage(argc, argv);
171:        }
172:
173:        // Error
174:        if(pm->pa%pm->subset != 0) {
175:            fprintf(stderr, "Error: invalid number of sebset. [angle%%subset==0]¥n");
176:            exit(1);
177:        }
178: }
179:
180: void main(int argc, char *argv[] )
181: {
182:     Param   *pm;
183:
184:     pm = (Param *)malloc(sizeof(Param));
185:     getparameter(argc, argv, pm);
186:
187:     pm->prj = (float *)malloc((unsigned long)pm->px*pm->pa*sizeof(float));
188:     pm->img = (float *)malloc((unsigned long)pm->nx*pm->ny*sizeof(float));
189:     pm->att = (float *)malloc((unsigned long)pm->ax*pm->ay*sizeof(float));
190:
191:     printf(" *** Read Projection data  ***¥n");
192:     read_data(pm->f1, pm->prj, pm->px*pm->pa);
193:     read_data(pm->f2, pm->att, pm->ax*pm->ay);
194:
195:     printf(" *** OSEM reconstruction ***¥n");
196:     OSEM(pm->img, pm->nx, pm->ny, pm->plm, pm->prj, pm->px, pm->pa, pm->pl, pm->att,
    pm->ax, pm->ay, pm->pla, pm->nit, pm->subset);
197:
198:     printf(" *** Write Image data  ***¥n");
199:     write_data(pm->f3, pm->img, pm->nx*pm->ny);
200:
201:     free(pm->prj);
202:     free(pm->img);
203:     free(pm->att);
204:     free(pm);
205: }
206:
207: void read_data(char *fi, float *prj, int size)
208: {
209:     FILE    *fp;
210:
211:     /* open file and read data */
212:     if((fp = fopen(fi, "rb")) == NULL) {
213:         fprintf( stderr," Error : file open [%s].¥n", fi);
214:         exit(1);
215:     }
216:     fread(prj, sizeof(float), size, fp);
217:     fclose(fp);
218: }
219:
220: void write_data(char *fi, float *prj, int size)
221: {
222:     FILE    *fp;
223:
```

[P4-14osem_spect.c]

```
224:    /* open file and write data */
225:    if((fp = fopen(fi, "wb")) == NULL) {
226:        fprintf( stderr," Error : file open [%s].\n", fi);
227:        exit(1);
228:    }
229:    fwrite(prj, sizeof(float), size, fp);
230:    fclose(fp);
231: }
```

プログラム【4-14】 OS-EM法(4)

〈第5章〉
深さに依存する検出器特性の補正

〔第1節〕 深さに依存する検出器特性

　SPECTの放射線計測では，1回の放射過程において放出される1個のγ線を計測の単位とするため，放射線が飛んでくる方向を確定することができない．そこで一定の方向からの放射線のみをとらえるため，コリメータを検出器の前に置いている．理想的には図5-1aに示すようにコリメータから帯状に伸びた範囲から放出された放射線を検出器が検出できればいいのであるが，実際には1つのコリメータに幅があり，その長さも有限であるので図5-1bに示すようにコリメータから離れるにしたがって広がるような範囲から放射線が検出される．このように，検出器から離れるにしたがって検出の特性は異なってくる．

　もともと検出器の特性は，その分解能を考慮してガウス関数で示されることが多い．分解能を標準偏差σで表したとき，ガウス関数は，

$$f(x) = \frac{1}{\sqrt{2\pi}\,\sigma} \exp[-\frac{(x-x_0)^2}{2\sigma^2}] \tag{5-1}$$

と表される．ここでx_0は注目する1つの検出器の中心位置である．通常，分解能は半値幅で表すが，半値幅をw_hとすると，

$$\exp[-\frac{(w_h/2)^2}{2\sigma^2}] = \frac{1}{2} \tag{5-2}$$

となる．よって，

$$w_h = 2\sqrt{2\ln 2}\,\sigma$$
$$\approx 2.35482\sigma \tag{5-3}$$

となる．SPECTの場合，この半値幅が検出器からの距離lの関数となる．通常は，検出器からの距離に対する1次関数とみなされるので，

$$w_h(l) = \alpha\, l \tag{5-4}$$

と表される．ここでαは比例定数で，コリメータの特性から決められる．よって，検出器の特性は，

$$f(x,l) = \frac{2\sqrt{2\ln 2}}{\sqrt{2\pi}\,\alpha l} \exp[-\frac{4\ln 2 \cdot (x-x_0)^2}{(\alpha l)^2}] \tag{5-5}$$

となる．

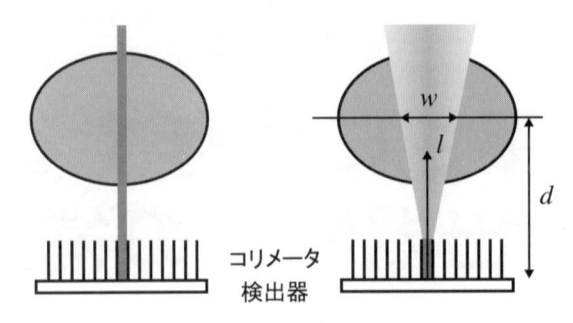

a 理想的な特性でコリメータの幅で帯状に伸びている．

b 実際の特性でコリメータの開口により検出器から離れるにしたがって広がる．

図5-1 検出器の特性

〔第2節〕 検出器特性を考慮した楕円の投影データ作成

　検出器から被写体の回転中心までの距離をdとし，その距離での検出器特性の半値幅をwとすると，検出器の半値幅の特性は，

$$w_h(l) = \frac{w}{d} l \tag{5-6}$$

となる．楕円データから投影を作成するには，(3-9) 式を用いて投影データ$p(X, \theta)$を求める．これに検出器の特性を加えるために，半値幅をn個に分けて1つの検出器から放射状の直線を考え，それぞれの直線に沿った投影を重み付けして足し合わせる．i番目の重み付けの関数h_iは$x - x_0 = -w/2 + wi/n$と$\alpha l = w$を (5-5) 式に代入し，それに1つの幅w/nを掛け合わせて，

$$h_i = \frac{2\sqrt{2\ln 2}}{\sqrt{2\pi}\, n} \exp[-\ln 2 \cdot (\frac{2i}{n} - 1)^2] \tag{5-7}$$

となる．また，i番目での中心から動径方向と角度のずれは，

$$\Delta X_i = d \sin \Delta \theta$$
$$\Delta \theta_i = \tan^{-1}[\frac{w}{nd}(i - \frac{n}{2})] \tag{5-8}$$

となり，検出器特性を加えた投影データ$p_d(X, \theta)$は，

$$p_d(X, \theta) = \sum_{i=1}^{n} h_i \cdot p(X + \Delta X_i, \theta + \Delta \theta_i) \tag{5-9}$$

となる．

　SPECTの楕円の投影データを作成するプログラム3-1に (5-9) 式を加えたプログラムをプログラム5-1に示す．プログラム5-1を用いて投影データを実際に作成するプログラムをプログラム5-2に示す．深さに依存する検出器特性の様子がわかりやすいように，**図5-2**に示すようなファントムを用いる．このファントムの楕円データを**表5-1**に示す．プログラム5-2を用いて作成したこのファントムの投影デ

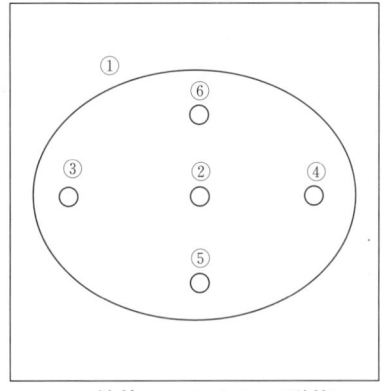

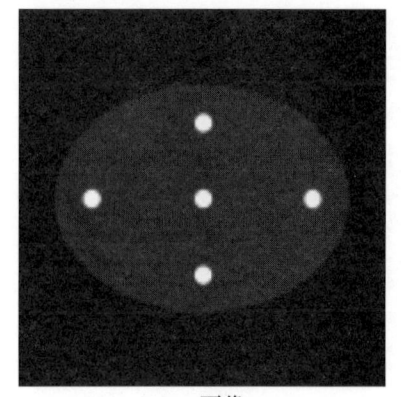

| a 数値ファントムの形状 | b 画像 |

図5-2 深さに依存する検出器特性用の数値ファントム

表5-1 深さに依存する検出器特性用の数値ファントムの楕円データ

	中心の座標	短軸の長さ	長軸の長さ	回転角度（°）	楕円の値	線減弱係数
①	(0.0, 0.0)	0.8	0.6	0.0	0.3	0.15
②	(0.0, 0.0)	0.05	0.05	0.0	1.0	0.15
③	(−0.6, 0.0)	0.05	0.05	0.0	1.0	0.15
④	(0.6, 0.0)	0.05	0.05	0.0	1.0	0.15
⑤	(0.0, −0.4)	0.05	0.05	0.0	1.0	0.15
⑥	(0.0, 0.4)	0.05	0.05	0.0	1.0	0.15

| a 検出器特性を考慮しないで作成した投影データ | b 検出器特性を考慮して作成した投影データ |

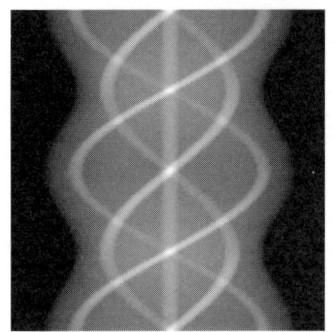

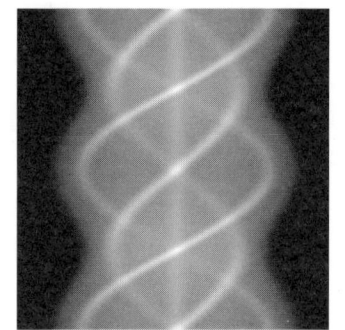

図5-3 表5-1の楕円データから作成した投影データ

ータを図5-3に示す．

　この投影データからそのまま解析解で再構成した画像を図5-4に示す．まわりの小円に注目すると，楕円形に歪んでいるのが見られる．これは図5-5に示すように，端の方にある円形をした線源分布の計測は，検出器から離れるにしたがって広がった線源が検出される．再構成ではそのまま直線状に逆投影されるので，線源に近い強度の強い投影データの重みが大きくなり，楕円形に再構成される．

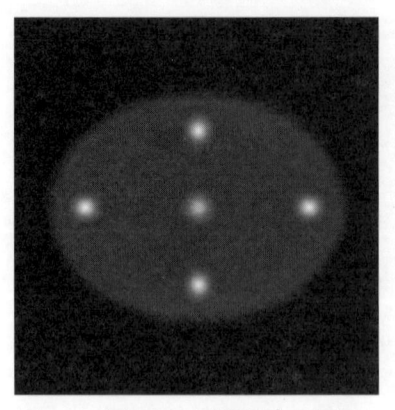

図5-4 図5-3bの投影データからそのまま解析解で再構成した画像

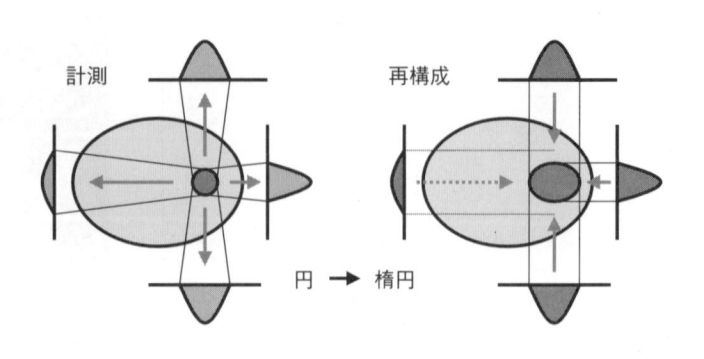

図5-5 深さに依存する検出器特性による再構成画像の歪み

検出器の前に置いてあるコリメータの特性によって，点線源のPSF（point spread function：点広がり関数）が検出器から離れるにしたがって広がる．これをそのまま再構成すると被写体の端のほうで円形をしていた線源分布は楕円形に歪む．

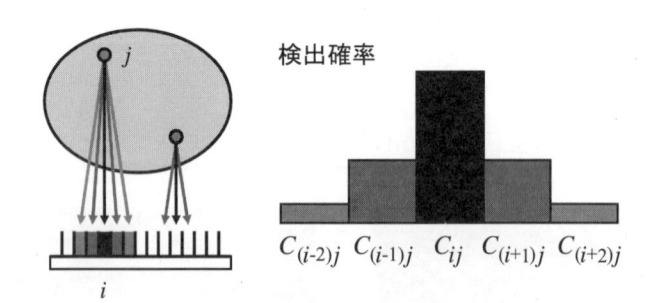

図5-6 検出器特性を考慮した検出確率

検出確率C_{ij}に広がりを持たせて考えることで，画像から検出器特性を考慮した投影データを作成できる．

〔第3節〕 検出器特性を考慮した画像からの投影データ作成

第3章4節で解説した画像からSPECTの投影データを作成する手順に，図5-6に示すように画像位置iから検出器位置jまでの距離を考慮して，検出確率をまわりの検出器に広げることによって，深さに依存する検出器特性を含めた投影データを作成することができる．画像の各画素から減弱を考慮して検出器にどの割合で投影されるかを計算するプログラム3-6に，深さに依存する検出器特性を含めたプログラムをプログラム5-3に示す．そのプログラムを用いて，画像から投影を作成するプログラムをプログラム5-4に示す．プログラム5-4を実行して，図5-2に示す楕円ファントムの画像と図5-7に示す線減弱係数分布の画像から作成した投影データのサイノグラムを図5-8に示す．図5-3bとほぼ等しい投影データが作成されている．

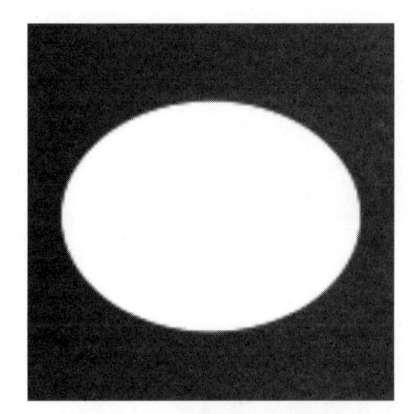

図5-7 表5-1に示す楕円ファントムの
線減弱係数分布

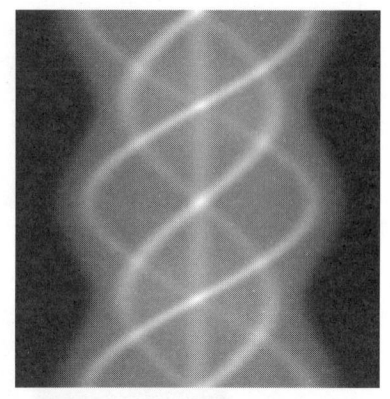

図5-8 図5-2に示した楕円ファントムの画像
から作成した検出器特性を考慮した投影データ

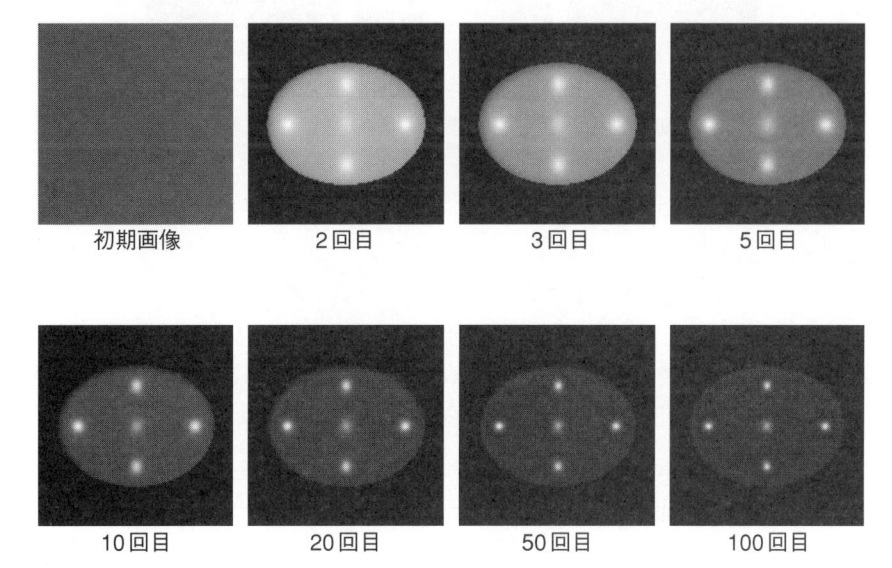

初期画像　　2回目　　3回目　　5回目

10回目　　20回目　　50回目　　100回目

図5-9 深さに依存する検出器特性の補正を加えたML-EM法における
初期画像から100回目までの繰り返しの途中画像

〔第4節〕 ML-EM法とOS-EM法への組み込み

　ML-EM法とOS-EM法で用いられる検出確率C_{ij}は本来，点線源（正確には1ピクセルのみにRIが存在する場合）に対する検出器のレスポンスに一致する．よって，あらかじめ点線源で点広がり関数を測定しておいて，これをC_{ij}とすれば分解能補正ができることになる．ただし，SPECTの場合は，コリメータからの距離によって分解能が変化してしまうので，これを考慮する必要がある．前節で，距離によって分解能を変化させるように検出確率を計算し，投影データを作成した．その検出確率をそのままML-EM法とOS-EM法に適用すれば，深さに依存する検出器特性を補正することができる．

　深さに依存する検出器特性の補正を組み込んだML-EM法のプログラムを，プログラム5-5に示す．また，そのML-EM法を実行するプログラムをプログラム5-6に示す．図5-3bに示した検出器特性を考慮した楕円データからの投影データを用いて，ML-EM法で再構成した画像を図5-9に示す．初期画像と繰り返しの回数が2，3，5，10，20，50，100回の画像を並べて表示している．また，深さに依存す

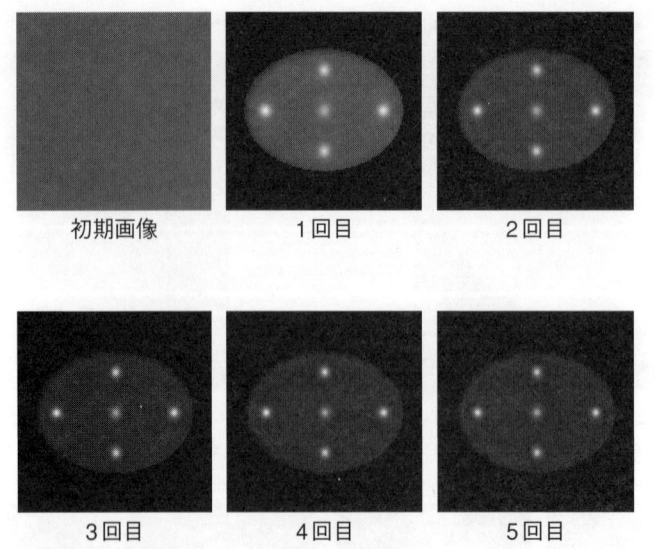

図5-10　深さに依存する検出器特性の補正を加えたOS-EM法における
初期画像から5回目までの繰り返しの画像

る検出器特性の補正を組み込んだOS-EM法のプログラムをプログラム5-7に示す．また，そのOS-EM法を実行するプログラムをプログラム5-8に示す．先ほどと同じ投影データを用いて，OS-EM法で再構成した画像を図5-10に示す．サブセットの数は8で計算している．初期画像と繰り返しの回数が1，2，3，4，5回の画像を並べて表示している．いずれの再構成画像も深さに依存する検出器特性の影響が補正され，端の円の領域が楕円ではなく円形に戻っているのが見られる．

〔第5節〕　FDRの利用

Edholmは，投影データのサイノグラムの動径方向への1次元フーリエ変換と角度方向へのフーリエ級数展開したデータに関しfrequency distance relation（FDR）を報告し，Lewittらはそれを線源とコリメータを含めた検出器間の距離に依存したデコンボリューションによる分解能補正に応用した．FDRは図5-11に示すように，中心軸Xから任意の距離にある線源データが，周波数空間では原点を通るある傾きを持った直線上に現れてくるという理論である．中心軸Xからの距離をl，動径方向を1次元フーリエ変換した周波数をω，角度方向をフーリエ級数展開した展開係数をnとするとFDRの関係は，

$$l \approx -\frac{n}{\omega} \tag{5-10}$$

となる．すなわち，実空間の投影データからは各線源の位置はわからないが，周波数空間ではその位置が（5-10）式より特定されるため線源と検出器間の距離に依存した分解能補正が可能になる．検出器から被写体の回転中心までの距離をdとし，その距離での検出器特性の半値幅をwとすると，FDRを用いた検出器の特性は，（5-6）式に（5-10）式のlを検出器からの距離として換算し代入することによって，

$$w_h(l) = -\frac{w}{d} \cdot (d - \frac{n}{\omega}) \tag{5-11}$$

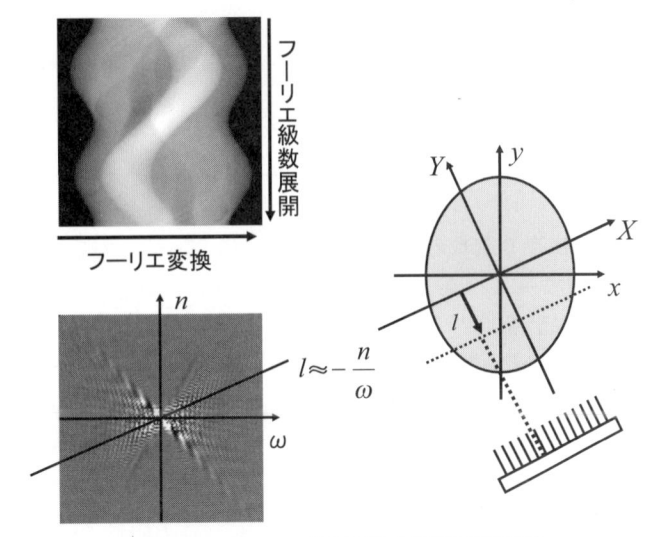

図5-11　FDR（周波数と距離の関係）
投影データ（サイノグラム）を動径方向にフーリエ変換，角度方向にフーリエ級数展開した成分と被写体の回転中心を通る直線から検出器までの距離との関係．

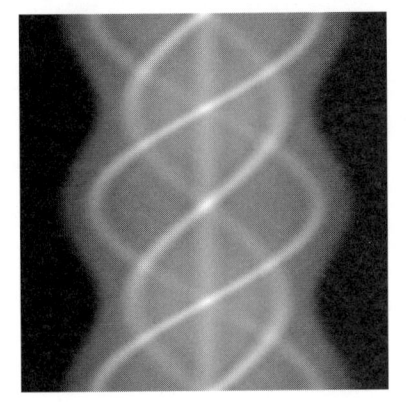

図5-12　FDRを利用して深さに依存する検出器特性を補正した投影データ

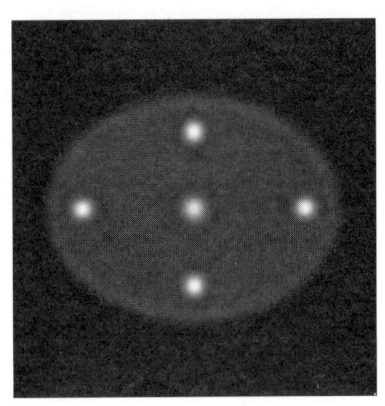

図5-13　図5-12に示した投影データから解析解を用いて再構成した画像

となる．また，(5-5) 式を x に関して1次元フーリエ変換すると，

$$F(\omega,l) = \frac{1}{\sqrt{2\pi}} \exp[-\frac{[w_k(l)]^2 \omega^2}{16\ln 2}] \tag{5-12}$$

となる．よって，線源と検出器間の距離に依存する分解能の周波数空間での特性は，

$$F(\omega,l) = \frac{1}{\sqrt{2\pi}} \exp[-\frac{w^2(d-n/\omega)^2 \omega^2}{16 d^2 \ln 2}] \tag{5-13}$$

と表される．この特性を補正するために，以下のようなウィナーフィルタが用いられる．

$$W(\omega, -\frac{n}{\omega}) = \frac{\left|H(\omega, -\frac{n}{\omega})\right|}{\left|H(\omega, -\frac{n}{\omega})\right|^2 + \frac{N}{S(\omega)}} \tag{5-14}$$

ここで，$H(\omega, -n/\omega)$ は線広がり関数のフーリエ変換で (5-13) 式に対応する．$S(\omega)$ と N はそれぞれ信号成分および雑音のパワースペクトルで，ポアソン雑音に対しては N を一定と仮定できる．$S(\omega)$ は実際には一定値と仮定する．

　FDRの関係を用いて深さに依存する検出器特性を補正するプログラムを，プログラム 5-9 に示す．このプログラムを用いて，検出器特性の補正を実行するプログラムをプログラム 5-10 に示す．プログラム 5-10 を実行して，図 5-3b に示した検出器特性を考慮した投影データに補正を加えた投影データを図 5-12 に示す．その投影データをもとに，解析解で再構成した画像を図 5-13 に示す．この図から深さに依存する検出器特性の影響が補正され，端の円の領域が楕円ではなく円形に戻っているのが見られる．

[P5-01depth.c]

```c
1:  /*   mkdepth.c   (Program 5-1)   */
2:
3:  #include <stdio.h>
4:  #include <stdlib.h>
5:  #include <math.h>
6:  #define  PI  3.14159265358979
7:  #define  DN  11  /* Number of response lines (odd) */
8:
9:  typedef struct phan_data {    /* Phantom data */
10:     double  xo;      /* X Coordinate */
11:     double  yo;      /* Y Coordinate */
12:     double  a;       /* Minor Axis */
13:     double  b;       /* Major Axis */
14:     double  ph;      /* Rotation angle */
15:     double  de;      /* Density */
16:     double  at;      /* Attenuation (/cm) */
17:     struct   phan_data *next; /* next self pointer */
18: } PH_DATA;
19:
20: double    calcus(int, double *, double *, double *);
21:
22: void make_projection_depth(float *prj, int px, int pa, double pl, double w, double doln,
    double fwhm, PH_DATA *pd)
23: // 楕円データからSPECTの投影データの作成
24: // float    *prj;   作成される投影データ
25: // int      px;     投影データの動径方向の数
26: // int      pa;     投影データの角度方向の数（360度）
27: // double   pl;     投影データの動径方向のピクセル実長 (cm/pixel)
28: // double   w;      画像領域の幅 (cm)
29: // double   doln;   検出器から被写体の回転中心までの長さ (cm)
30: // double   fwhm;   回転中心における半値幅 (cm)
31: // PH_DATA  *pd;    楕円データの構造体のポインタ
32: {
33:     int      i, j, k, l, m, kmin, kosu, rk, nn;
34:     short    *e, *pp, *pr, *rank;
35:     double   *ka, *kf, *kg, *ra, *rb;
36:     double   theta, t0, ph, x, x1, y1, tp, co, si, ramin;
37:     double   a2, b2, alpha, beta, ganma, sq, s;
38:     double   rad = PI/180.;
39:     PH_DATA  *now;
40:     double   hv[DN];   // square ratio
41:     double   dx[DN];   // delta X       [cm]
42:     double   dt[DN];   // delta theta   [rad]
43:     double   sn[DN];   // square value
44:     double   h2, stotal;
45:
46:     // プロジェクションデータの初期化
47:     for(i = 0 ; i < px*pa ; i++)
48:         prj[i] = 0;
49:     // コリメータの広がりを計算(DN個に分割)
50:     h2 = log(2.);
51:     stotal = 0;
52:     for(i = 0 ; i < DN ; i++) {
53:         sn[i] = (exp(-h2*pow((double)(2*i-1)/(DN-1)-1, 2.))
54:                 +2*exp(-h2*pow((double)2*i/(DN-1)-1, 2.))
55:                 +exp(-h2*pow((double)(2*i+1)/(DN-1)-1, 2.)));
56:         stotal += sn[i];
57:     }
58:     // 重み、動径方向と角度のずれを計算
59:     for(i = 0 ; i < DN ; i++) {
60:         hv[i] = sn[i]/stotal;
61:         dt[i] = atan(fwhm*(i-DN/2)/(DN-1)/doln);
62:         dx[i] = doln*sin(dt[i]);
63:         printf("dt[%2d]=%f , dx[%2d]=%f , hv[%2d]=%f¥n", i, dt[i], i, dx[i], i, hv[i]);
64:     }
65:
66:     for(now = pd, nn = 0; now != NULL; now = now->next) {
67:         now->xo *= w/2;   // cmに変換 (±1.0 ⇒ ±w/2)
68:         now->yo *= w/2;   // cmに変換
69:         now->a  *= w/2;   // cmに変換
70:         now->b  *= w/2;   // cmに変換
71:         nn++;             // 楕円の数
72:     }
73:     e    = (short *)malloc((unsigned long)nn*sizeof(short));
74:     rank = (short *)malloc((unsigned long)nn*sizeof(short));
```

プログラム【5-1】 楕円データからコリメータ特性を考慮した投影データ作成関数（1）

[P5-01depth.c]

```
75:    pp = (short *)malloc((unsigned long)2*nn*sizeof(short));
76:    pr = (short *)malloc((unsigned long)2*nn*sizeof(short));
77:    ka = (double *)malloc((unsigned long)2*nn*sizeof(double));
78:    kf = (double *)malloc((unsigned long)2*nn*sizeof(double));
79:    kg = (double *)malloc((unsigned long)2*nn*sizeof(double));
80:    ra = (double *)malloc((unsigned long)nn*sizeof(double));
81:    rb = (double *)malloc((unsigned long)nn*sizeof(double));
82:
83:    for(i = 0 ;i < pa ; i++) {
84:      t0 = 2*PI*i/pa;
85:      for(j = 0 ; j < px ; j++) {
86:        for(m = 0 ; m < DN ; m++){   // 検出器特性の和の計算
87:          s = 0.;
88:          theta = t0+dt[m];
89:          x = (j-px/2)*pl-dx[m];   // cmに変換
90:          for(k = 0 ; k < nn*2 ; k++) {
91:            ka[k] = 0.;
92:            kf[k] = 0.;
93:            kg[k] = 0.;
94:            pp[k] = 0;
95:          }
96:          for(now = pd, k = 0; now != NULL; now = now->next, k++) {
97:                // 投影線と楕円との交点のY座標の計算
98:            ra[k] = 0.;
99:            rb[k] = 0.;
100:           e[k] = 0;
101:           ph = rad*now->ph;   // 度からラジアンへ変換
102:           x1 = now->xo*cos(ph)+now->yo*sin(ph);
103:           y1 = -now->xo*sin(ph)+now->yo*cos(ph);
104:           tp = theta-ph;
105:           co = cos(tp);
106:           si = sin(tp);
107:           a2 = now->a*now->a;
108:           b2 = now->b*now->b;
109:           alpha = a2*co*co+b2*si*si;
110:           beta = (a2-b2)*co*si*x+b2*si*x1-a2*co*y1;
111:           ganma = b2*(x*co-x1)*(x*co-x1)+a2*(x*si-y1)*(x*si-y1)-a2*b2;
112:           sq = beta*beta-alpha*ganma;
113:           if((k == 0) && (sq <= 0.0))    break;
114:           if(sq > 0.0) {
115:             sq = sqrt(sq);
116:             ra[k] = -(beta+sq)/alpha;   // 交点のY座標(Y1)
117:             rb[k] = (-beta+sq)/alpha;   // 交点のY座標(Y2)
118:             e[k] = 2;
119:           }
120:         }
121:         kosu = 0;
122:         if((k != 0) || (sq > 0.0)) {
123:           for(k = 0 ; k < nn ; k++)   kosu += e[k];
124:           for(l = 0 ; l < kosu ; l++) { // 交点のY座標の順序づけ
125:             ramin = 1000.0;
126:             kmin = 0;
127:             for(k = 0;k < nn;k++){
128:               if((e[k] == 2) && (ra[k] < ramin)){
129:                 ramin = ra[k];
130:                 kmin = k; rk = 1;
131:               }
132:               else if((e[k] == 1) && (rb[k] < ramin)){
133:                 ramin = rb[k];
134:                 kmin = k; rk = -1;
135:               }
136:             }
137:             pp[l] = kmin;
138:             pr[l] = rk;
139:             e[kmin]--;
140:           }
141:           rk = -1;
142:           for(l = 0 ; l < kosu-1 ; l++) { // 交点の順序をキーに並べ替え
143:             if(pr[l] == 1) {
144:               rk++;
145:               rank[rk] = pp[l];
146:               ka[l] = ra[pp[l]];
147:             }
148:             else {
149:               rk--;
```

[P5-01depth.c]

```
150:                    ka[l] = rb[pp[l]];
151:                }
152:                now = pd;
153:                for(k = 0 ; k < rank[rk] ; k++)
154:                    now = now->next;
155:                kf[l] = now->de;
156:                kg[l] = now->at;
157:            }
158:            ka[kosu-1] = rb[pp[kosu-1]];
159:            s = calcus(kosu, ka, kf, kg);
160:          }
161:          prj[i*px+j] += (float)(hv[m]*s);  // 重みを付けて足し合わせる
162:        } /* for m */
163:      } /* for j */
164:    } /* for i */
165:    fprintf( stderr,"\n");
166:
167:    free(e);
168:    free(rank);
169:    free(pp);
170:    free(pr);
171:    free(ka);
172:    free(kf);
173:    free(kg);
174:    free(ra);
175:    free(rb);
176: }
177:
178: double calcus(int k, double *y, double *de, double *mu)
179: // 1投影の計算
180: //   int    k;      投影線と楕円との交点の数
181: //   double *y;     交点のY座標
182: //   double *de;    交点間の線源濃度
183: //   double *mu;    交点間の線減弱係数
184: {
185:    int    i;
186:    double s, g;
187:
188:    g = 0;
189:    s = de[0]/mu[0]*(1-exp(-mu[0]*(y[1]-y[0])));
190:    for(i = 1 ; i < k-1 ; i++) {
191:        g += mu[i-1]*(y[i]-y[i-1]);
192:        s += exp(-g)*de[i]/mu[i]*(1-exp(-mu[i]*(y[i+1]-y[i])));
193:    }
194:    return  s;
195: }
```

[P5-02mkprj_depth.c]

```c
1: /*  mkprj_depth.c (Program 5-2)    */
2:
3: /* --- プログラムの説明 ---
4:    楕円データファイルから検出器特性を考慮したSPECT投影データを作成するプログラム．
5:
6: 入力：
7:   1. 楕円データのファイル名
8:   2. 出力される投影データのファイル名
9:   3. 投影データの動径方向の数（検出器の数）
10:  4. 投影データの角度方向の数（投影数）
11:  5. 動径方向のピクセル実長（cm/pixel）
12:  6. 画像領域の長さ（cm）
13:  7. 検出器から回転中心までの距離（cm）
14:  8. 回転中心での半値幅（FWHM）（cm）
15:
16: 出力：
17:   楕円データから作成したSPECT投影データのファイル
18:
19: 必要なファイル：
20:   depth.c   (P5-01:楕円の検出器特性を考慮したSPECT投影を作成する関数のファイル）
21:
22: */
23:
24: #include <stdio.h>
25: #include <stdlib.h>
26: #include <string.h>
27:
28: #define  PI  3.14159265358979
29: #define  PN  9       /* number of parameters + 1 */
30:
31: typedef struct phan_data {   /* Phantom data */
32:     double   xo;     /* X Coordinate */
33:     double   yo;     /* Y Coordinate */
34:     double   a;      /* Minor Axis */
35:     double   b;      /* Major Axis */
36:     double   ph;     /* Rotation angle */
37:     double   de;     /* Density */
38:     double   at;     /* Attenuation (/cm) */
39:     struct   phan_data *next; /*  next self pointer */
40: } PH_DATA;
41:
42: typedef struct {
43:     char     f1[50]; /* input file name */
44:     char     f2[50]; /* output file name */
45:     float    *prj;   /* projection data */
46:     int      px;     /* number of bins */
47:     int      pa;     /* number of projections */
48:     double   pl;     /* pixel length */
49:     double   aw;     /* image area width (cm) */
50:     double   dl;     /* detector-origin length (cm) */
51:     double   fw;     /* FWHM at origin */
52:     PH_DATA  *pd;    /* pointer of Phantom data */
53: } Param;
54:
55: char *menu[PN] = {
56:     "Make Projection data with detector response for SPECT",
57:     "Input   file name      <.pmt> ",
58:     "Output  file name      <float> ",
59:     "   Number of bins             ",
60:     "   Number of projections      ",
61:     "Pixel length (cm)             ",
62:     "Image area width (cm)         ",
63:     "Detector-origin length (cm)   ",
64:     "FWHM at origin (cm)           ",
65: };
66:
67: void read_phantom_data(char *, PH_DATA *);
68: void write_data(char *, float *, int);
69: void make_projection_depth(float *, int, int, double, double, double, double, PH_DATA *);
70:
71: void usage(int argc, char **argv)
72: {
73:     int   i;
74:
75:     fprintf( stderr,"\nUSAGE:\n");
```

[P5-02mkprj_depth.c]

```c
 76:        fprintf( stderr,"\nNAME\n");
 77:        fprintf( stderr,"\n  %s - %s\n", argv[0], menu[0]);
 78:        fprintf( stderr,"\nSYNOPSIS\n");
 79:        fprintf( stderr,"\n  %s [-h] parameters...\n", argv[0]);
 80:        fprintf( stderr,"\nPARAMETERS\n");
 81:        for(i = 1 ; i < PN ; i++)
 82:            fprintf( stderr,"\n %3d. %s\n", i, menu[i]);
 83:        fprintf( stderr,"\n");
 84:        fprintf( stderr,"\nFLAGS\n");
 85:        fprintf( stderr,"\n  -h  Print Usage (this comment).\n");
 86:        fprintf( stderr,"\n");
 87:        exit(1);
 88: }
 89:
 90: void getparameter(int argc, char **argv, Param *pm)
 91: {
 92:     int    i;
 93:     char   dat[256];
 94:
 95:     /* default parameter value */
 96:     sprintf( pm->f1, "P3-03shepp_spect.pmt");
 97:     sprintf( pm->f2, "n0.prj");
 98:     pm->px = 128;
 99:     pm->pa = 128;
100:     pm->pl = 0.15625;
101:     pm->aw = 20.;
102:     pm->dl = 20.;
103:     pm->fw = 1.0;
104:
105:     i = 0;
106:     if( argc == 1+i ) {
107:         fprintf( stdout, "\n%s\n\n", menu[i++] );
108:         fprintf( stdout, " %s [%s] :", menu[i++], pm->f1 );
109:         if(*gets(dat) != '\0')  strcpy(pm->f1, dat);
110:         fprintf( stdout, " %s [%s] :", menu[i++], pm->f2 );
111:         if(*gets(dat) != '\0')  strcpy(pm->f2, dat);
112:         fprintf( stdout, " %s [%d] :", menu[i++], pm->px );
113:         if(*gets(dat) != '\0')  pm->px = atoi(dat);
114:         fprintf( stdout, " %s [%d] :", menu[i++], pm->pa );
115:         if(*gets(dat) != '\0')  pm->pa = atoi(dat);
116:         fprintf( stdout, " %s [%f] :", menu[i++], pm->pl );
117:         if(*gets(dat) != '\0')  pm->pl = atof(dat);
118:         fprintf( stdout, " %s [%f] :", menu[i++], pm->aw );
119:         if(*gets(dat) != '\0')  pm->aw = atof(dat);
120:         fprintf( stdout, " %s [%f] :", menu[i++], pm->dl );
121:         if(*gets(dat) != '\0')  pm->dl = atof(dat);
122:         fprintf( stdout, " %s [%f] :", menu[i++], pm->fw );
123:         if(*gets(dat) != '\0')  pm->fw = atof(dat);
124:     }
125:     else if ( argc == PN+i ) {
126:         fprintf( stderr, "\n%s [%s]\n", argv[i++], menu[0] );
127:         if((argc--) > 1) strcpy( pm->f1, argv[i++] );
128:         if((argc--) > 1) strcpy( pm->f2, argv[i++] );
129:         if((argc--) > 1) pm->px = atoi( argv[i++] );
130:         if((argc--) > 1) pm->pa = atoi( argv[i++] );
131:         if((argc--) > 1) pm->pl = atof( argv[i++] );
132:         if((argc--) > 1) pm->aw = atof( argv[i++] );
133:         if((argc--) > 1) pm->dl = atof( argv[i++] );
134:         if((argc--) > 1) pm->fw = atof( argv[i++] );
135:     }
136:     else {
137:         usage(argc, argv);
138:     }
139:
140: }
141:
142: main(int argc, char *argv[] )
143: {
144:     Param   *pm;
145:
146:     pm = (Param *)malloc(sizeof(Param));
147:     getparameter(argc, argv, pm);
148:
149:     pm->prj = (float *)malloc((unsigned long)pm->px*pm->pa*sizeof(float));
150:
```

[P5-02mkprj_depth.c]

```
151:    printf(" *** Read Phantom data    ***¥n");
152:    pm->pd = (PH_DATA *)malloc(sizeof(PH_DATA));
153:    pm->pd->next = NULL;
154:    read_phantom_data(pm->f1, pm->pd);
155:
156:    printf(" *** Making Projections ***¥n");
157:    make_projection_depth(pm->prj, pm->px, pm->pa, pm->pl, pm->aw, pm->dl, pm->fw, pm->pd);
158:
159:    printf(" *** Write Image data    ***¥n");
160:    write_data(pm->f2, pm->prj, pm->px*pm->pa);
161:
162:    free(pm->prj);
163:    free(pm);
164: }
165:
166: void read_phantom_data(char *fi, PH_DATA *now)
167: {
168:    int     i, k, flag;
169:    char    dat[256];
170:    double  w[7];
171:    FILE    *fp;
172:
173:    /* open Phantom parameter file */
174:    if((fp = fopen(fi, "r")) == NULL) {
175:       fprintf( stderr, "Error: file open [%s].¥n", fi);
176:       exit(1);
177:    }
178:
179:    /* Input Phatom parameters */
180:    flag = 0;
181:    while(fgets(dat,256,fp) != NULL) {
182:       if(*dat=='#'){
183:          printf("        ");
184:          printf(dat);
185:          continue;
186:       }
187:       for(i = 0 ; i < 7 ; i++) w[i] = 0;
188:       k = 0;
189:       for(i = 0 ; i < 7 ; i++) {
190:          while((dat[k] == ' ')||(dat[k] == '¥t')) k++;
191:          w[i] = atof(dat+k);
192:          while((dat[k] != ' ')&&(dat[k] != '¥t')) k++;
193:       }
194:       if(flag) {
195:          now->next = (PH_DATA *)malloc(sizeof(PH_DATA));
196:          now = now->next;
197:          now->next = NULL;
198:       }
199:       now->xo = w[0];
200:       now->yo = w[1];
201:       now->a  = w[2];
202:       now->b  = w[3];
203:       now->ph = w[4];
204:       now->de = w[5];
205:       now->at = w[6];
206:       flag++;
207:       printf(" * %2d *", flag);
208:       printf("%8.4f,",  now->xo);
209:       printf("%8.4f,",  now->yo);
210:       printf("%8.4f,",  now->a);
211:       printf("%8.4f,",  now->b);
212:       printf("%8.4f,",  now->ph);
213:       printf("%8.4f,",  now->de);
214:       printf("%8.4f¥n", now->at);
215:    }
216:    printf("¥n");
217:    fclose(fp);
218: }
219:
220: void write_data(char *fi, float *img, int size)
221: {
222:    FILE    *fp;
223:
224:    /* open file and write data */
225:    if((fp = fopen(fi, "wb")) == NULL) {
```

[P5-02mkprj_depth.c]

```
226:        fprintf( stderr," Error : file open [%s].\n", fi);
227:        exit(1);
228:    }
229:    fwrite(img, sizeof(float), size, fp);
230:    fclose(fp);
231: }
```

[P5-03mkcij_depth.c]

```c
 1: /*  mkcij_depth.c  (Program 5-3)  */
 2:
 3: #include <stdlib.h>
 4: #include <math.h>
 5:
 6: #define  NI  9
 7: #define  PI  3.14159265358979
 8:
 9: typedef struct {
10:     int     x;
11:     double  c[NI];
12: } CIJ;
13:
14: void make_cij_depth(CIJ *cf, CIJ *cb, int nx, int ny, int px, int pa, float *att, int ax,
        int ay, double pl, double dol, double fwhm)
15: // 減衰と深さに依存する検出器特性を考慮して画像の1画素が投影データに投影される値を求める
       関数
16: // CIJ     *cf;    減弱を考慮した1画素の投影
17: // CIJ     *cb;    減弱がない状態の1画素の投影
18: // int     nx;     濃度画像のx方向の数
19: // int     ny;     濃度画像のy方向の数
20: // int     px;     投影の動径方向の数
21: // int     pa;     投影の角度方向の数
22: // float   *att;   線減弱係数分布の画像データ(1/pixel)
23: // int     ax;     線減弱係数分布のx方向の数
24: // int     ay;     線減弱係数分布のy方向の数
25: // double  pl;     ピクセル実長 (cm)
26: // double  dol;    検出器から被写体の回転中心までの長さ (cm) [20cm]
27: // double  fwhm;   被写体の回転中心における半値幅 (cm) [1.0cm]
28: // nx == ax;       濃度画像データと線減弱係数データの大きさは等しいと仮定する
29: // ny == ay;
30: {
31:     int     i, j, ii, k, m, ix, iy, ij;
32:     double  x, y, xx, yy, th, a, b, x05, d, si, co, tt;
33:     double  sig2, ff, ctotal;
34:     double  c5[NI-2], cc[NI];
35:     float   *rot;
36:     void    rotate_square(float *, float *, int, int, double);
37:
38:     rot = (float *)malloc((unsigned long)ax*ay*sizeof(float));
39:
40:     for(i = 0 ; i < nx*ny*pa ; i++) {
41:         cf[i].x = cb[i].x = 0;
42:         for(j = 0 ; j < NI ; j++)
43:             cf[i].c[j] = cb[i].c[j] = 0;
44:     }
45:
46:     for(ij = 0, k = 0 ; k < pa ; k++) {
47:         th = 2*PI*k/pa;
48:         si = sin(th);
49:         co = cos(th);
50:         if(fabs(si) > fabs(co)) {
51:             a = fabs(si);
52:             b = fabs(co);
53:         }
54:         else {
55:             a = fabs(co);
56:             b = fabs(si);
57:         }
58:         rotate_square(rot, att, ax, ay, th);
59:         for(i = 0 ; i < ny ; i++) {
60:             y = ny/2-i;
61:             for(j = 0 ; j < nx ; j++, ij++) {
62:                 if(att[i*ax+j] == 0.) continue;
63:                 // <-- 面積計算 (3ピクセル分)
64:                 x = j-nx/2;
65:                 xx = x*co+y*si;
66:                 yy = -x*si+y*co;
67:                 ix = (int)floor(xx+.5);
68:                 iy = (int)floor(yy+.5);
69:                 if(ix+nx/2 < 1 || ix+nx/2 > nx-2) continue;
70:                 x05 = ix-.5;
71:                 if((d = x05-(xx-(a-b)/2)) > 0.)
72:                     cb[ij].c[0] = b/(2*a)+d/a;
73:                 else if((d = x05-(xx-(a+b)/2)) > 0.)
```

[P5-03mkcij_depth.c]

```c
 74:                cb[ij].c[0] = d*d/(2*a*b);
 75:                x05 = ix+.5;
 76:                if((d = xx+(a-b)/2-x05) > 0.)
 77:                    cb[ij].c[2] = b/(2*a)+d/a;
 78:                else if ((d = xx+(a+b)/2-x05) > 0.)
 79:                    cb[ij].c[2] = d*d/(2*a*b);
 80:                cb[ij].c[1] = (1.-cb[ij].c[0]-cb[ij].c[2]);
 81:                cf[ij].x = cb[ij].x = ix+px/2-1;
 82:                // -->
 83:                // <-- 減弱の計算（3ピクセル分）
 84:                iy = ny/2-iy;
 85:                if(cb[ij].c[0] != 0.) {
 86:                    tt = 0;
 87:                    for(m = iy ; m < ny ; m++)
 88:                        tt += rot[m*nx+cb[ij].x];
 89:                    cf[ij].c[0] = cb[ij].c[0]*exp(-tt);
 90:                }
 91:                if(cb[ij].c[1] != 0.) {
 92:                    tt = 0;
 93:                    for(m = iy ; m < ny ; m++)
 94:                        tt += rot[m*nx+(cb[ij].x+1)];
 95:                    cf[ij].c[1] = cb[ij].c[1]*exp(-tt);
 96:                }
 97:                if(cb[ij].c[2] != 0.) {
 98:                    tt = 0;
 99:                    for(m = iy ; m < ny ; m++)
100:                        tt += rot[m*nx+(cb[ij].x+2)];
101:                    cf[ij].c[2] = cb[ij].c[2]*exp(-tt);
102:                }
103:                // -->
104:                // <-- コリメータ補正の計算（7ピクセル分）
105:                // ピクセル調整（yの関数）
106:                cf[ij].x -= (NI-3)/2;
107:                ff = (dol+yy*pl)/dol*fwhm;
108:                sig2 = 4*log(2.)/(ff*ff);
109:                ctotal = 0;
110:                for(ii = 0 ; ii < NI-2 ; ii++) {
111:                    c5[ii] = exp(-(ii-(NI-3)/2)*pl*(ii-(NI-3)/2)*pl*sig2);
112:                    ctotal += c5[ii];
113:                }
114:                for(ii = 0 ; ii < NI-2 ; ii++)
115:                    c5[ii] /= ctotal;
116:                for(ii = 0 ; ii < NI ; ii++)
117:                    cc[ii] = 0;
118:                for(ii = 0 ; ii < NI-2 ; ii++) {
119:                    cc[ii  ] += c5[ii]*cf[ij].c[0];
120:                    cc[ii+1] += c5[ii]*cf[ij].c[1];
121:                    cc[ii+2] += c5[ii]*cf[ij].c[2];
122:                }
123:                for(ii = 0 ; ii < NI ; ii++)
124:                    cf[ij].c[ii] = cc[ii];
125:                // -->
126:            }
127:        }
128:    }
129:    free(rot);
130: }
```

[P5-04mkprj_depth_img.c]

```
  1: /*  mkprj_depth_img.c  (Program 5-4)   */
  2:
  3: /* --- プログラムの説明 ---
  4:    画像ファイルから検出器特性を考慮したSPECT投影データを作成するプログラム.
  5:
  6: 入力:
  7:    1. 線源濃度画像のファイル名
  8:    2. 画像の幅 (pixel)
  9:    3. 画像の高さ (pixel)
 10:    4. 画像のピクセル実長 (cm/pixel)
 11:    5. 線減弱係数画像のファイル名
 12:    6. 画像の幅 (pixel)
 13:    7. 画像の高さ (pixel)
 14:    8. 出力される投影データのファイル名
 15:    9. 投影データの動径方向の数 (検出器の数)
 16:   10. 投影データの角度方向の数 (投影数)
 17:   11. 検出器から回転中心までの距離 (cm)
 18:   12. 回転中心での半値幅 (FWHM) (cm)
 19:
 20: 出力:
 21:    画像ファイルから作成したSPECT投影データのファイル
 22:
 23: 必要なファイル:
 24:    rotate.c        (P3-04:画像を回転する関数のファイル)
 25:    mkcij_depth.c   (P5-04:1画素が検出器特性を考慮したSPECT投影データとして投影される値を求
                         める関数のファイル)
 26:
 27: */
 28:
 29: #include <stdio.h>
 30: #include <stdlib.h>
 31: #include <string.h>
 32: #include <math.h>
 33:
 34: #define  NI  9
 35: #define  PI  3.14159265358979
 36: #define  PN  13       /* number of parameters + 1 */
 37:
 38: typedef struct {
 39:     int     x;
 40:     double  c[NI];
 41: } CIJ;
 42:
 43: typedef struct {
 44:     char    f1[50]; /* input image file name */
 45:     float   *img;   /* image data */
 46:     int     nx;     /* width  of image */
 47:     int     ny;     /* height of image */
 48:     double  pl;     /* pixel length of image */
 49:     char    f2[50]; /* input attenuation file name */
 50:     float   *att;   /* attenuation data */
 51:     int     ax;     /* width  of image */
 52:     int     ay;     /* height of image */
 53:     char    f3[50]; /* output projection file name */
 54:     float   *prj;   /* projection data */
 55:     int     px;     /* number of bins */
 56:     int     pa;     /* number of projections */
 57:     double  dl;     /* detector-origin length (cm) */
 58:     double  fw;     /* FWHM at origin */
 59: } Param;
 60:
 61: char *menu[PN] = {
 62:    "Make Projection data for SPECT from an image",
 63:    "Input image      file name <float>",
 64:    "   Input  image  width              ",
 65:    "   Input  image  height             ",
 66:    "   Input  image pixel length        ",
 67:    "Input attenuation file name <float>",
 68:    "   Input  image  width              ",
 69:    "   Input  image  height             ",
 70:    "Output projection  file name <float>",
 71:    "   Number of bins                   ",
 72:    "   Number of projections            ",
 73:    "Detector-origin length (cm)        ",
 74:    "FWHM at origin (cm)                ",
```

第5章 深さに依存する検出器特性の補正 —— 193

[P5-04mkprj_depth_img.c]

プログラム【5-4】画像からコリメータ特性を考慮したSPECT投影データ作成（2）

```
 75:     };
 76: 
 77: void forward_projection(float *, int, int, float *, int, int, double, CIJ *);
 78: void make_cij_depth(CIJ *, CIJ *, int, int, int, int, float *, int, int, double, double,
        double);
 79: void read_data(char *, float *, int);
 80: void write_data(char *, float *, int);
 81: 
 82: void usage(int argc, char **argv)
 83: {
 84:     int    i;
 85: 
 86:     fprintf( stderr,"\nUSAGE:\n");
 87:     fprintf( stderr,"\nNAME\n");
 88:     fprintf( stderr,"\n   %s - %s\n", argv[0], menu[0]);
 89:     fprintf( stderr,"\nSYNOPSIS\n");
 90:     fprintf( stderr,"\n   %s [-h] parameters...\n", argv[0]);
 91:     fprintf( stderr,"\nPARAMETERS\n");
 92:     for(i = 1 ; i < PN ; i++)
 93:         fprintf( stderr,"\n %3d. %s\n", i, menu[i]);
 94:     fprintf( stderr,"\n");
 95:     fprintf( stderr,"\nFLAGS\n");
 96:     fprintf( stderr,"\n   -h  Print Usage (this comment).\n");
 97:     fprintf( stderr,"\n");
 98:     exit(1);
 99: }
100: 
101: void getparameter(int argc, char **argv, Param *pm)
102: {
103:     int    i;
104:     char   dat[256];
105: 
106:     /* default parameter value */
107:     sprintf( pm->f1, "n0.img");
108:     pm->nx = 128;
109:     pm->ny = 128;
110:     pm->pl = 0.15625;
111:     sprintf( pm->f2, "n0.att");
112:     pm->ax = 128;
113:     pm->ay = 128;
114:     sprintf( pm->f3, "n1.prj");
115:     pm->px = 128;
116:     pm->pa = 128;
117:     pm->dl = 20.;
118:     pm->fw = 1.0;
119: 
120:     i = 0;
121:     if( argc == 1+i ) {
122:         fprintf( stdout, "\n%s\n\n", menu[i++] );
123:         fprintf( stdout, " %s [%s] :", menu[i++], pm->f1 );
124:         if(*gets(dat) != '\0')   strcpy(pm->f1, dat);
125:         fprintf( stdout, " %s [%d] :", menu[i++], pm->nx );
126:         if(*gets(dat) != '\0')   pm->nx = atoi(dat);
127:         fprintf( stdout, " %s [%d] :", menu[i++], pm->ny );
128:         if(*gets(dat) != '\0')   pm->ny = atoi(dat);
129:         fprintf( stdout, " %s [%f] :", menu[i++], pm->pl );
130:         if(*gets(dat) != '\0')   pm->pl = atof(dat);
131:         fprintf( stdout, " %s [%s] :", menu[i++], pm->f2 );
132:         if(*gets(dat) != '\0')   strcpy(pm->f2, dat);
133:         fprintf( stdout, " %s [%d] :", menu[i++], pm->ax );
134:         if(*gets(dat) != '\0')   pm->ax = atoi(dat);
135:         fprintf( stdout, " %s [%d] :", menu[i++], pm->ay );
136:         if(*gets(dat) != '\0')   pm->ay = atoi(dat);
137:         fprintf( stdout, " %s [%s] :", menu[i++], pm->f3 );
138:         if(*gets(dat) != '\0')   strcpy(pm->f3, dat);
139:         fprintf( stdout, " %s [%d] :", menu[i++], pm->px );
140:         if(*gets(dat) != '\0')   pm->px = atoi(dat);
141:         fprintf( stdout, " %s [%d] :", menu[i++], pm->pa );
142:         if(*gets(dat) != '\0')   pm->pa = atoi(dat);
143:         fprintf( stdout, " %s [%f] :", menu[i++], pm->dl );
144:         if(*gets(dat) != '\0')   pm->dl = atof(dat);
145:         fprintf( stdout, " %s [%f] :", menu[i++], pm->fw );
146:         if(*gets(dat) != '\0')   pm->fw = atof(dat);
147:     }
148:     else if ( argc == PN+i ) {
```

[P5-04mkprj_depth_img.c]

```
149:        fprintf( stderr, "\n%s [%s]\n", argv[i++], menu[0] );
150:        if((argc--) > 1) strcpy( pm->f1, argv[i++] );
151:        if((argc--) > 1) pm->nx = atoi( argv[i++] );
152:        if((argc--) > 1) pm->ny = atoi( argv[i++] );
153:        if((argc--) > 1) pm->pl = atof( argv[i++] );
154:        if((argc--) > 1) strcpy( pm->f2, argv[i++] );
155:        if((argc--) > 1) pm->ax = atoi( argv[i++] );
156:        if((argc--) > 1) pm->ay = atoi( argv[i++] );
157:        if((argc--) > 1) strcpy( pm->f3, argv[i++] );
158:        if((argc--) > 1) pm->px = atoi( argv[i++] );
159:        if((argc--) > 1) pm->pa = atoi( argv[i++] );
160:        if((argc--) > 1) pm->dl = atof( argv[i++] );
161:        if((argc--) > 1) pm->fw = atof( argv[i++] );
162:    }
163:    else {
164:        usage(argc, argv);
165:    }
166:
167: }
168:
169: main(int argc, char *argv[] )
170: {
171:    int     i;
172:    Param   *pm;
173:    CIJ     *cf, *cb;
174:
175:    pm = (Param *)malloc(sizeof(Param));
176:    getparameter(argc, argv, pm);
177:
178:    pm->img = (float *)malloc((unsigned long)pm->nx*pm->ny*sizeof(float));
179:    pm->att = (float *)malloc((unsigned long)pm->ax*pm->ay*sizeof(float));
180:    pm->prj = (float *)malloc((unsigned long)pm->px*pm->pa*sizeof(float));
181:    cf = (CIJ *)malloc(pm->nx*pm->ny*pm->pa*sizeof(CIJ));
182:    cb = (CIJ *)malloc(pm->nx*pm->ny*pm->pa*sizeof(CIJ));
183:
184:    printf(" *** Read Image & attenuation data     ***\n");
185:    read_data(pm->f1, pm->img, pm->nx*pm->ny);
186:    read_data(pm->f2, pm->att, pm->ax*pm->ay);
187:    for(i = 0 ; i < pm->ax*pm->ay ; i++)
188:        pm->att[i] *= (float)pm->pl;         // 線減弱係数単位変換(1/cm)⇒(1/pixel)
189:
190:    printf(" *** Making Projection ***\n");
191:    make_cij_depth(cf, cb, pm->nx, pm->ny, pm->px, pm->pa, pm->att, pm->ax, pm->ay, pm->pl, pm->dl, pm->fw);
192:    forward_projection(pm->prj, pm->px, pm->pa, pm->img, pm->nx, pm->ny, pm->pl, cf);
193:
194:    printf(" *** Write Image data     ***\n");
195:    write_data(pm->f3, pm->prj, pm->px*pm->pa);
196:
197:    free(pm->img);
198:    free(pm->att);
199:    free(pm->prj);
200:    free(cf);
201:    free(cb);
202:    free(pm);
203: }
204:
205: void forward_projection(float *prj, int px, int pa, float *img, int nx, int ny, double lxy, CIJ *c)
206: {
207:    int i, j, k;
208:    float *p;
209:    CIJ    *cc;
210:
211:    for(i = 0 ; i < px*pa ; i++)
212:        prj[i] = 0;
213:    for(p = prj, cc = c, i = 0 ; i < pa ; i++, p+=px, cc+=nx*ny) {
214:        for(j = 0 ; j < nx*ny ; j++) {
215:            for(k = 0 ; k < NI ; k++) {
216:                p[cc[j].x+k] += (float)(cc[j].c[k]*img[j]*lxy);
217:            }
218:        }
219:    }
220: }
221:
```

[P5-04mkprj_depth_img.c]

```c
222: void read_data(char *fi, float *img, int size)
223: {
224:     FILE    *fp;
225:
226:     /* open file and write data */
227:     if((fp = fopen(fi, "rb")) == NULL) {
228:         fprintf( stderr," Error : file open [%s].\n", fi);
229:         exit(1);
230:     }
231:     fread(img, sizeof(float), size, fp);
232:     fclose(fp);
233: }
234:
235: void write_data(char *fi, float *img, int size)
236: {
237:     FILE    *fp;
238:
239:     /* open file and write data */
240:     if((fp = fopen(fi, "wb")) == NULL) {
241:         fprintf( stderr," Error : file open [%s].\n", fi);
242:         exit(1);
243:     }
244:     fwrite(img, sizeof(float), size, fp);
245:     fclose(fp);
246: }
```

プログラム【5-4】 画像からコリメータ特性を考慮したSPECT投影データ作成（4）

[P5-05mlem_depth.c]

プログラム【5-5】 コリメータ特性を考慮したML-EM法で使用する関数（1）

```c
1: /*  mlem_depth.c  (Program 5-5)  */
2:
3: #include <stdio.h>
4: #include <stdlib.h>
5: #include <math.h>
6:
7: #define NI  9
8: #define PI  3.14159265358979
9:
10: typedef struct {
11:     int     x;
12:     double  c[NI];
13: } CIJ;
14:
15: void make_cij_depth(CIJ *, CIJ *, int, int, int, int, float *, int, int, double, double, double);
16:
17: void forward_projection(float *aprj, int px, int pa, float *img, int nx, int ny, double lxy, CIJ *c)
18: // 投影を行う関数
19: // float   *aprj;   作成される投影データ
20: // int     px;      投影データの動径方向の数
21: // int     pa;      投影データの角度方向の数
22: // float   *img;    元の画像データ
23: // int     nx;      画像データの幅（x方向）
24: // int     ny;      画像データの高さ（y方向）
25: // double  lxy;     画像データのピクセル実長（1/cm）
26: // CIJ     *c;      1画素が1検出器に検出される検出確率
27: {
28:     int    i, j, k;
29:     float  *p;
30:     CIJ    *cc;
31:
32:     for(i = 0 ; i < px*pa ; i++)
33:         aprj[i] = 0;
34:     for(p = aprj, cc = c, i = 0 ; i < pa ; i++, p+=px, cc+=nx*ny) {
35:         for(j = 0 ; j < nx*ny ; j++) {
36:             for(k = 0 ; k < NI ; k++) {
37:                 p[cc[j].x+k] += (float)(cc[j].c[k]*img[j]*lxy);
38:             }
39:         }
40:     }
41: }
42:
43: double ml_em_1(int nx, int ny, double lxy, float *rprj, int px, int pa, int ij, CIJ *c)
44: // 1画素への逆投影を求める関数
45: // int     nx;      画像データの幅（x方向）
46: // int     ny;      画像データの高さ（y方向）
47: // double  lxy;     画像データのピクセル実長（1/cm）
48: // float   *rprj;   元の投影データ
49: // int     px;      投影データの動径方向の数
50: // int     pa;      投影データの角度方向の数
51: // int     ij;      画像データの画素番号
52: // CIJ     *c;      1画素が1検出器に検出される検出確率
53: {
54:     int    i, j, k;
55:     double cc, a = 0, r = 0;
56:
57:     for(i = 0 ; i < pa ; i++) {
58:         j = i*nx*ny+ij;
59:         if(c[j].x <= 0 || c[j].x >= px-2)  continue;
60:         for(k = 0 ; k < NI ; k++) {
61:             cc = c[j].c[k];
62:             r += cc*rprj[i*px+c[j].x+k];
63:             a += cc;
64:         }
65:     }
66:     if(a == 0.)   return 0.;
67:     else          return r/a;
68: }
69:
70: void ML_EM_depth(float *img, int nx, int ny, double lxy, float *prj, int px, int pa, double lp, float *att, int ax, int ay, double at, int n, double dl, double fw)
71: // 検出器特性を考慮したML_EM法を実行する関数
72: // float   *img;    作成される画像データ
```

[P5-05mlem_depth.c]

プログラム【5-5】 コリメータ特性を考慮したML-EM法で使用する関数（2）

```c
 73: // int    nx;      画像データの幅（x方向）
 74: // int    ny;      画像データの高さ（y方向）
 75: // double lxy;     画像データのピクセル実長（cm/pixel）
 76: // float  *prj;    元の投影データ
 77: // int    px;      投影データの動径方向の数
 78: // int    pa;      投影データの角度方向の数
 79: // double lp;      投影データの動径方向のピクセル実長（cm/pixel）
 80: // float  *att;    線減弱係数画像データ
 81: // int    ax;      線減弱係数画像データの幅（x方向）
 82: // int    ay;      線減弱係数画像データの高さ（y方向）
 83: // double at;      線減弱係数（1/cm）
 84: // int    n;       繰り返しの数
 85: // double dl;      検出器から回転中心までの長さ（cm）
 86: // double fw;      回転中心での半値幅（cm）
 87: {
 88:     int    i, j;
 89:     char   fi[50];
 90:     float  *aprj, *rprj, *aimg;
 91:     CIJ    *cf, *cb;
 92:     void   write_data(char *, float *, int);
 93:
 94:     aprj = (float *)malloc(px*pa*sizeof(float));
 95:     rprj = (float *)malloc(px*pa*sizeof(float));
 96:     aimg = (float *)malloc(nx*ny*sizeof(float));
 97:     cf = (CIJ *)malloc(nx*ny*pa*sizeof(CIJ));
 98:     cb = (CIJ *)malloc(nx*ny*pa*sizeof(CIJ));
 99:
100:     // attenuation map (1/cm -> 1/pixel)
101:     for(i = 0 ; i < ax*ay ; i++)
102:         att[i] *= (float)at;
103:     // ① 検出確率Cijを計算する
104:     printf(" *** Make Cij parameter ***\n");
105:     make_cij_depth(cf, cb, nx, ny, px, pa, att, ax, ay, lxy, dl, fw);
106:
107:     // ml-em itaration
108:     // ② 初期画像を仮定する
109:     for(i = 0 ; i < ny*nx ; i++)
110:         img[i] = 1;
111:     sprintf(fi, "z%03d.img", 0);
112:     write_data(fi, img, nx*ny);   // 初期画像の出力
113:
114:     for(i = 0 ; i < n ; i++) {
115:         fprintf( stderr, "\r *** ML-EM iteration [%2d/%2d]", i+1, n);
116:         // ③ 初期画像から投影を計算する
117:         forward_projection(aprj, px, pa, img, nx, ny, lxy, cf);
118:         // ④ 投影データyiと、③で計算した投影との比を計算する
119:         for(j = 0 ; j < px*pa ; j++) {
120:             if(aprj[j] == 0.) rprj[j] = 0;
121:             else              rprj[j] = prj[j]/aprj[j];
122:         }
123:         // ⑤ ④で計算された比を逆投影する
124:         // ⑥ 逆投影画像を確率の総和で規格化する
125:         for(j = 0 ; j < nx*ny ; j++) {
126:             if(img[j] == 0.)  aimg[j] = 0;
127:             else aimg[j] = (float)ml_em_1(nx, ny, lxy, rprj, px, pa, j, cf);
128:         }
129:         // ⑦ 逆投影画像を初期画像λj(k)に掛けて更新画像λj(k+1)を作成する
130:         for(j = 0 ; j < nx*ny ; j++)
131:             img[j] *= aimg[j];
132:
133:         if(i<10 || i%10==9) {   // 途中画像の出力
134:             sprintf(fi, "z%03d.prj", i+1);
135:             write_data(fi, aprj, px*pa);
136:             sprintf(fi, "z%03d.prr", i+1);
137:             write_data(fi, rprj, px*pa);
138:             sprintf(fi, "z%03d.rat", i+1);
139:             write_data(fi, aimg, nx*ny);
140:             sprintf(fi, "z%03d.img", i+1);
141:             write_data(fi, img, nx*ny);
142:         }
143:     }
144:     printf("\n");
145:
146:     free(aprj);
147:     free(rprj);
```

[P5-05mlem_depth.c]

```
148:    free(aimg);
149:    free(cf);
150:    free(cb);
151: }
```

プログラム【5-5】コリメータ特性を考慮したML-EM法で使用する関数（3）

[P5-06mlem_depth_spect.c]

```c
1: /* mlem_depth_spect.c  (Program 5-6) */
2:
3: /* --- プログラムの説明 ---
4:    検出器特性を考慮したML-EM法でSPECTの画像再構成をするプログラム.
5:
6: 入力：
7:    1. SPECTの投影データのファイル名
8:    2. 投影データの動径方向の数（検出器の数）
9:    3. 投影データの角度方向の数（投影数）
10:   4. 投影の動径方向のピクセル実長（cm/pixel）
11:   5. 線減弱係数画像データのファイル名
12:   6. 線減弱係数画像データの幅（x方向）
13:   7. 線減弱係数画像データの高さ（y方向）
14:   8. 線減弱係数画像データのピクセル実長（cm/pixel）
15:   9. 再構成された画像データのファイル名
16:  10. 画像データの幅（x方向）
17:  11. 画像データの高さ（y方向）
18:  12. 画像データのピクセル実長（cm/pixel）
19:  13. 検出器から回転中心までの距離（cm）
20:  14. 回転中心での半値幅（FWHM）（cm）
21:  15. 繰り返しの数
22:
23: 出力：
24:    ML-EM法で再構成した画像データのファイル
25:
26: 必要なファイル：
27:    rotate.c        (P3-04:画像を回転する関数のファイル)
28:    mkcij_depth.c   (P5-04:1画素が検出器特性を考慮したSPECT投影データとして投影される値を求
       める関数のファイル)
29:    mlem_depth.c    (P5-05:検出器特性を考慮したML-EM法を実行する関数のファイル)
30:
31: */
32:
33: #include <stdio.h>
34: #include <stdlib.h>
35: #include <string.h>
36:
37: #define  PN  16
38:
39: typedef struct {  // 入力変数
40:    char    f1[50];  /* input file name */
41:    float   *prj;    /* projection data */
42:    int     px;      /* number of bins (X) */
43:    int     pa;      /* number of projections (Thita) */
44:    double  pl;      /* Pixel length of bins */
45:    char    f2[50];  /* input attenuation map file name*/
46:    float   *att;    /* attenuation map */
47:    int     ax;      /* number of matrix (x) */
48:    int     ay;      /* number of matrix (y) */
49:    double  pla;     /* Pixel length of bins */
50:    char    f3[50];  /* output file name */
51:    float   *img;    /* reconstructed image data */
52:    int     nx;      /* number of matrix (x) */
53:    int     ny;      /* number of matrix (y) */
54:    double  plm;     /* Pixel length of matrix */
55:    double  dl;      /* detector-origin length (cm) */
56:    double  fw;      /* FWHM at origin */
57:    int     nit;     /* number of iteration */
58: } Param;
59:
60: char *menu[PN] = { // 入力の際のコメント（入力変数とリンク）
61:    "EM-ML reconstruction with detector response",
62:    "Projection file name <float>             ",
63:    "    Number of bins                       ",
64:    "    Number of projections                ",
65:    "    Pixel length of projections (cm)     ",
66:    "Attenuation Map (/cm) <float>            ",
67:    "    Number of matrix   (x)               ",
68:    "    Number of matrix   (y)               ",
69:    "    Pixel length of matrix (cm)          ",
70:    "Image file name <float>                  ",
71:    "    Number of matrix   (x)               ",
72:    "    Number of matrix   (y)               ",
73:    "    Pixel length of matrix (cm)          ",
74:    "Detector-origin length (cm)              ",
```

[P5-06mlem_depth_spect.c]

```
 75:        "FWHM at origin (cm)                  ",
 76:        "Number of iteration                  ",
 77:    };
 78:
 79: void read_data(char *, float *, int);
 80: void write_data(char *, float *, int);
 81: void ML_EM_depth(float *, int, int, double, float *, int, int, double, float *, int, int,
         double, int, double, double);
 82:
 83: void usage(int argc, char **argv)
 84: {
 85:    int   i;
 86:
 87:    fprintf( stderr,"\nUSAGE:\n");
 88:    fprintf( stderr,"\nNAME\n");
 89:    fprintf( stderr,"\n  %s - %s\n", argv[0], menu[0]);
 90:    fprintf( stderr,"\nSYNOPSIS\n");
 91:    fprintf( stderr,"\n  %s [-h] parameters...\n", argv[0]);
 92:    fprintf( stderr,"\nPARAMETERS\n");
 93:    for(i = 1 ; i < PN ; i++)
 94:        fprintf( stderr,"\n %3d. %s\n", i, menu[i]);
 95:    fprintf( stderr,"\n");
 96:    fprintf( stderr,"\nFLAGS\n");
 97:    fprintf( stderr,"\n  -h  Print Usage (this comment).\n");
 98:    fprintf( stderr,"\n");
 99:    exit(1);
100: }
101:
102: void getparameter(int argc, char **argv, Param *pm)
103: {
104:    int   i;
105:    char  dat[256];
106:
107:    /* default parameter value */
108:    sprintf( pm->f1, "n0.prj");
109:    pm->px = 128;
110:    pm->pa = 128;
111:    pm->pl = 0.15625;
112:    sprintf( pm->f2, "n0.att");
113:    pm->ax = 128;
114:    pm->ay = 128;
115:    pm->pla = 0.15625;
116:    sprintf( pm->f3, "n1.img");
117:    pm->nx = 128;
118:    pm->ny = 128;
119:    pm->plm = 0.15625;
120:    pm->dl = 20.;
121:    pm->fw = 1.0;
122:    pm->nit = 50;
123:
124:    i = 0;
125:    if( argc == 1+i ) {
126:      fprintf( stdout, "\n%s\n\n", menu[i++] );
127:      fprintf( stdout, " %s [%s] :", menu[i++], pm->f1 );
128:      if(*gets(dat) != '\0')  strcpy(pm->f1, dat);
129:      fprintf( stdout, " %s [%i] :", menu[i++], pm->px );
130:      if(*gets(dat) != '\0')  pm->px = atoi(dat);
131:      fprintf( stdout, " %s [%i] :", menu[i++], pm->pa );
132:      if(*gets(dat) != '\0')  pm->pa = atoi(dat);
133:      fprintf( stdout, " %s [%f] :", menu[i++], pm->pl );
134:      if(*gets(dat) != '\0')  pm->pl = atof(dat);
135:      fprintf( stdout, " %s [%s] :", menu[i++], pm->f2 );
136:      if(*gets(dat) != '\0')  strcpy(pm->f2, dat);
137:      fprintf( stdout, " %s [%i] :", menu[i++], pm->ax );
138:      if(*gets(dat) != '\0')  pm->ax = atoi(dat);
139:      fprintf( stdout, " %s [%i] :", menu[i++], pm->ay );
140:      if(*gets(dat) != '\0')  pm->ay = atoi(dat);
141:      fprintf( stdout, " %s [%f] :", menu[i++], pm->pla );
142:      if(*gets(dat) != '\0')  pm->plm = atof(dat);
143:      fprintf( stdout, " %s [%s] :", menu[i++], pm->f3 );
144:      if(*gets(dat) != '\0')  strcpy(pm->f3, dat);
145:      fprintf( stdout, " %s [%i] :", menu[i++], pm->nx );
146:      if(*gets(dat) != '\0')  pm->nx = atoi(dat);
147:      fprintf( stdout, " %s [%i] :", menu[i++], pm->ny );
148:      if(*gets(dat) != '\0')  pm->ny = atoi(dat);
```

プログラム【5-6】 コリメータ特性を考慮したML-EM法（2）

[P5-06mlem_depth_spect.c]

```
149:        fprintf( stdout, " %s [%f] :", menu[i++], pm->plm );
150:        if(*gets(dat) != '\0')  pm->plm = atof(dat);
151:        fprintf( stdout, " %s [%f] :", menu[i++], pm->dl );
152:        if(*gets(dat) != '\0')  pm->dl = atof(dat);
153:        fprintf( stdout, " %s [%f] :", menu[i++], pm->fw );
154:        if(*gets(dat) != '\0')  pm->fw = atof(dat);
155:        fprintf( stdout, " %s [%i] :", menu[i++], pm->nit );
156:        if(*gets(dat) != '\0')  pm->nit = atoi(dat);
157:    }
158:    else if ( argc == PN+i ) {
159:        fprintf( stderr, "\n%s [%s]\n", argv[i++], menu[0] );
160:        if((argc--) > 1) strcpy( pm->f1, argv[i++] );
161:        if((argc--) > 1) pm->px = atoi( argv[i++] );
162:        if((argc--) > 1) pm->pa = atoi( argv[i++] );
163:        if((argc--) > 1) pm->pl = atof( argv[i++] );
164:        if((argc--) > 1) strcpy( pm->f2, argv[i++] );
165:        if((argc--) > 1) pm->ax = atoi( argv[i++] );
166:        if((argc--) > 1) pm->ay = atoi( argv[i++] );
167:        if((argc--) > 1) pm->pla = atof( argv[i++] );
168:        if((argc--) > 1) strcpy( pm->f3, argv[i++] );
169:        if((argc--) > 1) pm->nx = atoi( argv[i++] );
170:        if((argc--) > 1) pm->ny = atoi( argv[i++] );
171:        if((argc--) > 1) pm->plm = atof( argv[i++] );
172:        if((argc--) > 1) pm->dl = atof( argv[i++] );
173:        if((argc--) > 1) pm->fw = atof( argv[i++] );
174:        if((argc--) > 1) pm->nit = atoi( argv[i++] );
175:    }
176:    else {
177:        usage(argc, argv);
178:    }
179: }
180:
181: main(int argc, char *argv[] )
182: {
183:    Param    *pm;
184:
185:    pm = (Param *)malloc(sizeof(Param));
186:    getparameter(argc, argv, pm);
187:
188:    pm->prj = (float *)malloc((unsigned long)pm->px*pm->pa*sizeof(float));
189:    pm->img = (float *)malloc((unsigned long)pm->nx*pm->ny*sizeof(float));
190:    pm->att = (float *)malloc((unsigned long)pm->ax*pm->ay*sizeof(float));
191:
192:    printf(" *** Read Projection data    ***\n");
193:    read_data(pm->f1, pm->prj, pm->px*pm->pa);
194:    read_data(pm->f2, pm->att, pm->ax*pm->ay);
195:
196:    printf(" *** ML-EM reconstruction ***\n");
197:    ML_EM_depth(pm->img, pm->nx, pm->ny, pm->plm, pm->prj, pm->px, pm->pa, pm->pl, pm->att,
      pm->ax, pm->ay, pm->pla, pm->nit, pm->dl, pm->fw);
198:
199:    printf(" *** Write Image data    ***\n");
200:    write_data(pm->f3, pm->img, pm->nx*pm->ny);
201:
202:    free(pm->prj);
203:    free(pm->img);
204:    free(pm->att);
205:    free(pm);
206: }
207:
208: void read_data(char *fi, float *prj, int size)
209: {
210:    FILE    *fp;
211:
212:    /* open file and read data */
213:    if((fp = fopen(fi, "rb")) == NULL) {
214:        fprintf( stderr," Error : file open [%s].\n", fi);
215:        exit(1);
216:    }
217:    fread(prj, sizeof(float), size, fp);
218:    fclose(fp);
219: }
220:
221: void write_data(char *fi, float *prj, int size)
222: {
```

[P5-06mlem_depth_spect.c]

```
223:    FILE    *fp;
224:
225:    /* open file and write data */
226:    if((fp = fopen(fi, "wb")) == NULL) {
227:       fprintf( stderr," Error : file open [%s].\n", fi);
228:       exit(1);
229:    }
230:    fwrite(prj, sizeof(float), size, fp);
231:    fclose(fp);
232: }
```

プログラム【5-6】 コリメータ特性を考慮したML-EM法（4）

[P5-07osem_depth.c]

プログラム【5-7】 コリメータ特性を考慮したOS-EM法で使用する関数（1）

```c
 1: /* osem_depth.c  (Program 5-7)  */
 2:
 3: #include <stdio.h>
 4: #include <stdlib.h>
 5: #include <math.h>
 6:
 7: #define  NI  9
 8: #define  PI  3.14159265358979
 9:
10: typedef struct {
11:     int     x;
12:     double  c[NI];
13: } CIJ;
14:
15: void make_cij_depth(CIJ *, CIJ *, int, int, int, int, float *, int, int, double, double, double);
16:
17: void forward_projection(float *aprj, int px, int pa, float *img, int nx, int ny, double lxy, CIJ *c, int sub, int subset)
18: // 投影を行う関数
19: // float   *aprj;   作成される投影データ
20: // int     px;      投影データの動径方向の数
21: // int     pa;      投影データの角度方向の数
22: // float   *img;    元の画像データ
23: // int     nx;      画像データの幅（x方向）
24: // int     ny;      画像データの高さ（y方向）
25: // double  lxy;     画像データのピクセル実長（1/cm）
26: // CIJ     *c;      1画素が1検出器に検出される検出確率
27: // int     sub;     サブセットの番号
28: // int     subset;  サブセットの数
29: {
30:     int    i, j, k;
31:     float  *p;
32:     CIJ    *cc;
33:
34:     for(i = 0 ; i < px*pa ; i++)
35:         aprj[i] = 0;
36:     for(p = aprj+px*sub, cc = c+nx*ny*sub, i = 0 ; i < pa/subset ; i++, p+=px*subset, cc+=nx*ny*subset) {
37:         for(j = 0 ; j < nx*ny ; j++) {
38:             for(k = 0 ; k < NI ; k++) {
39:                 p[cc[j].x+k] += (float)(cc[j].c[k]*img[j]*lxy);
40:             }
41:         }
42:     }
43: }
44:
45: double osem_1(int nx, int ny, double lxy, float *rprj, int px, int pa, int ij, CIJ *c, int sub, int subset)
46: // OSEMで1画素への逆投影を求める関数
47: // int     nx;      画像データの幅（x方向）
48: // int     ny;      画像データの高さ（y方向）
49: // double  lxy;     画像データのピクセル実長（1/cm）
50: // float   *rprj;   元の投影データ
51: // int     px;      投影データの動径方向の数
52: // int     pa;      投影データの角度方向の数
53: // int     ij;      画像データの画素番号
54: // CIJ     *c;      1画素が1検出器に検出される検出確率
55: // int     sub;     サブセットの番号
56: // int     subset;  サブセットの数
57: {
58:     int    i, j, k;
59:     double cc, a = 0, r = 0;
60:
61:     for(i = sub ; i < pa ; i+=subset) {
62:         j = i*nx*ny+ij;
63:         for(k = 0 ; k < NI ; k++) {
64:             cc = c[j].c[k];
65:             r += cc*rprj[i*px+c[j].x+k];
66:             a += cc;
67:         }
68:     }
69:     if(a == 0.)    return 0.;
70:     else           return r/a;
71: }
```

[P5-07osem_depth.c]

プログラム【5-7】コリメータ特性を考慮したOSEM法で使用する関数（2）

```
 72:
 73: void OSEM_depth(float *img, int nx, int ny, double lxy, float *prj, int px, int pa, double
     lp, float *att, int ax, int ay, double at, int n, int subset, double dl, double fw)
 74: // 検出器特性を考慮したOSEM法を実行する関数
 75: // float    *img;     作成される画像データ
 76: // int      nx;       画像データの幅（x方向）
 77: // int      ny;       画像データの高さ（y方向）
 78: // double   lxy;      画像データのピクセル実長（cm/pixel）
 79: // float    *prj;     元の投影データ
 80: // int      px;       投影データの動径方向の数
 81: // int      pa;       投影データの角度方向の数
 82: // double   lp;       投影データの動径方向のピクセル実長（cm/pixel）
 83: // float    *att;     線減弱係数画像データ
 84: // int      ax;       線減弱係数画像データの幅（x方向）
 85: // int      ay;       線減弱係数画像データの高さ（y方向）
 86: // double   at;       線減弱係数（1/cm）
 87: // int      n;        繰り返しの数
 88: // int      subset;   サブセットの数
 89: // double   dl;       検出器から回転中心までの長さ（cm）
 90: // double   fw;       回転中心での半値幅（cm）
 91: {
 92:     int     i, j, k, m1, m2, *sub;
 93:     char    fi[50];
 94:     float   *aprj, *rprj, *aimg;
 95:     CIJ     *cf, *cb;
 96:     void    write_data(char *, float *, int);
 97:
 98:     aprj = (float *)malloc(px*pa*sizeof(float));
 99:     rprj = (float *)malloc(px*pa*sizeof(float));
100:     aimg = (float *)malloc(nx*ny*sizeof(float));
101:     cf = (CIJ *)malloc(nx*ny*pa*sizeof(CIJ));
102:     cb = (CIJ *)malloc(nx*ny*pa*sizeof(CIJ));
103:
104:     // サブセットの順番を決定する
105:     sub = (int *)malloc(subset*sizeof(int));
106:     k = 0;
107:     for(i = 0 ; i < 32 ; i++)
108:         k += (subset >> i) & 1;
109:     if(k == 1) {
110:         m1 = 0;
111:         sub[m1++] = 0;
112:         for(i = subset, m2 = 1 ; i > 1 ; i/=2, m2*=2) {
113:             for(j = 0 ; j < m2 ; j++)
114:                 sub[m1++] = sub[j]+i/2;
115:         }
116:     }
117:     else {
118:         for(i = 0 ; i < pa/subset ; i++)
119:             sub[i] = i;
120:     }
121:     printf("\n subset [");
122:     for(i = 0 ; i < subset ; i++)
123:         printf(" %d", sub[i]);
124:     printf(" ]\n");
125:
126:     // attenuation map (1/cm -> 1/pixel)
127:     for(i = 0 ; i < ax*ay ; i++)
128:         att[i] *= (float)at;
129:     // ① 検出確率Cijを計算する
130:     printf(" *** Make Cij parameter ***\n");
131:     make_cij_depth(cf, cb, nx, ny, px, pa, att, ax, ay, lxy, dl, fw);
132:
133:     // ml-em itaration
134:     // ② 初期画像を仮定する
135:     for(i = 0 ; i < ny*nx ; i++)
136:         img[i] = 1;
137:     sprintf(fi, "z%03d.img", 0);
138:     write_data(fi, img, nx*ny);   // 初期画像の出力
139:
140:     for(i = 0 ; i < n ; i++) {
141:         fprintf(stderr, "\r *** OSEM iteration [%2d/%2d]", i+1, n);
142:         for(k = 0 ; k < subset ; k++) {
143:             // ③ 初期画像から投影を計算する
144:             forward_projection(aprj, px, pa, img, nx, ny, lxy, cf, sub[k], subset);
145:             // ④ 投影データyiと、③で計算した投影との比を計算する
```

[P5-07osem_depth.c]

```
146:        for(j = 0 ; j < px*pa ; j++) {
147:            if(aprj[j] == 0.)  rprj[j] = 0;
148:            else               rprj[j] = prj[j]/aprj[j];
149:        }
150:        // ⑤ ④で計算された比を逆投影する
151:        // ⑥ 逆投影画像を確率の総和で規格化する
152:        for(j = 0 ; j < nx*ny ; j++) {
153:            if(img[j] == 0.)  aimg[j] = 0;
154:            else  aimg[j] = (float)osem_1(nx, ny, lxy, rprj, px, pa, j, cb, sub[k], subset);
155:        }
156:        // ⑦ 逆投影画像を初期画像λj(k)に掛けて更新画像λj(k+1)を作成する
157:        for(j = 0 ; j < nx*ny ; j++)
158:            img[j] *= aimg[j];
159:    }
160:    sprintf(fi, "zz%02d.img", i+1);
161:    write_data(fi, img, nx*ny);
162:  }
163:  printf("\n");
164:
165:  free(aprj);
166:  free(rprj);
167:  free(aimg);
168:  free(cf);
169:  free(cb);
170: }
```

プログラム【5-7】 コリメータ特性を考慮したOS-EM法で使用する関数（3）

[P5-08 osem_depth_spect.c]

```c
 1: /*  osem_depth_spect.c  (Program 5-8)  */
 2:
 3: /* --- プログラムの説明 ---
 4:    検出器特性を考慮したOSEM法でSPECTの画像再構成をするプログラム.
 5:
 6: 入力:
 7:    1. SPECTの投影データのファイル名
 8:    2. 投影データの動径方向の数（検出器の数）
 9:    3. 投影データの角度方向の数（投影数）
10:    4. 投影の動径方向のピクセル実長（cm/pixel）
11:    5. 線減弱係数画像データのファイル名
12:    6. 線減弱係数画像データの幅（x方向）
13:    7. 線減弱係数画像データの高さ（y方向）
14:    8. 線減弱係数画像データのピクセル実長（cm/pixel）
15:    9. 再構成された画像データのファイル名
16:   10. 画像データの幅（x方向）
17:   11. 画像データの高さ（y方向）
18:   12. 画像データのピクセル実長（cm/pixel）
19:   13. 検出器から回転中心までの距離（cm）
20:   14. 回転中心での半値幅（FWHM）（cm）
21:   15. 繰り返しの数
22:   16. サブセット（subset）の数
23:
24: 出力:
25:    OSEM法で再構成した画像データのファイル
26:
27: 必要なファイル:
28:    rotate.c        (P3-04:画像を回転する関数のファイル)
29:    mkcij_depth.c   (P5-04:1画素が検出器特性を考慮したSPECT投影データとして投影される値を求める関数のファイル)
30:    osem_depth.c    (P5-07:検出器特性を考慮したOSEM法を実行する関数のファイル)
31:
32: */
33:
34: #include <stdio.h>
35: #include <stdlib.h>
36: #include <string.h>
37:
38: #define  PN  17
39:
40: typedef struct {  // 入力変数
41:     char    f1[50]; /* input file name */
42:     float   *prj;   /* projection data */
43:     int     px;     /* number of bins (X) */
44:     int     pa;     /* number of projections (Thita) */
45:     double  pl;     /* Pixel length of bins */
46:     char    f2[50]; /* input attenuation map file name*/
47:     float   *att;   /* attenuation map */
48:     int     ax;     /* number of matrix (x) */
49:     int     ay;     /* number of matrix (y) */
50:     double  pla;    /* Pixel length of bins */
51:     char    f3[50]; /* output file name */
52:     float   *img;   /* reconstructed image data */
53:     int     nx;     /* number of matrix (x) */
54:     int     ny;     /* number of matrix (y) */
55:     double  plm;    /* Pixel length of matrix */
56:     double  dl;     /* detector-origin length (cm) */
57:     double  fw;     /* FWHM at origin */
58:     int     nit;    /* number of iteration */
59:     int     subset; /* subset (OSEM) */
60: } Param;
61:
62: char *menu[PN] = {  // 入力の際のコメント（入力変数とリンク）
63:     "OSEM reconstruction with detector response",
64:     "Projection file name <float>          ",
65:     "    Number of bins                    ",
66:     "    Number of projections             ",
67:     "    Pixel length of projections (cm)  ",
68:     "Attenuation Map (/cm) <float>         ",
69:     "    Number of matrix  (x)             ",
70:     "    Number of matrix  (y)             ",
71:     "    Pixel length of matrix (cm)       ",
72:     "Image file name <float>               ",
73:     "    Number of matrix  (x)             ",
74:     "    Number of matrix  (y)             ",
```

プログラム【5-8】 コリメータ特性を考慮したOSEM法（1）

[P5-08osem_depth_spect.c]

```
 75:      "    Pixel length of matrix (cm)    ",
 76:      "Detector-origin length (cm)        ",
 77:      "FWHM at origin (cm)                ",
 78:      "Number of iteration                ",
 79:      "Number of subset                   ",
 80:    };
 81:
 82: void read_data(char *, float *, int);
 83: void write_data(char *, float *, int);
 84: void OSEM_depth(float *, int, int, double, float *, int, int, double, float *, int, int,
     double, int, int, double, double);
 85:
 86: void usage(int argc, char **argv)
 87: {
 88:    int    i;
 89:
 90:    fprintf( stderr,"\nUSAGE:\n");
 91:    fprintf( stderr,"\nNAME\n");
 92:    fprintf( stderr,"\n  %s - %s\n", argv[0], menu[0]);
 93:    fprintf( stderr,"\nSYNOPSIS\n");
 94:    fprintf( stderr,"\n  %s [-h] parameters...\n", argv[0]);
 95:    fprintf( stderr,"\nPARAMETERS\n");
 96:    for(i = 1 ; i < PN ; i++)
 97:       fprintf( stderr,"\n %3d. %s\n", i, menu[i]);
 98:    fprintf( stderr,"\n");
 99:    fprintf( stderr,"\nFLAGS\n");
100:    fprintf( stderr,"\n  -h  Print Usage (this comment).\n");
101:    fprintf( stderr,"\n");
102:    exit(1);
103: }
104:
105: void getparameter(int argc, char **argv, Param *pm)
106: {
107:    int    i;
108:    char   dat[256];
109:
110:    /* default parameter value */
111:    sprintf( pm->f1, "n0.prj");
112:    pm->px = 128;
113:    pm->pa = 128;
114:    pm->pl = 0.15625;
115:    sprintf( pm->f2, "n0.att");
116:    pm->ax = 128;
117:    pm->ay = 128;
118:    pm->pla = 0.15625;
119:    sprintf( pm->f3, "n1.img");
120:    pm->nx = 128;
121:    pm->ny = 128;
122:    pm->plm = 0.15625;
123:    pm->dl = 20.;
124:    pm->fw = 1.0;
125:    pm->nit = 10;
126:    pm->subset = 8;
127:
128:    i = 0;
129:    if( argc == 1+i ) {
130:       fprintf( stdout, "\n%s\n\n", menu[i++] );
131:       fprintf( stdout, " %s [%s] :", menu[i++], pm->f1 );
132:       if(*gets(dat) != '\0')   strcpy(pm->f1, dat);
133:       fprintf( stdout, " %s [%i] :", menu[i++], pm->px );
134:       if(*gets(dat) != '\0')   pm->px = atoi(dat);
135:       fprintf( stdout, " %s [%i] :", menu[i++], pm->pa );
136:       if(*gets(dat) != '\0')   pm->pa = atoi(dat);
137:       fprintf( stdout, " %s [%f] :", menu[i++], pm->pl );
138:       if(*gets(dat) != '\0')   pm->pl = atof(dat);
139:       fprintf( stdout, " %s [%s] :", menu[i++], pm->f2 );
140:       if(*gets(dat) != '\0')   strcpy(pm->f2, dat);
141:       fprintf( stdout, " %s [%i] :", menu[i++], pm->ax );
142:       if(*gets(dat) != '\0')   pm->ax = atoi(dat);
143:       fprintf( stdout, " %s [%i] :", menu[i++], pm->ay );
144:       if(*gets(dat) != '\0')   pm->ay = atoi(dat);
145:       fprintf( stdout, " %s [%f] :", menu[i++], pm->pla );
146:       if(*gets(dat) != '\0')   pm->plm = atof(dat);
147:       fprintf( stdout, " %s [%s] :", menu[i++], pm->f3 );
148:       if(*gets(dat) != '\0')   strcpy(pm->f3, dat);
```

[P5-08osem_depth_spect.c]

```
149:        fprintf( stdout, " %s [%i] :", menu[i++], pm->nx );
150:        if(*gets(dat) != '\0')   pm->nx = atoi(dat);
151:        fprintf( stdout, " %s [%i] :", menu[i++], pm->ny );
152:        if(*gets(dat) != '\0')   pm->ny = atoi(dat);
153:        fprintf( stdout, " %s [%f] :", menu[i++], pm->plm );
154:        if(*gets(dat) != '\0')   pm->plm = atof(dat);
155:        fprintf( stdout, " %s [%f] :", menu[i++], pm->dl );
156:        if(*gets(dat) != '\0')   pm->dl = atof(dat);
157:        fprintf( stdout, " %s [%f] :", menu[i++], pm->fw );
158:        if(*gets(dat) != '\0')   pm->fw = atof(dat);
159:        fprintf( stdout, " %s [%i] :", menu[i++], pm->nit );
160:        if(*gets(dat) != '\0')   pm->nit = atoi(dat);
161:        fprintf( stdout, " %s [%d] :", menu[i++], pm->subset );
162:        if(*gets(dat) != '\0')   pm->subset = atoi(dat);
163:    }
164:    else if ( argc == PN+i ) {
165:        fprintf( stderr, "\n%s [%s]\n", argv[i++], menu[0] );
166:        if((argc--) > 1) strcpy( pm->f1, argv[i++] );
167:        if((argc--) > 1) pm->px = atoi( argv[i++] );
168:        if((argc--) > 1) pm->pa = atoi( argv[i++] );
169:        if((argc--) > 1) pm->pl = atof( argv[i++] );
170:        if((argc--) > 1) strcpy( pm->f2, argv[i++] );
171:        if((argc--) > 1) pm->ax = atoi( argv[i++] );
172:        if((argc--) > 1) pm->ay = atoi( argv[i++] );
173:        if((argc--) > 1) pm->pla = atof( argv[i++] );
174:        if((argc--) > 1) strcpy( pm->f3, argv[i++] );
175:        if((argc--) > 1) pm->nx = atoi( argv[i++] );
176:        if((argc--) > 1) pm->ny = atoi( argv[i++] );
177:        if((argc--) > 1) pm->plm = atof( argv[i++] );
178:        if((argc--) > 1) pm->dl = atof( argv[i++] );
179:        if((argc--) > 1) pm->fw = atof( argv[i++] );
180:        if((argc--) > 1) pm->nit = atoi( argv[i++] );
181:        if((argc--) > 1) pm->subset = atoi( argv[i++] );
182:    }
183:    else {
184:        usage(argc, argv);
185:    }
186:
187:    // Error
188:    if(pm->pa%pm->subset != 0) {
189:        fprintf(stderr, "Error: invalid number of sebset. [angle%%subset==0]\n");
190:        exit(1);
191:    }
192: }
193:
194: main(int argc, char *argv[] )
195: {
196:     Param   *pm;
197:
198:     pm = (Param *)malloc(sizeof(Param));
199:     getparameter(argc, argv, pm);
200:
201:     pm->prj = (float *)malloc((unsigned long)pm->px*pm->pa*sizeof(float));
202:     pm->img = (float *)malloc((unsigned long)pm->nx*pm->ny*sizeof(float));
203:     pm->att = (float *)malloc((unsigned long)pm->ax*pm->ay*sizeof(float));
204:
205:     printf(" *** Read Projection data   ***\n");
206:     read_data(pm->f1, pm->prj, pm->px*pm->pa);
207:     read_data(pm->f2, pm->att, pm->ax*pm->ay);
208:
209:     printf(" *** OSEM reconstruction ***\n");
210:     OSEM_depth(pm->img, pm->nx, pm->ny, pm->plm, pm->prj, pm->px, pm->pa, pm->pl, pm->att,
                    pm->ax, pm->ay, pm->pla, pm->nit, pm->subset, pm->dl, pm->fw);
211:
212:     printf(" *** Write Image data   ***\n");
213:     write_data(pm->f3, pm->img, pm->nx*pm->ny);
214:
215:     free(pm->prj);
216:     free(pm->img);
217:     free(pm->att);
218:     free(pm);
219: }
220:
221: void read_data(char *fi, float *prj, int size)
222: {
```

[P5-08osem_depth_spect.c]

```
223:     FILE    *fp;
224:
225:     /* open file and read data */
226:     if((fp = fopen(fi, "rb")) == NULL) {
227:         fprintf( stderr," Error : file open [%s].\n", fi);
228:         exit(1);
229:     }
230:     fread(prj, sizeof(float), size, fp);
231:     fclose(fp);
232: }
233:
234: void write_data(char *fi, float *prj, int size)
235: {
236:     FILE    *fp;
237:
238:     /* open file and write data */
239:     if((fp = fopen(fi, "wb")) == NULL) {
240:         fprintf( stderr," Error : file open [%s].\n", fi);
241:         exit(1);
242:     }
243:     fwrite(prj, sizeof(float), size, fp);
244:     fclose(fp);
245: }
```

[P5-09fdr.c]

```c
 1: /*  fdr.c   (Program 5-9)   */
 2:
 3: #include <stdio.h>
 4: #include <math.h>
 5:
 6: #define  PI  3.14159265358979
 7:
 8: void write_data(char *, float *, int);
 9:
10: void FDR(float *gau, float *gai, int nx, int na, double pl, double dol, double fwhm, double sn)
11: // FDRを利用した検出器特性の補正プログラム
12: // float   *gau;    /* real part data        */
13: // float   *gai;    /* imaginary part data */
14: // int     nx;      /* x-size of data       [128, 256, etc] */
15: // int     na;      /* angle-size of data [128, 256, etc] */
16: // double  pl;      /* pixel legnth (cm) */
17: // double  dol;     /* detector-origin length (cm) [20.0] */
18: // double  fwhm;    /* FWHM at origin (cm)         [1.0] */
19: // double  sn;      /* Signal to Noise ratio (n/s) [0.10] */
20: {
21:    int     i, j;
22:    double  sig2, h, wf, fi, rj, dd;
23:    double  d = dol, r = fwhm/2;  /* [cm] */
24:
25:    write_data("n0.fdr", gau, nx*na);
26:    sig2 = -r*r/(2*d*d*log(0.5));
27:    for(i = 0 ; i < na ; i++) {
28:       fi = -(double)(na/2-i)/PI;
29:       for(j = nx/2+1 ; j < nx ; j++) {
30:          rj = (double)(j-nx/2)/(nx*pl);
31:          dd = d - (fi/rj > d ? d : fi/rj);
32:          h = exp(-2*PI*PI*sig2*dd*dd*rj*rj);
33:          // ウィナーフィルタ
34:          wf = h/(h*h+sn);
35:          if(wf < 1.) continue;
36:          gau[i*nx+j] *= (float)wf;
37:          gai[i*nx+j] *= (float)wf;
38:          gau[(na-i-1)*nx+nx-j] *= (float)wf;
39:          gai[(na-i-1)*nx+nx-j] *= (float)wf;
40:       }
41:    }
42:    write_data("n1.fdr", gau, nx*na);
43: }
```

[P5-10correct_fdr.c]

```c
1: /* correct_fdr.c (Program 5-10) */
2:
3: /* --- プログラムの説明 ---
4:    FDRを利用して投影データの検出器特性を修正するプログラム.
5:
6: 入力:
7:    1. SPECTの投影データのファイル名
8:    2. 検出器特性を修正した投影データのファイル名
9:    3. 投影データの動径方向の数（検出器の数）
10:   4. 投影データの角度方向の数（投影数）
11:   5. 投影の動径方向のピクセル実長（cm/pixel）
12:   6. 投影から輪郭を検出するための閾値
13:   7. 検出器から回転中心までの距離（cm）
14:   8. 回転中心での半値幅（FWHM）（cm）
15:   9. 信号ノイズ比
16:
17: 出力:
18:    検出器特性を修正した投影データのファイル
19:
20: 必要なファイル:
21:    fft.c   (P2-01:フーリエ変換する関数のファイル)
22:    fdr.c   (P5-09:FDRを利用した検出器特性の補正関数のファイル)
23:
24: */
25:
26: #include <stdio.h>
27: #include <stdlib.h>
28: #include <string.h>
29:
30: #define PN 9
31:
32: typedef struct {
33:    char    f1[50]; /* input projection file name */
34:    char    f2[50]; /* output projection file name after correction */
35:    float   *prjr;  /* projection data (real) */
36:    float   *prji;  /* projection data (imaginary) */
37:    int     nx;     /* number of matrix (x-direction) */
38:    int     na;     /* number of matrix (angle-direction) */
39:    double  pl;     /* pixel length (cm) */
40:    double  dol;    /* detector to origin length (cm) */
41:    double  fwhm;   /* fwhm at origin (cm) */
42:    double  sn;     /* signal to noise ratio (n/s) */
43: } Param;
44:
45: char *menu[PN] = {
46:    "Calculation FDR correction",
47:    "Input  projection file name <float> ",
48:    "Output projection file name <float> ",
49:    "   Number of matrix   (x)           ",
50:    "   Number of matrix   (angle)       ",
51:    "Pixel length (cm)                   ",
52:    "detector to origine length (cm)     ",
53:    "FWHM at origine (cm)                ",
54:    "signal to noise ratio (n/s)         ",
55:    };
56:
57: void read_data(char *, float *, int);
58: void write_data(char *, float *, int);
59: void FFT_2D(int , float *, float *, int, int);
60: void FDR(float *, float *, int, int, double, double, double, double);
61:
62: void usage(int argc, char **argv)
63: {
64:    int   i;
65:
66:    fprintf( stderr,"\nUSAGE:\n");
67:    fprintf( stderr,"\nNAME\n");
68:    fprintf( stderr,"\n  %s - %s\n", argv[0], menu[0]);
69:    fprintf( stderr,"\nSYNOPSIS\n");
70:    fprintf( stderr,"\n  %s [-h] parameters...\n", argv[0]);
71:    fprintf( stderr,"\nPARAMETERS\n");
72:    for(i = 1 ; i < PN ; i++)
73:        fprintf( stderr,"\n %3d. %s\n", i, menu[i]);
74:    fprintf( stderr,"\n");
75:    fprintf( stderr,"\nFLAGS\n");
```

[P5-10correct_fdr.c]

```
 76:       fprintf( stderr,"\n  -h  Print Usage (this comment).\n");
 77:       fprintf( stderr,"\n");
 78:       exit(1);
 79: }
 80:
 81: void getparameter(int argc, char **argv, Param *pm)
 82: {
 83:       int   i;
 84:       char  dat[256];
 85:
 86:       /* default parameter value */
 87:       sprintf( pm->f1, "n0.prj");
 88:       sprintf( pm->f2, "n1.prj");
 89:       pm->nx = 128;
 90:       pm->na = 128;
 91:       pm->pl = 0.15625;  // (0.356)
 92:       pm->dol  = 20.0;
 93:       pm->fwhm = 1.0;
 94:       pm->sn   = 0.10;
 95:
 96:       i = 0;
 97:       if( argc == 1+i ) {
 98:         fprintf( stdout, "\n%s\n\n", menu[i++] );
 99:         fprintf( stdout, "  %s [%s] :", menu[i++], pm->f1 );
100:         if(*gets(dat) != '\0')   strcpy(pm->f1, dat);
101:         fprintf( stdout, "  %s [%s] :", menu[i++], pm->f2 );
102:         if(*gets(dat) != '\0')   strcpy(pm->f2, dat);
103:         fprintf( stdout, "  %s [%d] :", menu[i++], pm->nx );
104:         if(*gets(dat) != '\0')   pm->nx = atoi(dat);
105:         fprintf( stdout, "  %s [%d] :", menu[i++], pm->na );
106:         if(*gets(dat) != '\0')   pm->na = atoi(dat);
107:         fprintf( stdout, "  %s [%f] :", menu[i++], pm->pl );
108:         if(*gets(dat) != '\0')   pm->pl = atof(dat);
109:         fprintf( stdout, "  %s [%f] :", menu[i++], pm->dol );
110:         if(*gets(dat) != '\0')   pm->dol = atof(dat);
111:         fprintf( stdout, "  %s [%f] :", menu[i++], pm->fwhm );
112:         if(*gets(dat) != '\0')   pm->fwhm = atof(dat);
113:         fprintf( stdout, "  %s [%f] :", menu[i++], pm->sn );
114:         if(*gets(dat) != '\0')   pm->sn = atof(dat);
115:       }
116:       else if ( argc == PN+i ) {
117:         fprintf( stderr, "\n%s [%s]\n", argv[i++], menu[0] );
118:         if((argc--) > 1) strcpy( pm->f1, argv[i++] );
119:         if((argc--) > 1) strcpy( pm->f2, argv[i++] );
120:         if((argc--) > 1) pm->nx = atoi( argv[i++] );
121:         if((argc--) > 1) pm->na = atoi( argv[i++] );
122:         if((argc--) > 1) pm->pl = atof( argv[i++] );
123:         if((argc--) > 1) pm->dol = atof( argv[i++] );
124:         if((argc--) > 1) pm->fwhm = atof( argv[i++] );
125:         if((argc--) > 1) pm->sn = atof( argv[i++] );
126:       }
127:       else {
128:          usage(argc, argv);
129:       }
130: }
131:
132: main(int argc, char *argv[] )
133: {
134:       int    i;
135:       Param  *pm;
136:
137:       pm = (Param *)malloc(sizeof(Param));
138:       getparameter(argc, argv, pm);
139:
140:       pm->prjr = (float *)malloc((unsigned long)pm->nx*pm->na*sizeof(float));
141:       pm->prji = (float *)malloc((unsigned long)pm->nx*pm->na*sizeof(float));
142:
143:       printf(" *** Read Image data   ***\n");
144:       read_data(pm->f1, pm->prjr, pm->nx*pm->na);
145:       for(i = 0 ; i < pm->nx*pm->na ; i++)
146:          pm->prji[i] = 0;
147:
148:       printf(" *** 2D-FFT   ***\n");
149:       FFT_2D( 1, pm->prjr, pm->prji, pm->nx, pm->na);
150:
```

[P5-10correct_fdr.c]

```
151:    printf(" ***    FDR      ***¥n");
152:    FDR(pm->prjr, pm->prji, pm->nx, pm->na, pm->pl, pm->dol, pm->fwhm, pm->sn);
153:
154:    printf(" ***   2D-IFT    ***¥n");
155:    FFT_2D(-1, pm->prjr, pm->prji, pm->nx, pm->na);
156:
157:    printf(" *** Write Image data    ***¥n");
158:    write_data(pm->f2, pm->prjr, pm->nx*pm->na);
159:
160:    free(pm->prjr);
161:    free(pm->prji);
162:    free(pm);
163: }
164:
165: void read_data(char *fi, float *prj, int size)
166: {
167:    FILE    *fp;
168:
169:    /* open file and read data */
170:    if((fp = fopen(fi, "rb")) == NULL) {
171:        fprintf( stderr," Error : file open [%s].¥n", fi);
172:        exit(1);
173:    }
174:    fread(prj, sizeof(float), size, fp);
175:    fclose(fp);
176: }
177:
178: void write_data(char *fi, float *prj, int size)
179: {
180:    FILE    *fp;
181:
182:    /* open file and write data */
183:    if((fp = fopen(fi, "wb")) == NULL) {
184:        fprintf( stderr," Error : file open [%s].¥n", fi);
185:        exit(1);
186:    }
187:    fwrite(prj, sizeof(float), size, fp);
188:    fclose(fp);
189: }
```

プログラム【5-10】 FDRによる補正（3）

〈第6章〉
ノイズ

〔第1節〕 統計ノイズ

放射線計測では，一定時間内に検出器で放射線が検出されるか，検出されないかの2つに分けることができる．その一定時間は2回計測されないように小さくすることによって，コインの表と裏というような2つの確率として考えることができる．そのコインのような2つに分ける確率は二項分布と呼ばれる確率分布となる．コイン投げの表が出る確率をp，裏の出る確率をqとして，n回投げて表がr回出る確率$P(r)$は，

$$P(r) = {}_nC_r \, p^r q^{n-r} \tag{6-1}$$

となる．ここで，${}_nC_r$は，

$$_nC_r = \frac{n!}{(n-r)! \cdot r!} \tag{6-2}$$

である．この確率分布の平均μと分散σ^2はそれぞれ

$$\mu = np$$
$$\sigma^2 = npq \tag{6-3}$$

となる．

コインの表を放射線が検出できたものとし，裏を検出できなかったとすれば，コイン投げを放射線の検出に置き換えることができる．計測の時間をn個に分けて，そのn回の計測でλ回放射線が検出されたとすると，検出できる確率pは単純にλ/nとなる．検出されない確率qは，1から引けばよいので$1-\lambda/n$となる．これをコイン投げで示した二項分布の (6-1) 式に代入すると

$$P(r) = {}_nC_r \left(\frac{\lambda}{n}\right)^r \left(1 - \frac{\lambda}{n}\right)^{n-r} \tag{6-4}$$

となる．(6-4) 式では，n個に分割しているが，放射線が2回検出されないようにnを無限に大きくすると（時間間隔を無限に小さくしたことに相当），

$$P(r) = \frac{\lambda^r e^{-\lambda}}{r!} \tag{6-5}$$

となる．この (6-5) 式はポワソン分布と呼ばれている．このポワソン分布が放射線計測の確率分布に

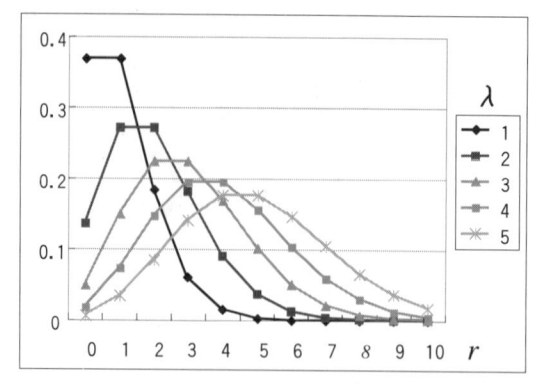

図6-1 検出回数が小さい場合のポワソン分布の形状

ポワソン分布の特徴は，平均と分散が検出された回数と等しくなることである．検出回数が大きくなると，その形状は正規分布に近づく．

なる．

ポワソン分布の特徴は，平均と分散が検出された回数と等しくなるである．検出回数が小さい場合のポワソン分布の形状を図6-1に示す．検出回数が大きくなると，その形状は正規分布に近づく．分散がλなので，分布の広がり具合を示す標準偏差は$\sqrt{\lambda}$となる．この広がり具合が統計ノイズとなって現れる．信号成分がλのときノイズは$\sqrt{\lambda}$になるので，S/Nは

$$S/N = \frac{\lambda}{\sqrt{\lambda}} = \sqrt{\lambda} \tag{6-6}$$

となる．これは，信号成分が大きくなるとその平方根でS/Nが良くなるということを示している．例えば，カウント数が2倍になるとS/Nは$\sqrt{2}$倍で約1.4142倍となる．

プログラム6-1に，ポワソン分布にしたがった乱数を発生させる関数を示す．この関数を用いると入力した値に対してポワソン分布の確率にしたがって増減させた値を返してくれる[*]．

[*]参考文献　William H. Press・他 著，丹慶勝市・他 訳．ニューメリカルレシピ・イン・シー日本語版—C言語による数値計算のレシピ．1993年．

〔第2節〕　X線CT投影データへの統計ノイズの加算

X線CTの計測データ$I(X, \theta)$と投影データ$g(X, \theta)$の関係は，

$$I(X,\theta) = I_0 \exp[-g(X,\theta)] \tag{6-7}$$

となる．第1章で作成した投影データは$g(X, \theta)$になるので，ノイズを加える場合は$I(X, \theta)$を求める必要がある．ノイズは，計測データである$I(X, \theta)$に対しポワソン分布にしたがって加える．この場合，初期強度I_0を決める必要がある．その初期強度によってノイズレベルが決定される．初期強度I_0は，減弱を受けない場合の検出器で検出されるカウント数である．

X線CTの投影データと初期強度を入力して，X線CT用の統計ノイズを加えるプログラムをプログラム6-2に示す．第1章の図1-12で示したSheppファントムの投影データに初期強度を1000カウントとしてノイズを加えた投影データを図6-2に示す．

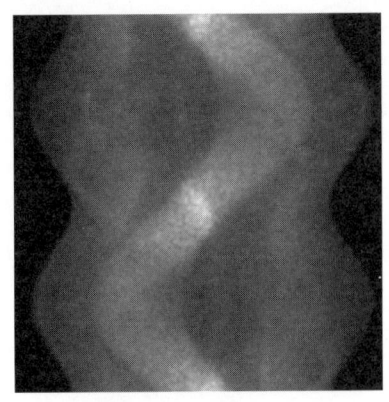

図6-2　初期強度を1000カウントとしてノイズを加えたX線CTの投影データ

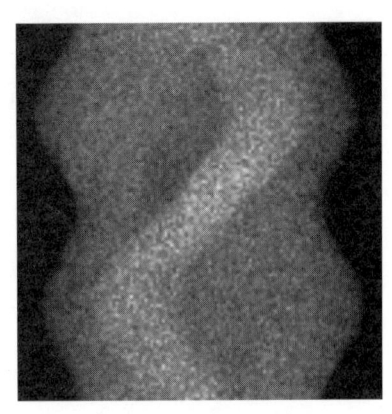

図6-3　全カウント数を$5×10^5$カウントとしてノイズを加えたSPECTの投影データ

〔第3節〕　SPECT投影データへの統計ノイズの加算

　SPECTの場合は，検出器における放射線のカウント数が投影データになるので，投影データの値に対してポワソン分布のノイズを加える．投影データの値は，投影データの全カウント数（total counts）を指定して換算する．

　SPECTの投影データと全カウント数を入力して，統計ノイズを加えるプログラムをプログラム6-3に示す．また，第3章の図3-5に示したSheppファントムの投影データに全カウント数を$5×10^5$カウントとしてノイズを加えた投影データを図6-3に示す．

[P6-01random.c]

プログラム【6-1】 乱数（1）

```
 1: /* random.c  (Program 6-1) */
 2:
 3: #include <math.h>
 4:
 5: #define  IA     16807
 6: #define  IM     2147483647
 7: #define  AM     (1.0/IM)
 8: #define  IQ     127773
 9: #define  IR     2836
10: #define  NTAB   32
11: #define  NDIV   (1+(IM-1)/NTAB)
12: #define  EPS    1.2e-7
13: #define  RNMX   (1.0-EPS)
14: #define  PI     3.14159265358979
15:
16: float ran1(long *idum)
17: // 一様乱数を発生させる関数 {0.0,1.0}
18: // long *idum; initialize *idum < 0  ( Don't change.)
19: {
20:     int          j;
21:     long         k;
22:     static long  iy=0;
23:     static long  iv[NTAB];
24:     float        temp;
25:
26:     /* initialization */
27:     if(*idum <= 0 || !iy) {
28:        if(-(*idum) < 1)    *idum = 1;
29:        else                *idum = -(*idum);
30:        for(j=NTAB+7;j>=0;j--) {
31:           k = (*idum)/IQ;
32:           *idum = IA*(*idum-k*IQ)-IR*k;
33:           if(*idum < 0)  *idum += IM;
34:           if(j < NTAB)   iv[j] = *idum;
35:        }
36:        iy = iv[0];
37:     }
38:
39:     /* create random number */
40:     k = (*idum)/IQ;
41:     *idum = IA*(*idum-k*IQ)-IR*k;
42:     if(*idum < 0)   *idum += IM;
43:     j = iy/NDIV;
44:     iy = iv[j];
45:     iv[j] = *idum;
46:     if((temp=(float)(AM*iy)) > RNMX)     return (float)RNMX;
47:     else                                 return temp;
48: }
49:
50: float gammln(float xx)
51: // γ関数のln（自然対数）を返す関数
52: // float xx;   入力の値
53: // return value is ln gamma(xx) when xx > 0
54: {
55:     int          j;
56:     double       x, y, tmp, ser;
57:     static double cof[6] =
58:        { 76.18009172947146,      -86.50532032941677,
59:          24.01409824083091,       -1.231739572450155,
60:           0.1208650973866179e-2, -0.5395239384953e-5 };
61:
62:     y = x = xx;
63:     tmp = x+5.5;
64:     tmp -= (x+0.5)*log(tmp);
65:     ser = 1.000000000190015;
66:     for(j = 0 ; j <= 5 ; j++)
67:        ser += cof[j]/++y;
68:     return  (float)(-tmp+log(2.5066282746310005*ser/x));
69: }
70:
71: float poidev(float xm, long *idum)
72: // ポワソン分布にしたがった乱数を発生させる関数
73: // float xm;    入力値
74: // long *idum;  乱数の初期化
75: // random number of Poisson distribution for mean of xm
```

[P6-01random.c]

```
 76: {
 77:     float           em, t, y;
 78:     static float    sq, alxm, g, oldm=(-1.0);
 79:
 80:     if (xm < 12.0) {
 81:         if(xm != oldm) {
 82:             oldm = xm;
 83:             g = (float)exp(-xm);
 84:         }
 85:         em = -1.0;
 86:         t  = 1.0;
 87:         do {
 88:             ++em;
 89:             t *= ran1(idum);
 90:         } while (t > g);
 91:     }
 92:     else {
 93:         if (xm != oldm) {
 94:             oldm = xm;
 95:             sq = (float)sqrt(2.0*xm);
 96:             alxm = (float)log(xm);
 97:             g = (float)(xm*alxm-gammln((float)(xm+1.0)));
 98:         }
 99:         do {
100:             do {
101:                 y = (float)tan(PI*ran1(idum));
102:                 em = sq*y+xm;
103:             } while (em < 0.0);
104:             em = (float)floor(em);
105:             t = (float)(0.9*(1.0+y*y)*exp(em*alxm-gammln((float)(em+1.0))-g));
106:         } while (ran1(idum) > t);
107:     }
108:     return em;
109: }
```

プログラム【6-1】乱数（2）

[P6-02add_noise_xct.c]

```
 1: /*  add_noise_xct.c  (Program 6-2)  */
 2:
 3: /* --- プログラムの説明 ---
 4:    X線CTの投影データにノイズを加えるプログラム.
 5:
 6:    入力:
 7:      1. X線CTの投影データのファイル名
 8:      2. ノイズを加えた投影データのファイル名
 9:      3. 投影データの動径方向の数（検出器の数）
10:      4. 投影データの角度方向の数（投影数）
11:      5. X線の初期強度（I0）
12:
13:    出力:
14:      ノイズを加えた投影データのファイル
15:
16:    必要なファイル:
17:      random.c   (P6-01:乱数を発生させる関数のファイル)
18:
19: */
20:
21: #include <stdio.h>
22: #include <stdlib.h>
23: #include <string.h>
24: #include <math.h>
25:
26: #define  PI   3.14159265358979
27: #define  PN   6       /* number of parameters + 1 */
28:
29: typedef struct {
30:     char    f1[50];  /* input  projection file name */
31:     char    f2[50];  /* output projection file name */
32:     float   *prj;    /* projection data */
33:     int     px;      /* number of bins */
34:     int     pa;      /* number of projections */
35:     double  i0;      /* initial intensity */
36: } Param;
37:
38: char *menu[PN] = {
39:     "Add poison noise to X-CT projection",
40:     "Input  projection file name <float> ",
41:     "Output projection file name <float> ",
42:     "Number of bins                      ",
43:     "Number of projections               ",
44:     "Initial intensity                   ",
45:     };
46:
47: void read_data(char *, float *, int);
48: void write_data(char *, float *, int);
49: void add_noise_xct(float *, int, int, double);
50:
51: void usage(int argc, char **argv)
52: {
53:     int   i;
54:
55:     fprintf( stderr,"\nUSAGE:\n");
56:     fprintf( stderr,"\nNAME\n");
57:     fprintf( stderr,"\n  %s - %s\n", argv[0], menu[0]);
58:     fprintf( stderr,"\nSYNOPSIS\n");
59:     fprintf( stderr,"\n  %s [-h] parameters...\n", argv[0]);
60:     fprintf( stderr,"\nPARAMETERS\n");
61:     for(i = 1 ; i < PN ; i++)
62:       fprintf( stderr,"\n %3d. %s\n", i, menu[i]);
63:     fprintf( stderr,"\n");
64:     fprintf( stderr,"\nFLAGS\n");
65:     fprintf( stderr,"\n  -h  Print Usage (this comment).\n");
66:     fprintf( stderr,"\n");
67:     exit(1);
68: }
69:
70: void getparameter(int argc, char **argv, Param *pm)
71: {
72:     int   i;
73:     char  dat[256];
74:
75:     /* default parameter value */
```

プログラム【6-2】 X線CT投影データにノイズを加算（1）

[P6-02add_noise_xct.c]

```
 76:        sprintf( pm->f1, "n0.prj");
 77:        sprintf( pm->f2, "n1.prj");
 78:        pm->px = 128;
 79:        pm->pa = 128;
 80:        pm->i0 = 1000.;
 81:
 82:        i = 0;
 83:        if( argc == 1+i ) {
 84:           fprintf( stdout, "\n%s\n\n", menu[i++] );
 85:           fprintf( stdout, "  %s [%s] :", menu[i++], pm->f1 );
 86:           if(*gets(dat) != '\0')   strcpy(pm->f1, dat);
 87:           fprintf( stdout, "  %s [%s] :", menu[i++], pm->f2 );
 88:           if(*gets(dat) != '\0')   strcpy(pm->f2, dat);
 89:           fprintf( stdout, "  %s [%d] :", menu[i++], pm->px );
 90:           if(*gets(dat) != '\0')   pm->px = atoi(dat);
 91:           fprintf( stdout, "  %s [%d] :", menu[i++], pm->pa );
 92:           if(*gets(dat) != '\0')   pm->pa = atoi(dat);
 93:           fprintf( stdout, "  %s [%f] :", menu[i++], pm->i0 );
 94:           if(*gets(dat) != '\0')   pm->i0 = atof(dat);
 95:        }
 96:        else if ( argc == PN+i ) {
 97:           fprintf( stderr, "\n%s [%s]\n", argv[i++], menu[0] );
 98:           if((argc--) > 1) strcpy( pm->f1, argv[i++] );
 99:           if((argc--) > 1) strcpy( pm->f2, argv[i++] );
100:           if((argc--) > 1) pm->px = atoi( argv[i++] );
101:           if((argc--) > 1) pm->pa = atoi( argv[i++] );
102:           if((argc--) > 1) pm->i0 = atof( argv[i++] );
103:        }
104:        else {
105:           usage(argc, argv);
106:        }
107: }
108:
109: main(int argc, char *argv[] )
110: {
111:     Param   *pm;
112:
113:     pm = (Param *)malloc(sizeof(Param));
114:     getparameter(argc, argv, pm);
115:
116:     pm->prj = (float *)malloc((unsigned long)pm->px*pm->pa*sizeof(float));
117:
118:     printf(" *** Read Phantom data    ***\n");
119:     read_data(pm->f1, pm->prj, pm->px*pm->pa);
120:
121:     printf(" *** Add poison noise ***\n");
122:     add_noise_xct(pm->prj, pm->px, pm->pa, pm->i0);
123:
124:     printf(" *** Write Image data    ***\n");
125:     write_data(pm->f2, pm->prj, pm->px*pm->pa);
126:
127:     free(pm->prj);
128:     free(pm);
129: }
130:
131: void read_data(char *fi, float *img, int size)
132: {
133:     FILE    *fp;
134:
135:     /* open file and write data */
136:     if((fp = fopen(fi, "rb")) == NULL) {
137:        fprintf( stderr," Error : file open [%s].\n", fi);
138:        exit(1);
139:     }
140:     fread(img, sizeof(float), size, fp);
141:     fclose(fp);
142: }
143:
144: void write_data(char *fi, float *img, int size)
145: {
146:     FILE    *fp;
147:
148:     /* open file and write data */
149:     if((fp = fopen(fi, "wb")) == NULL) {
150:        fprintf( stderr," Error : file open [%s].\n", fi);
```

プログラム【6-2】 X線CT投影データにノイズを加算（2）

[P6-02add_noise_xct.c]

```
151:        exit(1);
152:    }
153:    fwrite(img, sizeof(float), size, fp);
154:    fclose(fp);
155: }
156:
157: void add_noise_xct(float *prj, int px, int pa, double i0)
158: // X線CTの投影データにノイズを加える関数
159: // float   *prj;  X線CTの投影データ
160: // int     px;    投影データの動径方向の数
161: // int     pa;    投影データの角度方向の数
162: // double  i0;    X線の初期強度
163: {
164:    int     i, j;
165:    long    idum = 999;
166:    double  ixt;
167:    float   poidev(float, long *);
168:    for(i = 0 ; i < pa ; i++) {
169:       for(j = 0 ; j < px ; j++) {
170:          ixt = i0*exp(-prj[i*px+j]);       // 計測データに変換
171:          ixt = poidev((float)ixt, &idum);  // ノイズを加える
172:          if(ixt < 1.)   ixt = 1.;          // カウントが0だったら1にする
173:          prj[i*px+j] = (float)log(i0/ixt); // 投影データに変換
174:       }
175:    }
176: }
```

プログラム【6-2】 X線CT投影データにノイズを加算 (3)

[P6-03add_noise_spect.c]

```
 1: /*  add_noise_spect.c  (Program 6-3)  */
 2:
 3: /* --- プログラムの説明 ---
 4:    SPECTの投影データにノイズを加えるプログラム.
 5:
 6: 入力:
 7:    1. SPECTの投影データのファイル名
 8:    2. ノイズを加えた投影データのファイル名
 9:    3. 投影データの動径方向の数（検出器の数）
10:    4. 投影データの角度方向の数（投影数）
11:    5. 投影データのトータルカウント数
12:
13: 出力:
14:    ノイズを加えた投影データのファイル
15:
16: 必要なファイル:
17:    random.c   (P6-01:乱数を発生させる関数のファイル)
18:
19: */
20:
21: #include <stdio.h>
22: #include <stdlib.h>
23: #include <string.h>
24: #include <math.h>
25:
26: #define PI 3.14159265358979
27: #define PN 6       /* number of parameters + 1 */
28:
29: typedef struct {
30:    char     f1[50];  /* input  projection file name */
31:    char     f2[50];  /* output projection file name */
32:    float    *prj;    /* projection data */
33:    int      px;      /* number of bins */
34:    int      pa;      /* number of projections */
35:    double   tc;      /* total count */
36: } Param;
37:
38: char *menu[PN] = {
39:    "Add poison noise to X-CT projection",
40:    "Input  projection file name <float> ",
41:    "Output projection file name <float> ",
42:    "Number of bins                      ",
43:    "Number of projections              ",
44:    "Total Count                         ",
45:    };
46:
47: void read_data(char *, float *, int);
48: void write_data(char *, float *, int);
49: void add_noise_spect(float *, int, int, double);
50:
51: void usage(int argc, char **argv)
52: {
53:    int   i;
54:
55:    fprintf( stderr,"\nUSAGE:\n");
56:    fprintf( stderr,"\nNAME\n");
57:    fprintf( stderr,"\n  %s - %s\n", argv[0], menu[0]);
58:    fprintf( stderr,"\nSYNOPSIS\n");
59:    fprintf( stderr,"\n  %s [-h] parameters...\n", argv[0]);
60:    fprintf( stderr,"\nPARAMETERS\n");
61:    for(i = 1 ; i < PN ; i++)
62:      fprintf( stderr,"\n %3d. %s\n", i, menu[i]);
63:    fprintf( stderr,"\n");
64:    fprintf( stderr,"\nFLAGS\n");
65:    fprintf( stderr,"\n  -h  Print Usage (this comment).\n");
66:    fprintf( stderr,"\n");
67:    exit(1);
68: }
69:
70: void getparameter(int argc, char **argv, Param *pm)
71: {
72:    int   i;
73:    char  dat[256];
74:
75:    /* default parameter value */
```

[P6-03add_noise_spect.c]

```c
 76:      sprintf( pm->f1, "n0.prj");
 77:      sprintf( pm->f2, "n1.prj");
 78:      pm->px = 128;
 79:      pm->pa = 128;
 80:      pm->tc = 5e5;
 81:
 82:      i = 0;
 83:      if( argc == 1+i ) {
 84:         fprintf( stdout, "\n%s\n\n", menu[i++] );
 85:         fprintf( stdout, " %s [%s] :", menu[i++], pm->f1 );
 86:         if(*gets(dat) != '\0')   strcpy(pm->f1, dat);
 87:         fprintf( stdout, " %s [%s] :", menu[i++], pm->f2 );
 88:         if(*gets(dat) != '\0')   strcpy(pm->f2, dat);
 89:         fprintf( stdout, " %s [%d] :", menu[i++], pm->px );
 90:         if(*gets(dat) != '\0')   pm->px = atoi(dat);
 91:         fprintf( stdout, " %s [%d] :", menu[i++], pm->pa );
 92:         if(*gets(dat) != '\0')   pm->pa = atoi(dat);
 93:         fprintf( stdout, " %s [%f] :", menu[i++], pm->tc );
 94:         if(*gets(dat) != '\0')   pm->tc = atof(dat);
 95:      }
 96:      else if ( argc == PN+i ) {
 97:         fprintf( stderr, "\n%s [%s]\n", argv[i++], menu[0] );
 98:         if((argc--) > 1) strcpy( pm->f1, argv[i++] );
 99:         if((argc--) > 1) strcpy( pm->f2, argv[i++] );
100:         if((argc--) > 1) pm->px = atoi( argv[i++] );
101:         if((argc--) > 1) pm->pa = atoi( argv[i++] );
102:         if((argc--) > 1) pm->tc = atof( argv[i++] );
103:      }
104:      else {
105:         usage(argc, argv);
106:      }
107:
108: }
109:
110: main(int argc, char *argv[] )
111: {
112:      Param   *pm;
113:
114:      pm = (Param *)malloc(sizeof(Param));
115:      getparameter(argc, argv, pm);
116:
117:      pm->prj = (float *)malloc((unsigned long)pm->px*pm->pa*sizeof(float));
118:
119:      printf(" *** Read Phantom data    ***\n");
120:      read_data(pm->f1, pm->prj, pm->px*pm->pa);
121:
122:      printf(" *** Add poison noise ***\n");
123:      add_noise_spect(pm->prj, pm->px, pm->pa, pm->tc);
124:
125:      printf(" *** Write Image data    ***\n");
126:      write_data(pm->f2, pm->prj, pm->px*pm->pa);
127:
128:      free(pm->prj);
129:      free(pm);
130: }
131:
132: void read_data(char *fi, float *img, int size)
133: {
134:      FILE   *fp;
135:
136:      /* open file and write data */
137:      if((fp = fopen(fi, "rb")) == NULL) {
138:         fprintf( stderr," Error : file open [%s].\n", fi);
139:         exit(1);
140:      }
141:      fread(img, sizeof(float), size, fp);
142:      fclose(fp);
143: }
144:
145: void write_data(char *fi, float *img, int size)
146: {
147:      FILE   *fp;
148:
149:      /* open file and write data */
150:      if((fp = fopen(fi, "wb")) == NULL) {
```

[P6-03add_noise_spect.c]

```
151:        fprintf( stderr," Error : file open [%s].\n", fi);
152:        exit(1);
153:    }
154:    fwrite(img, sizeof(float), size, fp);
155:    fclose(fp);
156: }
157:
158: void add_noise_spect(float *prj, int px, int pa, double tc)
159: // SPECTの投影データにノイズを加える関数
160: // float    *prj;  SPECTの投影データ
161: // int      px;    投影データの動径方向の数
162: // int      pa;    投影データの角度方向の数
163: // double   tc;    投影データのトータルカウント数
164: {
165:    int     i, j;
166:    long    idum = 999;
167:    float   total, min, max;
168:    float   poidev(float, long *);
169:
170:    total = 0.;
171:    max = -32678.;
172:    min =  32767.;
173:    for(i = 0 ; i < pa ; i++)
174:        for(j = 0 ; j < px ; j++)
175:            total += prj[i*px+j];
176:    tc /= total;
177:    total = 0;
178:    for(i = 0 ; i < pa ; i++) {
179:        for(j = 0 ; j < px ; j++) {
180:            prj[i*px+j] = poidev((float)(prj[i*px+j]*tc), &idum);
181:            total += prj[i*px+j];
182:            if(prj[i*px+j] > max)    max = prj[i*px+j];
183:            if(prj[i*px+j] < min)    min = prj[i*px+j];
184:        }
185:    }
186:    printf(" total number of counts : %f\n", total);
187:    printf(" max = %f\t min = %f\n", max, min);
188: }
```

和文索引

〔あ〕

後補正法 …………………………………… 116
ウィナーフィルタ ………………………… 181
円の投影データ ……………………………… 4

〔か〕

解析解 ……………………………………… 118
ガウス関数 ………………………………… 175
画像回転 …………………………………… 81
画像からの投影データ ………… 10, 80, 178
画像データ ………………………………… 10
幾何平均 …………………………………… 114
逆投影 ……………………………………… 55
繰り返しのChangの方法 ………………… 122
減弱 ………………………………………… 113
減弱項を含むRadon変換 ………………… 79
検出確率 …………………………… 123, 179
高速フーリエ変換 ………………………… 54
コリメータ ………………………………… 175

〔さ〕

最近傍補間 ………………………………… 82
再構成 ……………………………………… 53
サブセット ………………………………… 125
算術平均 …………………………………… 114
サンプリング ……………………………… 10
散乱 ………………………………………… 113
重畳積分法 ………………………………… 57
準安定状態 ………………………………… 77
双線形補間 ………………………………… 82
測定データ ………………………………… 3

〔た〕

第1世代 …………………………………… 13
第3世代 …………………………………… 13
対数変換 …………………………………… 3, 14
楕円の投影データ ………………… 7, 79, 176
単光子放射型CT …………………………… 77
逐次近似法 ………………………………… 122
逐次式 ……………………………………… 123
定面積補間 ………………………………… 82
データの冗長性 …………………………… 4
投影切断面定理 …………………………… 54
投影データ ………………………………… 3
透過型CT …………………………………… 3
統計ノイズ ………………………………… 215

〔な〕

二項分布 …………………………………… 215
2次元フーリエ変換法 …………………… 53

〔は〕

半値幅 ……………………………………… 175
ファンパラ変換 …………………………… 16
ファンビーム ………………………… 12, 15, 84
フィルタ補正逆投影法 …………………… 54
深さに依存した検出器特性 ………… 113, 175
分解能 ……………………………………… 175
放射型CT …………………………………… 77
放射性同位元素 …………………………… 77
ポワソン分布 ……………………………… 215

〔ま〕

前補正法 …………………………………… 114

欧文索引

〔b〕
back-projection ………………………………… 55
Budingerの方法 ……………………………… 114

〔c〕
Changの後補正法 …………………………… 117
Changの補正マトリックス ………………… 117

〔f〕
FBP法 …………………………………………… 54
FDR ……………………………………………… 180
FFT ………………………………………………… 54
filtered back-projection法 ………………… 54
frequency distance relation ……………… 180

〔i〕
iterative method …………………………… 122

〔k〕
Kayの方法 …………………………………… 114
Keyesの方法 ………………………………… 115

〔m〕
metastable ……………………………………… 77
ML-EM法 …………………………………… 123

〔o〕
OS-EM法 …………………………………… 125

〔p〕
point spread function ……………………… 113
post-correction method …………………… 116
pre-correction method …………………… 114
PSF ……………………………………………… 113

〔r〕
radioisotope …………………………………… 77
Radon変換 ……………………………………… 4
RI ………………………………………………… 77

〔s〕
S/N ……………………………………………… 216
Sheppファントム …………………………… 9, 80
Sorensonの方法 ……………………………… 115
SPECT ………………………………………… 77

〔x〕
X線CT …………………………………………… 3

参考文献

1) Press WH, Flannery BP, Teukolsky SA, Vetterling WT. Numerical Recipes in C. 丹慶勝市, 奥村晴彦, 佐藤俊郎, 小林　誠・訳. C言語による数値計算のレシピ. 技術評論社；1993.
2) 岩井喜典. CTスキャナ. コロナ社；1980.
3) 井上多門. 計算機トモグラフィーにおける画像処理. 電子通信学会誌. 1980；63：600-608.
4) 斎藤恒雄. アルゴリズムシリーズ2　画像処理アルゴリズム. 近代科学社；1993.
5) Radon J. Uber die Bestimmung von Funktionen burch ihre Intergralwerte langs gewisser Mannigfaitigkeiten. Ber. Verh. Sachs Akad. Wiss. 1917; 69: 262-271.
6) Hounsfield GN. Computerized transverse axial scanning. Brit. J. Radial. 1973; 46: 1016-1022.
7) Sorenson JA. Quantitative measurement of radioactivity in vivo by whole-body counting. Instrumentation in nuclear medicine, Vol.2, New York, Academic Press. 1974; 311-348.
8) Chang LT. A method for attenuation correction in radionuclide computed tomography. IEEE Trans. Nucl. Sci., NS-25. 1978; 638-643.
9) Tretiak OJ, Metz C. The exponential radon transform; SIAMJ. Appl. Math. 1980; 39: 341-354.
10) Bellini S, Piacentini M, Cafforio C, Rocco F. Compensation of tissue absorption in emission tomography. IEEE Trans. Acoustics, Speech and Signal Processing, ASSP-27. 1979; 3: 213-218.
11) Inouye T, Kose K, Hasegawa A. Image reconstruction algorithm for single-photon-emission computed tomography with uniform attenuation. Phys. Med. Biol. 1989; 3-3: 299-304.
12) 工藤博幸, 斎藤恒雄：SPECTにおける解析的画像再構成法の体系化と雑音伝搬特性. 電子情報通信学会論文誌, J79-D-Ⅱ. 1996；5：977-988.
13) Shepp LA, Vardi Y. Maximum likelihood reconstruction for emission tomography. IEEE Trans. Med. Imaging, MI-1. 1982; 113-122.
14) 篠原広行, 國安芳夫, 橋本雄幸・他. 画像再構成法MLEMアルゴリズムの概要と意義. 映像情報（M）. 1998；1118-1124.
15) 横井孝司. OSEM（Ordered Subsets-expectation Maximization）法による画像再構成. 日本放射線技術学会雑誌. 2001；57-5：523-529.

著者略歴

●**橋本　雄幸**（はしもと　たけゆき）

平成 6年	筑波大学大学院工学研究科博士課程修了
6年	横浜創英短期大学情報処理学科専任講師
11年	同　助教授
16年	横浜創英短期大学情報学科助教授

工学博士

【研究領域】コンピュータトモグラフィを用いた生体機能および材料の非破壊解析

【主な著書】非破壊検査ハンドブック（分筆，日本非破壊検査協会編，1993），SPECT画像技術の基礎（分筆，日本放射線技術学会，2001），核医学検査技術学（分筆，Ohmsha，2002）

●**横井　孝司**（よこい　たかし）

昭和61年	大阪大学大学院工学研究科修士課程修了
61年	株式会社島津製作所入社　医用機器事業部核医学グループ
平成14年	島津製作所退社
14年	バイオイメージング研究所設立

工学博士　第一種放射線取扱主任者

【研究領域】コンパートメントモデル解析，医用画像処理

【主な著書】SPECT画像技術の基礎（分筆，日本放射線技術学会，2001），医用画像システム実用ハンドブック（分筆，日本画像医療システム工業会編，2002），核医学検査技術学（分筆，Ohmsha，2002）

●**篠原　広行**（しのはら　ひろゆき）

昭和53年	東京都立大学大学院理学研究科博士課程修了
53年	昭和大学藤が丘病院放射線科
60年	同　講師
平成 7年	同　助教授
12年	東京都立保健科学大学保健科学部放射線学科教授
14年	同　学科長（～18年3月），大学院保健科学研究科放射線学専攻主任（～16年3月）
18年	首都大学東京大学院人間健康科学研究科放射線科学系長
	首都大学東京図書情報センター長補佐

理学博士　医学博士　第一種放射線取扱主任者　第一種作業環境測定士

【研究領域】コンピュータトモグラフィを用いた生体機能解析

【主な著書】SPECT機能画像（分筆，メジカルビュー，1998），最新臨床核医学（分筆，金原出版，1999），SPECT画像技術の基礎（分筆，日本放射線技術学会，2001），核医学検査技術学（分筆，Ohmsha，2002）

【画像再構成シリーズ】

(スペクト)
SPECT画像再構成の基礎

2006年12月20日 第一版 第1刷 発行

価格はカバーに
表示してあります

著 者　橋本　雄幸・横井　孝司・篠原　広行 ©
　　　　（はしもと たけゆき）（よこい たかし）（しのはら ひろゆき）
発行人　古屋敷　信一
発行所　株式会社 医療科学社
　　　　〒113-0033　東京都文京区本郷3-23-1
　　　　TEL 03 (3818) 9821　　FAX 03 (3818) 9371
　　　　ホームページ　http://www.iryokagaku.co.jp
　　　　郵便振替　00170-7-656570

ISBN4-86003-371-X　　　　　　　（乱丁・落丁はお取り替えいたします）

本書の複製権・翻訳権・上映権・譲渡権・公衆送信権（送信可能化権を含む）は（株）医療科学社が保有します。

JCLS　〈（株）日本著作出版権管理システム委託出版物〉
本書の無断複写は著作権法上での例外を除き，禁じられています。
複写される場合は，そのつど事前に（株）日本著作出版権管理システム
（電話 03-3817-5670，FAX 03-3815-8199）の許諾を得てください。